浙江省中医药研究院中医文献信息研究所
盛增秀全国名老中医药专家传承工作室 编

朱丹溪

医药文化研究

主 编 盛增秀

陈勇毅

王 英 竹剑平

中国中医药出版社

·北京·

图书在版编目（CIP）数据

朱丹溪医药文化研究 / 盛增秀等主编 . —北京：中国中医药出版社，2016.12

ISBN 978 – 7 – 5132 – 3490 – 0

Ⅰ . ①朱…　Ⅱ . ①盛…　Ⅲ . ①中国医药学—文化研究　Ⅳ . ① R2–05

中国版本图书馆 CIP 数据核字（2016）第 150409 号

中国中医药出版社出版

北京市朝阳区北三环东路 28 号易亨大厦 16 层

邮政编码　100013

传真　010 64405750

三河市双峰印刷装订有限公司印刷

各地新华书店经销

开本 710×1000　1/16　印张 25　字数 405 千字

2016 年 12 月第 1 版　2016 年 12 月第 1 次印刷

书号　ISBN 978 – 7 – 5132 – 3490 – 0

定价　58.00 元

网址　www.cptcm.com

如有印装质量问题请与本社出版部调换

版权专有　侵权必究

社长热线　010 64405720

购书热线　010 64065415　010 64065413

微信服务号　zgzyycbs

书店网址　csln.net/qksd/

官方微博　http：//e.weibo.com/cptcm

淘宝天猫网址　http：//zgzyycbs.tmall.com

《朱丹溪医药文化研究》
编委会

浙江省中医药研究院中医文献信息研究所
盛增秀全国名老中医药专家传承工作室　编

主　　编　盛增秀　陈勇毅　王　英　竹剑平

副 主 编　江凌圳　朱近人

编　　委　（以姓氏笔画为序）

马雪芹　王　英　车雄硕（韩国）　白　钰　朱近人

朱杭溢　庄爱文　庄爱民　江凌圳　安相佑（韩国）

竹剑平　寿　旦　李世升　李荣群　李晓寅　吴潮海

余丹凤　陈永灿　陈勇毅　陈豪锋　庞境怡　施仁潮

高晶晶　盛增秀

学术秘书　李晓寅　庄爱文

技术顾问　刘时觉

编写人员　（以姓氏笔画为序）

马雪芹　王　英　王　颖　王　翰　王　蕾　王文绒

王用富　车雄硕（韩国）　白　钰　成志俊　朱丹华

朱兰琴　朱向荣　朱近人　朱杭溢　庄爱文　庄爱民

刘　勇　刘时觉　江凌圳　安相佑（韩国）　竹剑平

寿　旦　李世升　李安民　李荣群　李晓寅　杨　梓

吴潮海　余丹凤　张乃文　陈　荣　陈　铭　陈川帆

陈永灿　陈勇毅　陈豪锋　庞境怡　胡　滨　施仁潮

徐树民　唐　敏　盛增秀　葛海有　韩宝兰　傅晓骏

虞江梁　薛临生

前言

朱丹溪是金元时期浙籍著名医家，为"养阴学派"的倡导者和代表人物。他的学术思想和诊治经验，被后世医家推崇备至，且远播海外，影响极其深远。我院作为国家中医药管理局中医文献学和浙江省中医药管理局中医文化学重点学科建设单位，发掘、整理与研究浙籍医家的学术经验，传承和弘扬浙江省中医药文化，是我们的主攻方向之一。

早在20世纪90年代，我们就致力于朱丹溪著述的整理研究，先后出版了《丹溪医集》《名医朱丹溪论治痿痹的经验》等书，在全国产生较大影响，特别是近十年来，我们还对《格致余论》《丹溪心法》《金匮钩玄》《丹溪心法附余》等医籍进行校勘与注释，并陆续出版。在长期研究中，我们对丹溪医药文化有较深刻的认识和了解，曾于2014年11月召开了"朱丹溪药学文化传承与发展研讨会"，2015年9月又举办了全国性的"浙籍医家朱丹溪医学文化传承会议"。两次会议征得不少研究论文，并在会上进行交流，收到了良好的效果。为了进一步传承与弘扬丹溪医药文化，特将我们多年来研究心得和两次会议论文精选，合编而成本书，分列文化渊源探讨、学术思想研究、诊治经验阐发、学术著作分析、学术流派概说、名方应用例释、海外影响述略等项，具有学术研讨深刻、中医特色鲜明、传承弘扬并举、整理提高结合和内容切合实用等特点，特别是在研究的广度和深度上较既往同类著作有很大进步，很适合中医、中西医结合人员和中医院校学生学习和参考，也是中医业余爱好者的良好读物。

需要说明的是，本书由于是荟萃之作，作者见仁见智，互有发挥，因此在一些观点上难免有所不同，本着"百花齐放，百家争鸣"的方针，编纂时不强求一致，以利读者互相参考，集思广益。

书中引用古今文献，由于篇幅有限，一般未标明出处，请读者鉴谅。

限于水平，书中不足之处，敬请同道批评指正。

浙江省中医药研究院中医文献信息研究所

盛增秀全国名老中医药专家传承工作室

2015 年 12 月

目录

三、诊治经验阐发 / 143

四、学术著作分析 / 209

五、学术流派概说 / 263

六、名方应用例释 / 293

七、海外影响述略 / 321

八、其他 / 335

附录：朱丹溪有关红曲论述的产业化研究论文 / 367

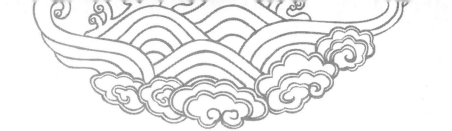

一、文化渊源探讨

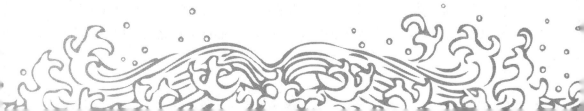

朱丹溪文化渊源

（一）元代金华理学家许谦对丹溪的影响

许谦，字益之，晚号白云山人。婺州金华人。学者称白云先生。《元史》有传。

许谦天资高嶷，五岁就学，庄重如成人。宋亡家毁，年幼即孤，而力学不辍，借书昼夜苦读，虽疾恙不废。年过三十，开门授徒。闻金履祥讲道兰江，乃往就为弟子。时金年已七十，门下弟子数十人，许谦独得器重。居数年，得师所传朱熹之学，油然融会。金殁后，许谦专事著述讲学。地方官闻名屡荐，皆不应，屏迹东阳八华山中，学者负笈重跰而至，著录者前后千余人。许谦教人，至诚谆悉，内外殚尽。尝曰：己之有知，使人亦知之，岂不快哉！为教凡四十年，"程子之道得朱子而复明，朱子之大至许公而益尊"，对程朱理学的发扬和传播起了很大的作用。许谦及其上三代宗师——何基、王柏、金履祥，在金华地区递相授受朱熹理学，是金华理学的主要传人，史称"金华四先生"，亦称"北山四先生"。《元史》载："何基、王柏、金履祥殁，其学犹未大显，至谦而其道益著。故学者推原统绪，以为朱熹之世嫡。"所以，元代金华理学号称朱学嫡脉，而许谦被称为金华理学大师。卒后十年之至正七年（1347），赐谥曰文懿；所著有《读书丛说》《读四书丛说》《白云集》及《诗集传名物钞》等。

丹溪师事许谦，确是人生的转折点。许谦为之"开明天命人心之秘，内圣外王之微"，丹溪"日有所悟，心扃融廓"，由此苦读默察，见诸实践，严辨确守理欲诚伪之消长。"如是者数年，而其学坚定矣。"《宋元学案》引宋濂说，认为"其学以躬行为本，以一心同天地之大，以耳目为礼乐之原，积养之久，内外一致"。自此之后，丹溪处事行世，待人接物，著书立说，率以理为宗；丹溪援理入医，理学亦成为丹溪学术思想的核心内容之一。丹溪弃举子业而致力于医，固然有赴考再往再不利的经历，也有"士苟精一艺以推及物之仁，虽不仕于时，犹仕也"的动机，更有许谦的直接劝说："吾卧病久，非精于医者弗能起之，子聪明异常人，其肯游艺于医乎？"丹溪听从许谦言而坚定了从医的决心。所以，许谦对丹溪的影响是全面的，思想、方法、道德、行为、经历等无不留下许谦或者说理学的深刻影响。

《格致余论·倒仓论》尚留丹溪治疗许谦的医案："吾师许文懿始病心疼，用药燥热辛香如丁、附、桂、姜辈，治数十年而足挛痛甚，且恶寒而多呕，甚而至于灵砂、黑锡、黄芽、岁丹，继之以艾火十余万，又杂治数年而痛甚，自分为废人矣，众工亦技穷矣。如此者又数年，因其烦渴恶食者一月，以通圣散与半月余而大腑逼迫后重，肛门热气如烧，始时下积滞如五色烂锦者，如柏烛油凝者，近半月而病似退，又半月而略思谷，而两足难移，计无所出。至次年三月，遂作此法（指倒仓法），节节如应，因得为全人。次年再得一男。又十四年以寿终。"

许谦卒于至元三年十月，当时呼子许元受遗戒，"门人朱震亨进曰，先生视稍偏矣，先生更肃容而逝"。此可见许氏理学家的"静定"功夫，亦可见丹溪侍奉许氏的恭敬态度。

（二）家学渊源

赤岸朱氏诗书传家，簪缨相望，为当地望族。自宋以来，尤崇尚理学和医学。宋濂说："朱聘君家世习儒，至聘君始以医鸣。"据《赤岸朱氏宗谱》所载，丹溪家世中以儒理之学著名者有：

从曾祖朱杓，"天性刚直，平生一语不妄，博洽群书，不应科举"，"从徐侨上承晦庵之绪，精究理学，著《太极演说》《经世补遗》等书"。对道与体、知与行、常与变等哲学问题都有自己的看法：其论道与体，"道体虽一，用则万殊，而体用各具一物之中，此道之所以流行不已也"；论知与行，则谓"知之明则守之固，守之固则行之力，行之力则智愈明，此是知行并进，圣门之学，莫切于此"；论常与变，则谓"鹤鸣九皋，声闻于野，言微之显也；鱼潜在渊，或在于渚，言常之变也"。"（朱杓又）幼抱羸疾，访览医书，慨然曰，与其疗一己之疾，莫若推以及人……而汇药以应病，祖述《本草》《千金方》意论，集其已验者曰《卫生普济方》，采摭经传格言冠于篇端。须江徐公为之序曰：'是书不唯拯人之有疾，且欲导人于无疾。'"其理学和医学造诣对于丹溪的学术思想的形成有着深刻影响。

从曾祖朱锷，深究理学，亦兼通医学。所著《自省篇》多以理言医内容。如所言："清心寡欲，以为养寿之基……人于暮年，精力尤宜爱护，譬如灯火，若置之风前而频施挑剔，是速其灭也……不独暮年如此，虽于壮健之时，若不能内节七情，外顺六气，曲尽保养之道，将见东补西漏，左扶右倒，救疾之不暇，尚何望其强毅果敢，充此精力于一身？"又言："动者静之始，静者动之基，此理互为根，动静常相随"；"省虑以养神，省言语以养气，神不上驰，气不上耗，则心肺之精上交于肝肾；脾居中州，运水谷之精，为心肝肺肾之养，以取其交，故能生血以养筋，生精以强骨，生肉以充形；形体充实，筋骨强壮，则苛疾不起"。这对于丹溪医学思想尤其养生观的形成有着深刻影响。可以说，朱丹溪援理入医，将理学结合到医学中来，以说明医学问题，家族的影响确不可忽视。

从祖朱叔麒，宋咸淳四年进士，历尹定海、仙居，同知黄岩、浮梁二州事，仕而兼通医学者。"其在官，狱囚有疾，必治善药，亲临饮之；其在家，储药于室，匾曰'存恕'，以示及人之意。乡里以疾告，必自为治药，又自视烹之，又自视饮之。曰：'药虽善矣，烹之不如法，勿验也；饮之不以其时，亦勿验也。疾者之望疗，如望拯溺，故吾不敢以任人。'尝烹药于器，携一童晨往病家，马惊，坠于水，霜天寒甚，起立无愠色，亟索衣易之，上马复往。时已老矣。其急于济人如此。"谢世时，丹溪年33岁，耳濡目染，深受感动。丹溪崇尚医德，可谓一脉相承。

（三）戚氏家学

丹溪母戚氏（1260 — 1346），为"宋朝奉郎知袁州事如琥之曾孙、从政郎广德军司法参军宋祥之孙、贞孝先生绍之女"，出身诗礼世家，家学渊源。宋濂有《元故朱夫人戚氏墓铭》载其事迹。

外高祖戚如琥，字少白，金华人。从吕东莱游，笃于修身齐家之道以见实用。进士出身，授郴州教授，迁国子博士，出知台州，寻改袁州，政绩大著。门人私谥曰贞白先生。

外从高祖戚如圭，以进士为嵊县尉；戚如玉，亦游太学。宋乾道、淳熙间，兄弟先后连起进士。其母周氏，晚时观书，辄能举大义。尝读《上蔡语录》，顾诸子曰：既不为禄利，复不求人知，斯所谓问学者耶？其期诸子如此。

外曾祖戚宋祥，为宋从政郎广德军司法参军。

外祖父戚绍，入元隐居不仕，同志之士相与号为贞孝先生。

舅父兼岳父戚象祖，字性传。少服家庭之训，弱冠师事王冕（字元章），益达于命义。年几五十，乃用举者得东阳县学教谕，迁绍兴之和靖书院山长。年未七十，辄求致仕，弗许。复用为信州道一书院山长，迄辞不受。和靖、道一书院均为宋、元间江南著名书院，二十年主持这两所书院，也可知其学术地位。后侨居永康之太平。

姑表兄弟、妻弟、同学戚崇僧，字仲咸，贞孝先生绍之孙，象祖之子。年二十，始从白云讲道，同门推为高第。清苦自处，不以时尚改度。每谓人知富贵之可欲，而不知贫贱之可乐也。其父象祖曾访其婿吕汲于永康太平山中，爱之，崇僧遂奉父迁居焉。吕汲之子吕权亦为许谦门徒，而吕汲诸孙则从崇僧学。平素常默坐一室，环书数百卷，非有故不出入。精于篆学，尝以篆法缮写《易》《诗》《书》《礼》《春秋》《孝经》及四书，将献之朝，以《仪礼》一经未及竟，不果上。又尝为书言时政，将诣阙陈之，亦不果行。黄晋卿曰：人见君高蹈物表，目以为畸人静者，而不知其未始忘情斯世，第不苟售耳。著有《春秋纂例原旨》、《四书仪对》二卷、《后复古编》一卷、《昭穆图》一卷、《历代指掌图》二卷。

连襟吕汲，象祖婿，事迹不详。其弟吕洙、吕溥，子吕权、吕机均为许谦弟子。

吕溥，字公甫，永康人。从学白云，讲究经旨，为文落落有奇气，诗动荡激烈可喜。冠昏丧祭，一依朱子所定礼行之。所著有《大学疑问》《史论》《竹溪集》。吕洙，字宗鲁，溥之兄。也在白云门，服其精敏，未究而卒。

吕权，字子义，吕汲子，亦从学白云先生。刻苦学习至竟夕不寐，尝自书其梦中之语曰：青壁虽万里，白云只三寻。已而三十八岁病卒。吕机，字审言，吕权弟，亦从白云。通《春秋左氏》，尤精于《资治通鉴》。有笃行。

《格致余论》有案：永康吕亲，形瘦色黑，平生喜酒，多饮不困。年近半百，且有别馆。忽一日大恶寒发战，且自言渴，却不饮。余诊其脉大而弱，唯右关稍实略数，重取则涩。遂作酒热内郁不得外泄由表，热而不虚也。黄芪一物，以干葛汤煎与之。尽黄芪二两，干葛一两，大得汗，次早安矣。这个"吕亲"，似即吕汲。

黄宗羲《宋元学案》有"戚氏家学"专条，戚家五代六人列焉。吕氏二代四人同出许谦门下，与丹溪是亲戚兼同学的关系，并列《宋元学案》的"白云门人"条下。由此亦知，丹溪母家妻族的理学传统和家学渊源，更为深厚。

（四）友人

1. 宋濂　宋濂（1310—1381），字景濂，号潜溪，浦江人，元末明初著名文学家。受业于浙东大儒吴莱、柳贯、黄溍。元末被荐为翰林院编修，推辞不任，隐居乡间著书十余载，一度信奉道教。至正二十年（1360）为朱元璋征召，明开国后历任《元史》修撰总裁官、翰林院学士、国子司业、礼部主事、侍讲学士等职。明代典章制度，"一代礼乐制作，濂所裁定者居多"，被称为"开国文臣之首"。洪武十三年（1380），因长孙宋慎受左丞相胡惟庸谋反一案牵累，合家被流放茂州，次年病死于流放途中的夔州（今四川奉节）。正德（1506—1521）中追谥文宪。

宋濂少丹溪二十九岁，自属二代人。宋濂自谓："盖自加布于首，辄相亲于几杖间，订义质疑，而求古人精神心术之所寓。先生不以濂为不肖，以忘年交遇之，必极言而无所隐。故知先生之深者，无逾于濂也。"又说："予尝从先生游，而交原礼诸父间甚久。"可知宋濂与丹溪过往甚密，交情颇深。

宋濂一生著述丰富，手定《宋学士全集》凡七十五卷，正德间太原张灏刊行；清嘉庆间严荣又合并徐中望、韩叔阳两种刻本，增益为《宋文宪公全集》共五十三卷，另有卷首四卷，为现今通行之足本。集中收有许多与丹溪及其家族、弟子有关的珍贵资料，如《故丹溪先生朱公石表辞》《题朱彦修遗墨后》《蜀墅塘记》《元故朱夫人戚氏墓铭》《戴仲积墓志铭》《送戴原礼还浦阳序》《赠贾思诚序》《赠医师葛某序》《太初子碣》《义乌王府君墓志铭》《故倪府君墓碣铭》以及《〈格致余论〉题辞》等。由于宋濂与丹溪的密切关系，这些都是可信程度极高的公认的研究丹溪的重要资料。

2. 戴良 戴良（1317—1383），字叔能，浦江人，世居九灵山下，自号九灵山人。丹溪高足戴士垚二弟，戴元礼叔父，元末明初著名文学家。少通经史百家、医卜释老之学。与宋濂同出浙东大儒吴莱、柳贯、黄潜门下，二人往来密切。至正间朱元璋初定金华，即命戴与胡翰等十二人会食省中，每日二人更番讲论经史，陈述治道。后又用为学正，与宋濂、叶仪等人培训诸生，但不久即弃官逃逸而去。辛丑年（1361），元顺帝因人推荐，授为江北行省儒学提举，戴良见时事不可为，退避居吴中；见张士诚不足与谋，势将败亡，合家泛海抵山东，居昌乐县数年。洪武六年（1373）始南还，变姓名隐浙东四明山，对明太祖取不合作态度，而与滑寿、项昕、吕复等医学家交厚。洪武十五年（1382），明太祖物色得之，召至南京，命居会同馆，将要封官，但戴良借口年老多病固辞不受，因而得罪了朱元璋。次年四月自杀暴卒。

戴良兄士垚、侄元礼、子思温均师事丹溪，为其高足，故戴良亦与丹溪颇多交往。所著《丹溪翁传》是丹溪研究的重要资料。丹溪逝世后，戴氏曾谒丹溪墓并作诗以记："杨公泣路歧，阮生哭途穷。抚心苟有怀，出涕岂无从？吞声度重阜，衔恨眺连峰。若人久已没，古士将谁逢？时春卉木芳，胜会嘉友同。岂无樽中醑，尽洒坟上松？埋玉惮遗迹，解剑惭古风。长歌欲自慰，情心眷弥重。"

戴良著有《春秋经传考》《和陶诗》和《九灵山房集》等。《九灵山房集》共三十卷，除《丹溪翁传》外，还收有《抱一翁传》《沧洲翁传》《〈脾胃后论〉序》《滑伯仁像赞》等，记载了当时浙江名医的事迹。

3. 胡翰 胡翰，字仲申，金华人。从吴师道受经，从吴莱学古文词，又登许谦之门，获闻考亭相传的绪。所以，与丹溪同出许谦门下。元末世时不靖，避地南华山中著书。至正二十年（1360），朱元璋初定金陵，即遣使召见；后为衢州府学教授。洪武八年乙卯（1375），明太祖聘修元史，分撰英宗、睿宗本纪及丞相拜住等传。书成，赐金缯。辞归，居长山之阳，学者称长山先生。卒年七十五岁。

胡翰与丹溪为同学兼姻亲，其云："余辱同门，申之以婚姻。（丹溪）每入城，不以敝庐不足留，留或信宿。士大夫相过，坐席恒满。剧谈古今天下事，至安危休戚之会，慷慨悲凄或泣下数行，意象类齐鲁奇节之士。"二人交情深厚，《赤岸朱氏宗谱》收有胡撰《忆丹溪先生哀辞》，既有丰富的资料可资参考，更见真挚感情溢于言表。

4.叶仪　叶仪，字景翰，金华人。立志坚苦，取四部书分程读之，义有未明，质于白云许先生。学业日进，以至许谦命其子存仁、存礼师事之。许谦卒后，叶仪率同门治丧毕，即开门授徒，东南之士多趋之。洪武初年，郡守王宗显起为五经师。学者尊为"南阳先生"，所著有《南阳杂稿》。卒年八十二岁。

《古今医案按》载有丹溪治叶仪痢疾危症案，叶仪云："岁癸酉秋八月，予病滞下，痛作，绝不食饮。既而困惫，不能起床，乃以衽席及荐阙其中而听其自下焉。时朱彦修氏客城中，以友生之好，日过视予，饮予药。但日服而病日增，朋游哗估议之，彦修弗顾也。浃旬病益甚，痰窒咽如絮，呻吟恒昼夜。私自虞，与二子诀，二子哭，道路相传谓予死矣。彦修闻之，曰：此必传者之妄也。翌日天甫明，来视予脉，煮小承气汤饮予。药下咽，觉所苦者自上下，凡一再行，意冷然。越日遂进粥，渐愈。朋游因问彦修治法。答曰：前诊气口脉虚，形虽实而面黄稍白，此由平素与人接言多，言多者中气虚；又其人务竟己事，恒失之饿而伤于饱，伤于饱其流为积，积之久为此证。夫滞下之病，谓宜去其旧而新是图，而我顾投以参、术、陈皮、芍药等补剂十余帖，安得不日以剧？然非此浃旬之补，岂能当此两帖承气哉？故先补完胃气之伤，而后去其积，则一旦霍然矣。"丹溪此案完全参照罗知悌治病僧案，先补后攻，得取全功，是丹溪"攻击宜详审，正气须保护"治疗思想的充分体现。此案亦载《格致余论》，文字略有差异。

5.郑太和　宋濂云："浦阳郑太和十世同居，先生为之喜动颜面。其家所讲冠婚丧祭之礼，每咨于先生而后定。"《浦江县志·流寓》载："震亨尝至浦之麟溪，为郑氏纂定家范。"其《孝友》载《郑太和传》，云："至元元年冬，以太常博士柳贯上状复其家，部使者余阙为书'浙东第一家'褒之。"所以，丹溪与浦江郑家交往极为密切。

《格致余论》《局方发挥》分别载有丹溪治疗其病的二则医案：

义门郑兄年二十余，秋间大发热，口渴，妄言妄见，病似邪鬼。七八日后，召我治，脉之两手洪数而实，视其形肥，面赤带白，却喜露筋。脉本不实，凉药所致。此因劳倦成病，与温补药自安。曰：柴胡七八帖矣。以黄芪附子汤冷与之饮，三帖后困倦鼾睡，微汗而解，脉亦稍软；继以黄芪白术汤，至十日脉渐收敛而小，又与半月而安。

浦江郑兄，年近六十，奉养受用之人也。仲夏久患滞下，而又犯房劳。忽一晚正走厕间，两手舒撒，两眼开而无光，尿自出，汗出雨，喉如拽锯，呼吸甚微，其脉大而无伦次、无部位，可畏之甚。余适在彼，急令煎人参膏，且与灸气海穴。艾炷如小指大，至十八壮，右手能动；又三壮，唇微动；参膏亦成，遂与一盏，至半夜后尽一盏，眼能动；尽二斤，方能言而索食；尽五斤而利止；十斤而安。

（刘时觉）

为何朱震亨医学成了明代主流医学

（一）序言

在一千年前的东亚，就像近代西方文化以惊人的速度替代我们东方的传统文化一样，一个称为朱子学的新兴学问以难以想象的速度发展，大有取代佛教之势。当时的佛教并非出现了什么问题，反而是佛教经典越来越多，教理逐渐丰富而精确的时期，只不过人们不再那么着迷于佛教。学习朱子学的人们与佛教保持了一定的距离，也希望与道教诀别。他们对于关心与现实无关的来世的佛教和主张世上真理绝对无法以文字表达来增幅神秘感的道教感到了反感。他们有效地利用了新登场的印刷文化，直视了文字将要创造出的新文明的力量。通过文字，人们不仅能自由表达自己的想法，还利用文字开始给宇宙万物赋予新的概念与定义。通过文字共享知识使他们的世界更加巩固，而已习惯文字以外的传达体系的佛教与道教却无法跟上这一新变化的步伐。也许老一代的人们是无法接受只用文字说明自己所知的一切这一现实。朱子学是开启新时代的新文化，当时通过考试选拔官员的科考制度也借助这一潮流的力量才得以确保庞大的支持者，开始逐渐通过所谓"书"的可携带媒体向东亚各个地区扩散。

朱子学被中国政治制度规定为国家政策是在元朝。总人口不到 200 万的蒙古族为了统治一亿人口的中国大陆选择了朱子学，这并非源于对朱子学的过度迷恋，而是蒙古统治者有效利用了当时所谓朱子学的新儒学迅速扩散到中国社会的现象。李成桂成立了称为"朝鲜"的新政治制度时，日本结束 200 余年的内战逐渐进入稳定期时，李成桂与德川幕府所引进的新政治哲学皆为朱子学。朱震亨（1282-1358）就出生在离当时朱子活动的地方不远处，深受朱子学影响，并且在晚年因母病为契机开始对医学有了兴趣。不仅研习《黄帝内经》《伤寒论》等古籍，还耽读刘河间的火热论和李东垣的脾胃论，与当时的朱子学信奉者们一样排斥佛学，轻蔑信奉长生不老的方术之士。对他而言医学只是儒学全知全能世界观的一部分，对自己是位儒学者而不是医生有着强烈的自豪感。

（二）本论

1. 朱震亨与朱子学　据《故丹溪先生朱公石表辞》记录，朱震亨出生于 1181 年 11 月 28 日，浙江省义乌县（今义乌市）赤岸镇，名震亨，字彦修，晚年被称之为丹溪翁。他出生的年代是蒙古 1273 年占领临安，宋朝失去实质性根基，1279 年宋朝末代皇帝死后，开始实质上支配中国的混乱时期。但是蒙古的元国判断，维持宗教能更有效地统治异族，因此对朱子学和道教并没有进行镇压。朱震亨直到 40 岁在他的师傅许谦劝他学医之前，是位专注于朱子学的充满侠义心的人物。对于忠于朱子的教诲、充满侠义之心、勤奋而事事求精进的朱震亨来说，他希望医学不仅仅是糊口之策，更希望是大展义气的机会。因此与单纯习得治疗技术投机取巧地过日子距离甚远，学医之初始比较特殊。比起临床技术他更关心医理，也没有盲目地信奉其师傅罗知悌的见解，他的独创性医学见解是在这种背景下形成的。

2. 朱震亨医学思想的朱子学理解　朱震亨的医学思想，可以归纳为以下几种："阳有余阴不足论""相火论""滋阴降火论""气血痰郁论"。其中最为核心的思想是"阳有余阴不足论"。"阳有余阴不足论"是人体先天生理特性，是朱震亨医学思想的开始，由于阴常不足而生相火即为"相火论"，解决这一相火的对策则是"滋阴降火论"。"气血痰郁论"是指当人体气血运行不畅时，痰郁内生的理论。对朱震亨而言气血是阴阳的代表，所以认为阴血不足多见。这可以从他用血病的代表方四物汤的用例比气病代表方四君子汤的用例更多得知。以上是从医学角度对朱震亨主张的说明方式。

本文试图从更为根本性的层面探讨这些主张，为此有必要先理解朱震亨的核心思想，即《格致余论》中"阳有余阴不足论"的整体脉络。1347 年由朱震亨所著的《格致余论》其书名本身明显反映了朱子学的特性。"格致"一词也是作者想将朱子学的思维方式直接运用到医学的强烈意志的表现。而且在《格致余论》诸多论说之一"阳有余阴不足论"中朱震亨所主张的内容同样也寄寓着"宜戒酒色，保持有道德的生活"的强烈信息。从整体脉络来看，解释人体的阳气有余阴气不足，也只不过是为了引导出这一主张的意图而已。用"太阳始终如一，而月亮却有阴晴圆缺"和人类能够生殖的时间极其有限等现象强调了"阴气"即人体的精气极易亏虚。为了守住这种"阴气"，把限制性行为列入最首要的行动纲领之中。他所提到的行动纲领大体上有两种：一是规定了一年中、一月中、一日中不宜有性行为的时间。事实上根据朱震亨所论，一个人可以有性行为的时间一年当中也没几天。不仅炎热的夏天、寒冷的冬天和雷电交加的阴天不宜，日月食、十五、三十也是不宜之日，而且过重的体力劳动之后、感情起伏较大以及饮酒后也不宜行房事，这么算来很有可能没有一天是适宜的；二是在上述基础上朱震亨还认为美食、美香、美色以及温和的触感等，均可以引发对性行为的欲望，应远离这些。虽用美食、美香、美色等概念性词汇，但是毫无疑问这些用词是特指接近美女的场面。

　　彻底的朱子学信奉者眼中所看到的人体就像在宇宙中一样是太极和理气之理有机地适用的对象。身动之理在于"心"，将这份"心"变成可能的根源（气）是医学中所说的"精"。因此，朱震亨将重点放在了主管"心""情"的心与肾的易学关系上。心是消耗生命能量的主体，肾是生产生命能量的主体。而且认为在体内的生命能量的消耗常常超过生产，从而主张"阳有余阴不足论"。阳有余阴不足论在医学上只止于与滋阴降火治法相关的程度，但朱震亨的本意并非如此。由于消耗远远大于生产，因此生命能量总是处于枯竭的危机，从而诱发许多疾病，以此为前提，为了抑制住精的过度消耗，提倡通过修养来减少想法，断绝一切视、吃、喝、闻、感觉等外部刺激，维持道德君子所憧憬的寂静而平静的状态就会使想法减少，并且相信由此可以解决阴阳的不平衡。认为随意冒出来的对性行为的欲望不是正常的欲望，而是因为我们身体的先天阴阳失调而生的病态表现，因此需要极其注意，所以对这种对性行为的欲望使用了"相火妄动"这一贬低性的表达。这就是朱震亨相火论的核心内容。而即使这么做也无法避免的精气枯竭引起的相火妄动症状，则用滋阴降火法，揭示了积极的性欲抑制剂药物疗法。朱震亨的主张几乎完全与朱子学中所说的道德君子的实践原理一致。朱震亨将这种道德君子的实践规范原原本本地与人体的生理病理联系起来进行说明，告诉那些信奉朱子学的学者们只要照做，人就会长寿无病。本来就沉浸于朱子学的人们，当得知只要照做将得到健康，谁不动心？朱震亨式的人类观就这样在接受朱子学世界观的东亚学者之间迅速传开。

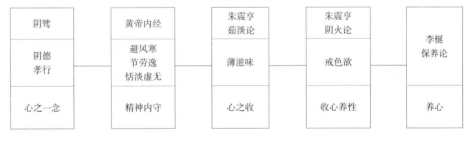

图1 李梴 保养论

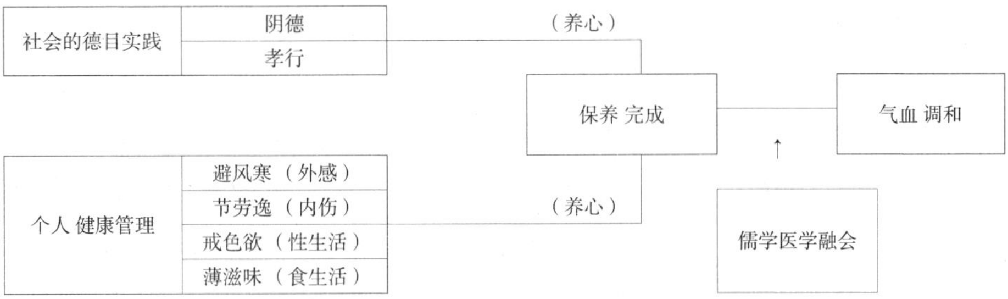

图2 李梴 保养论 理论展开

以上图1和图2是整理了继承朱震亨学术思想的李梴于1575年所著《医学入门》中的个人修心论与医学的关系表，李梴在朱震亨的《格致余论》中的内容加上儒家所说的社会美德（阴骘）和《黄帝内经》的养生理论基础上，完成了立足于性理学的保养理论。

3. 朱震亨的弟子们与明代医学的形成 朱震亨如其名声，培养了很多弟子，有些弟子（刘橘泉）甚至让自己的儿子（刘纯）也拜其师傅门下。整理朱震亨的医学继承族谱可见有两名具有代表性的直系弟子，一位是经两代拜朱震亨为师的刘纯，另一位则是朱震亨的心腹戴思恭（1324-1405）。他们记录了用词极其粗糙的师傅语录，之后用当代学者们便于接受的精确语言进行改写。只是由于他们的性格不同，整理师傅语录的方式也完全不同。其中一位徒弟是以纵向深化了师傅的思想，另一位则是横向编写师傅的见解。如此，朱震亨的医学思想纵横发展，精确而丰富。可以说朱震亨所拥有的"金元四大家之集大成"这一称号纯粹是这两位徒弟的功绩。从戴思恭的代表作《丹溪心法》《金匮钩玄》中可以看出朱震亨的相火论和气血痰郁论朱震亨只是倡导，实由戴思恭予以系统化。从刘纯的《医经小学》和《玉机微义》中可以理解朱震亨的学术思想与之前的医学者的医学理论和经验相结合的过程。除此之外，许多明代前半期活动的医学者们顺着朱震亨这一大势，参与了将以往的经验和自己的经验以朱震亨式进行再排序的工作。并非《黄帝内经》《伤寒论》《千金方》以及原有的著名医书被忽略或者被排斥，而只是以朱震亨式的观点被理解和接受。这样被接受、整理并经过鉴定的朱震亨式医学经过明代中期（1500）以综合医书的形态更具有了普遍性。《医学正传》（1515）为此拉开了序幕，随后依序出版了《丹溪心法附余》（1536）和《医学入门》（1575）。

图3 丹溪学派 痰郁论发展过程 影响到《医学入门》

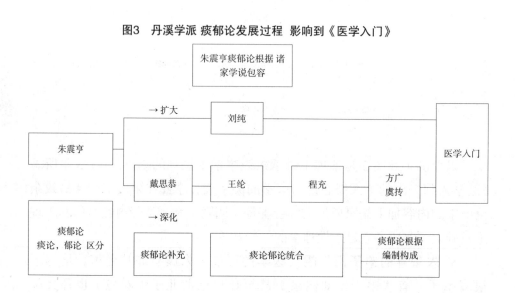

这些书籍不仅影响了中国，还影响了周围其他国家。向北是经到朝鲜

的使臣和商人们之手传入朝鲜，往东是通过商船经我国群山市等西南海岸港口运输到日本福冈，往南是越过山岳地带或通过商船传入越南。其他地区则很难到达，即使传入也没有用，因为汉字文化圈的覆盖范围至此。换句话说，通用汉字的文化圈内的有识之士全都是看过或听过这些书的人。2010年6月在日本茨城大学举办的东亚医学史学术大会，是就周边国家是如何与中国进行医学交流并受到中国医学的影响这一问题进行探讨和整理的会议。在韩国是以《东医宝鉴》（1610），在日本是以《启迪集》（1574），在越南是以《医宗心领》（1766？）的刊行为契机，确保了传统医学的整体性。这意味着参与以中国为中心的普遍全球化的同时，也获得了能够维护本国国民特殊性的医疗自主权。在汉字文化圈的模范三国把本国的医疗水平提高到能够自我再生产的水平的过程中，有贡献的中国医书有《医学正传》《医学入门》《万病回春》等，而这些书籍中大多数是由朱震亨的弟子们经过200年整理的中国医学之精髓。对于已经习惯了朱震亨式人类观的东亚学者们，对于由他的弟子们整理出来的医学体制深入到本国医学体系的基础层面毫无抵触感。

朱震亨将《黄帝内经》中的"心"解释为朱子学的"心"，获得了一般学者们的支持，而他的弟子们获得了引领医学潮流的主导权。总而言之，"丹溪"是200余年间东亚医学主导趋势的关键核心。

4. 从温补学派的立场看朱震亨的影响力 朱震亨的医学通过他的直系弟子和再传弟子不断被继承和发扬，使他的医学思想得到发展和丰富。而在当时朱子学已经占据了社会指导理念的主导地位，朱震亨的医学思想自然而然地成了明代医学的主流。这种趋势持续到1500年。但是他所设想的人类和医学并不完美，反而在决定具体治疗方法时出现了几个致命的误区。其中最具代表性的问题是将性行为本身视为罪恶。问题不在于把性行为视为罪恶这一点上，从哲学和规范的角度来看这并不构成问题，而是在于视性行为为罪恶的同时，将性欲定义为"相火妄动"，并且试着用一系列寒凉性质的药物去解决才是问题所在。寒凉药，甚至是寒凉饮食的有害性，早在秦汉时代的《黄帝内经》中就有提到。即使那些寒凉药对抑制性欲有一定的效果，也许那些医学造诣颇深的医生们会仔细判断用药法度及预后，适当地调节用药，而那些医学造诣不高的大多数医学者们和道听途说的一般人们受到不必要伤害的可能性较大。并不是说历史上发生过有关的案例，只是因为从十六世纪中期开始全面登场的温补学派是从"反丹溪"性质的观点为出发点。温补学派的称号是由后代历史学家们命名的，是因为他们强调寒凉药的危害，提倡相对温补的药物功效。这些学者们的另一个共同点是都把朱震亨视为批判对象，这一点意味着当时朱震亨的地位很高。在这里我们应该留意他们为了证明朱震亨相火论理论的矛盾下了多么大的苦功。如果朱震亨的医学理论没那么大众化，那些批判丹溪的医学者们就不会为了阐明朱震亨相火论的矛盾费尽心思。他们为了阐明朱震亨相火论的矛盾，从相火的上位概念"命门"开始重新定义。中国医学史中关于"命门"的争论，事实上是反朱震亨学派的医学者们为了更细致地阐明朱震亨医学理论的矛盾，而进行的一系列工作过程中所产生的现象。通过孙一奎、薛己、赵献可以及张介宾等对命门的详细考证，详细述说了从命门而生的相火并不像朱震亨所说的那样单纯地指病理性相火，而是人类生命现象的重点。通过这么巨大的讨论过程，朱震亨的"相火妄动"这一浅表性的论法才被克服。可见朱震亨在他们心目中的分量之大，足以引发这么一场浩大的讨论来进行精益求精的论证。

（三）结论

深受朱震亨影响的明代后期医学者李梴在《医学入门》中提到"医出于儒"，这是出自对朱震亨在《格致余论》的序中提到的"吾儒"行医方为真正医学的自豪感而说出的话。这说明与医学自身比较，朱震亨和受朱震亨影响的医学者们更加重视理解医学所需要的儒学基础。而且元明时代是崇尚儒学的时代，甚至超越了崇尚，形成了习惯于社会儒学式思维和判断的时代。因此，试着从儒学的立场看医学的朱震亨医学，自然成了明代以后医学的主流。虽然成为主流，但并非所有人都以朱震亨的方式行医，只是自明代以后，朱震亨的医学思想在医学基础中扎下了很深的根。到了明代后期，当一些学者们发现朱震亨的医学有些矛盾点时，他们甚至重新追溯到《黄帝内经》，试着逐条地证明朱震亨"相火妄动"这一表达的矛盾之处。说明朱震亨这一人物的存在感有多强。得益于此，东亚医学对生命的根本有了全面的理解。明代医学的核心是朱震亨，不能理解朱震亨就无法理出明代医学的头绪。明代医学后来成为了清代医学的基础，而这也是现代东亚医学的根基。

（韩国学者　车雄硕）

朱丹溪医学文化内涵探析

中医文化作为一门新兴学科，其内涵是研究中医学的理论知识、思维方式、哲学思想、价值理念、文化功能、人文精神，研究中医学区别于其他医学的文化特征，研究中医学发生发展的规律。著名文化学者余秋雨先生在上海做"文化与中医"主题讲座时，提出文化就是一种精神价值，一种人格魅力，包括个人人格和集体人格。丹溪学派作为一个中医学术流派，传承七百多年，有深厚独特的文化底蕴和文化内容，本文旨在探析朱丹溪及其学派医学文化的内涵。

（一）深厚的家学渊源与理学培养的价值理念

1. 家教严格，性格坚韧，勤奋好学　朱丹溪的家庭在当地算是书香门第。据《朱氏宗谱》和史书记载，朱丹溪祖籍山东曲阜，远祖朱云，朱云的后代朱汎到南方做官，举家迁徙南方定居于义乌县双林乡蜀山里蒲墟村。南北朝的时候，因村里朱家嫁女，彩礼映红溪水两岸，村人以此自豪，于是改蒲墟为赤岸。朱氏家族英才辈出，成为当地望族。到了宋代，朱良祐又大力弘扬经学，学名卓著，使朱氏家族在当地的影响越来越大。朱良祐的孙子朱杞生有 9 个儿子，有 7 个考中进士，在义乌有"九子七登科"之美誉。朱丹溪的祖父朱环，是朱良祐的四世孙，从小以孝闻名，聪明颖悟，好学不倦，曾中乡贡进士。父亲朱元继承朱氏家族的好学之风，且又机警异常，也是朱氏家族的佼佼者。朱丹溪的外家戚氏也是浙东著名大族，以儒学出名。

由于深厚的家学渊源和浓郁的学习氛围，所以朱丹溪出生后，父母对他寄予了极大的希望，很小就教他读书识字。丹溪天资聪敏，领悟性强，年纪稍大一些，就被送入学堂，学习诗赋音律。在朱丹溪15岁时，父亲朱元因战乱忧患成病，久治不愈去世，家里只剩下年事已高的祖父朱环、母亲戚氏、未成年的朱丹溪和两个弟弟，生活非常艰辛。但戚氏非常坚强，任劳任怨，对孩子的教育也毫不放松。《宋集·元故朱夫人戚氏墓铭》记载：戚氏"丧其夫，三子皆幼。时宋亡为元，盗起旁县，焚庐舍剽劫，家单甚。夫人艰勤悲悴，事舅姑无怠容，遇诸子有恩而严。少子尝戏取人一鸡卵，夫人怒甚，曰：是乃所当取耶！笞而责还之……观丹溪可知夫人贤，观夫人其子之贤益可征"。由于出身儒学世家，朱丹溪的母亲深知学习对于一个人成长的重要，朱丹溪虽然早年丧父，但由于有母亲的勤劳操劳，他的学业始终没有中断。严格的家族教育培养了朱丹溪坚强的性格和勤奋好学。后跟许谦学习时，更是每天夜以继日地学习，不敢丝毫放松，这样坚持学习了几年，为以后成为一代名医奠定了基础。

2. 行侠仗义，精研理学，脱胎换骨　青年时期的朱丹溪，骨子里既继承了祖辈和外氏家族成员的聪明睿智和好学之风，又继承了勤劳坚韧、诚朴宽厚的品德和不畏强权、坚强不屈的性格，所以，刚直不阿、行侠仗义成了青年朱丹溪性格中的主要特点。当时政府向江南征收赋税，义乌县官员挨户催征，要额外多征，百姓敢怒而不敢言。22岁的朱丹溪正好任里长，他仅在自己负责的范围内报了两户可以承担赋役的富户。县官看了朱丹溪申报的名单，十分生气，把他传唤到县衙责问："这不是平常一般的征收，你竟敢这样抵抗，你难道不爱自己的头颅吗？"朱丹溪不卑不亢地说："不敢因为爱惜自己的头颅就不顾百姓的死活。"县官虽然十分愤怒，但面对朱丹溪坚决的态度和广大民户的支持，只好按两户富户征收。

另一个故事是县里官员经常在春天到农村"劝耕"，变相勒索，村民对之又怕又无奈。朱丹溪知道后就来到村外路口毕恭毕敬地"迎接"他们并阻止他们进村，村民们也少了很多的干扰。

由于朱丹溪勇于为民请命，在百姓中有很高的威信。地方上的官员也对他另眼相看，在当地留下不少佳话。直到朱丹溪30岁以后，他听说金华有名的儒学大师许谦在东阳县的八华山讲学，于是也萌生了奔赴八华山师从许谦学习的思想。当他聆听了许谦关于"丈夫所学，不务闻道，而唯侠是尚，不亦惑乎？""天命人心之秘，内圣外王之微"等方面内容的讲解之后，深有感悟，从此他一改年轻气盛的作风，专心致志地精研理学典籍，更注重内心修养，以许谦的话严格要求自己，每天昼夜苦读，废寝忘食，读后又认真思索，领会其中深刻含义，修己治人。

（二）恩师言传身教影响，治学严谨，内心强大

1. 许谦的理学思想奠定其强大思维模式　理学，后人或称之为"新儒学"，是我国宋代兴起的一种哲学思潮。它用思辩的形式，研究关于理、气、性、命等一系列哲学问题，用以论证和解释宇宙间万事万物，因而得名。理学的代表人物有周敦颐、张载、程颢、程颐，以及理学集大成者朱熹，即有名的"宋五子"。理学标志着我国哲学史上一个重要的发展阶段，在宋、元、明整整七个世纪的漫长时间里，取得了思想界的正统地位。

许谦，元朝著名学者，字益之，祖先为陕西人，后徙居浙江婺州金华县，定居金华，以学传家。学者称白云先生。许谦及其上三代宗师：何基、王柏、金履祥，在金华地区递相授受朱熹理学，是金华理学的主要传人，史称"金华四先生"。许谦读书面广，又善于钻研，长于思考，读书之后，往往有自己独到的见解。不光是精通理学，著述丰富，除理学著作外，还著有《自省编》，在天文、地理、制度、刑法、音韵、术数等方面，也是无不贯通，甚至对于佛、道典籍，也是洞其底蕴、探其幽微，知其然并知其所以然。

许谦虽学识广博，名声远播，但却淡泊名利，多次谢绝地方官员的荐举，最后，为了避开尘世的喧嚣，隐居于东阳县的八华山中授徒讲学。许谦曾教导学生说：学习要以圣人的思想言行为标准，但必须是先明白圣人的思想，才能学习圣人的行事。许谦继承了朱熹以"理"为宇宙本体的思想，又吸收了陆九渊"理具于心，以心为本"的思想，提出"心具天理"的观点；继承了程朱理学的"格物致知""即物穷理"的思想，又提出"心"在"格物致知"中的作用，将"格物"与"格心"结合起来。经过一段时间的学习，朱丹溪觉得自己心胸洞开，融会贯通，连身体都有所增长。毫无疑问，强大的理学思维模式奠定了朱丹溪的逻辑思维模式，思维缜密，不容易受外界影响，也是一个医者必有的人格魅力。

2. 罗知悌南北医学交融成就其一代医宗 影响朱丹溪的医学思想的，有一位不可忽视的长辈就是从祖朱叔麒，朱叔麒存心仁慈，医德高尚，对丹溪影响甚深。可惜朱叔麒很早就去世了，只能算是朱丹溪医学的入门老师。而真正让朱丹溪的医学理论和医学思想成熟的老师就是罗知悌。

罗知悌，字子敬，号太无，浙江钱塘人，自幼研习医学，曾得到过金代名医刘完素的徒弟荆山浮屠的真传，品德高尚，医术高超。南宋末年入宫为宦官，因医术高明而受到皇帝的宠信。罗知悌在精心学习刘完素和荆山浮屠医术的同时，又悉心钻研金元时期另外两大名医张从正、李杲的学术思想，对各家的医学宗旨都有深刻而独到的见解。回到杭州以后，性格孤僻倨傲的他除了看病，闭门谢客，潜心研究医学，将北方刘完素、张从正、李杲等人的医学思想及实践传至江南，在南北医学的交会融合上做出了杰出的贡献。44 岁的朱丹溪通过别人的指点，找到罗知悌居住的地方，谁知被拒之门外骂了回来。朱丹溪毫不动摇，每天坚持前往罗门拜谒，恭恭敬敬地站在门外，等待罗知悌的接见，这样坚持了 3 个多月，终于感动了罗知悌，收朱丹溪为自己的正式入门弟子，尽授其学。

有一次一个二十多岁的四川僧人来求罗知悌治病，面色萎黄，形容消瘦，全身倦怠无力。他说他离开家乡时母亲尚在，最近突然非常思念母亲，归心似箭，但却因囊中羞涩，不能动身，整天痛哭流涕，不久就成了这个样子。问清楚病情以后，罗知悌每天命人将牛肉等食物煮烂给他吃，并安慰劝解说回家的路费我负责。过了半个月用桃仁承气汤治疗，一日三次，当晚病人即开始排泄，一晚上接连排泄了几次，直至肚内排泄干净为止。到了第二天，不再给他吃肉，只给他素菜和稀饭吃。这样又过了半月，僧人的身体完全恢复了。

事后朱丹溪就此事请教老师，提出自己心中的疑惑：既然是忧思所致，为什么不直接用承气汤使之排泄？罗知悌说道：病人来时身体已经十分虚弱，如果在这种情况下再用攻击之法，就会使之元气大伤，小病酿成大病，大病成不治之症。所以必须使他心情舒畅，身体壮实，再以承气汤治疗。这样的病例使朱丹溪受到极大启迪，以后在长期的行医过程中时时注意先保护病人的元气。丹溪后来治疗好友叶仪案，全仿罗知悌治僧案，先补后攻，以奏全功。

（三）几经周折，吸取教训，朱丹溪的理医转变

1. 孝字当先，侍奉母亲之病 朱丹溪的母亲戚氏，自从嫁到朱家，虽然饱经忧患，艰苦备尝，但身体却一直硬朗康健，没有什么疾病。但在51岁的时候，突然觉得身体不舒服，接下来就是手足关节疼痛异常，行动不便，痛苦的呻吟之声，使人不忍耳闻。朱丹溪请了许多医生诊治，都没有什么效果。

朱丹溪作为长子，侍奉病中的母亲自然是尽心尽力，但却无法解除母亲的痛苦。看着母亲忍受着病痛的折磨，他的内心既痛苦又自责。回想起父亲去世以后，母亲独力支持家业，在十分困难的情况下，把他们兄弟抚养成人，保证自己的学业没有中断。如今母亲有难，自己却束手无策，只能眼巴巴地看着她忍受病痛的折磨，还讲什么恪守孝道呢？不知不觉间，一个大胆的决定在朱丹溪心中形成了：那就是学习医学，以自己的能力为母亲治病。

主意打定后，朱丹溪一边继续侍奉母亲，一边开始了对著名的医学著作《黄帝内经》的研读，为了能治好母亲的疾病，朱丹溪毫不懈怠，反复诵读，精心揣摩，从祖朱叔麒也不时对之进行指点，很快朱丹溪就对医学基础方面的东西基本掌握了。朱丹溪以朱叔麒为榜样，认真钻研毫不懈怠，对母亲的疾病慢慢探索，并逐渐开方为母亲治病了。在治疗过程中，他一直密切关注病情的变化，任何一个微小的异常都不放过，方剂换了一个又一个，每次都有一定的进展。苍天不负有心人，经过两年的细心观察、精心照料和反复治疗之后，母亲的病情痊愈了，直到三十年后去世。朱丹溪在钻研医学的道路上迈出了重要的一步。

2. 不忘师恩，潜心许谦之病 朱丹溪36岁开始师从许谦，许谦患病已有多年，开始是因饮食不适，形成积食痰郁，感觉心痛，经医生多次诊治，都认为是寒气所致。前后治疗了多年，服药不计其数，都是吃药时稍微见效，药一停又犯。反反复复，一直没有彻底痊愈，以至于发展到"坐则不能起，扶起亦不能行，两胯骨不能开合。若脾疼作时，则两胯骨痛处似觉稍轻；若饮食甘美脾疼不作，则胯骨重疼增"（魏之琇《续名医类案》卷二十一《痰》）。医生仍以为是受凉所致，给他用的是燥热香辛药物，直到双足痉挛，疼痛不已，一遇寒冷就呕吐不止，最后连许谦自己也丧失了

信心，认为自己完全是一个废人了。

　　面对许谦如此严重的病情，朱丹溪心中充满了自责，于是他日夜钻研医学典籍，对照许谦的病史、病情，经过反复的分析，他认为许谦的病最初起因是积食所致，认准了病情，朱丹溪对症下药，正式开始给老师许谦治病。虽然中间几次出现反复，其他医生不时对朱丹溪的做法提出异议，但他仔细观察，大胆治疗，终于使老师能够吃一点稀饭，病情有了好转。后来朱丹溪又发现了一个来自西域异人传授的方法——就是朱丹溪后来名之为"倒仓法"的治疗方法。所谓"倒仓法"，就是把胃里的东西全部倒出来。朱丹溪觉得许谦的病根是积食所致，一直没有彻底清除，这个方法很适合老师的病情，于是在经过缜密的思考并和老师反复商议之后，决定在老师身上试行。在做好了周密的准备之后，朱丹溪着手用"倒仓法"治疗老师的疾病。朱丹溪的"倒仓法"在许谦身上取得了明显的效果，许谦的身体很快就恢复得和正常人一样。第二年还生了一个儿子，直到14年后寿终正寝。

　　3. 失妻之痛，走向从医之路　　戚氏是朱丹溪姑姑朱寿的女儿，从小知书达礼，温柔贤惠，深得朱氏家族的敬爱。她和朱丹溪感情深厚，生有二子四女，长子朱嗣衍，从小身体多病，戚氏死时尚未成家。次子朱玉汝，亦从丹溪学医，是朱丹溪的入室弟子。按说朱丹溪已经有了治疗母亲和老师痼疾的经验，应该对妻子的病证有所把握。但可惜的是妻子的病情和母亲、老师的都不一样，既不是像母亲那样四肢疼痛难忍，行动不便；也不是像老师那样四肢无力，不思饮食，而是气喘不止，胸部憋闷，严重时至于不能躺下。气喘发作时脸色铁青，眼球突出，痛苦之状，难于言表。朱丹溪把给母亲和老师的方法都用在妻子身上，但仍然没有结果，最后只好眼睁睁地看着妻子在痛苦中离去。

　　妻子的去世，带给朱丹溪的除了无尽的悲痛之外，还有更多的悔恨和自责。他后悔自己学医的时间太短，自责自己医术太浅，无法把妻子从死神的手中抢救回来。为了进一步提高医术，不让更多的人像妻子那样在痛苦中失去生命，朱丹溪决定趁着母亲身体健康之时离开家乡，外出寻访名师，以高超的医术为更多的人解除病痛的折磨，从而真正走向了从医之路。

（四）庞大人脉环境，组成浓郁的丹溪医学文化

朱丹溪的人脉环境处于非常浓郁的文化氛围之中，这是丹溪学派诸多成员具有优良素质的原因所在，也为丹溪学派的成长提供了极为良好的条件。

这个人脉团队中，首当其冲影响力最大的人就是宋濂。宋濂，字景濂，祖先为金华人，后迁至浦江（今浙江省浦江县），被明太祖朱元璋誉为"开国文臣之首"，学者称太史公，与高启、刘基并称为"明初诗文三大家"。宋濂从小师从同乡人闻人梦吉学习"五经"，后来又师从吴莱、柳贯、黄溍等浙东大儒学习，学问自然非一般人可比。宋濂在师从这些大师学习儒学的过程中结识了朱丹溪，二人言谈极为投机，竟有相见恨晚之意，以后遂成忘年之交。宋濂后曾被朱元璋聘为"五经"教授，主持修撰《元史》，后又为朱元璋太子老师，受到太子和皇后的敬重。宋濂一生勤奋，自幼至老，"未尝一日去书卷，于学无所不通"。不仅受到朝廷的称赞、国内万民的称颂，其声名还远播国外，受到海外各国的重视。宋濂和朱丹溪及其家族一直保持着非同寻常的友谊，他曾先后为朱丹溪的祖父、父亲和姑姑写了传记，给朱丹溪的母亲写了墓志铭。他虽然是以儒出名，不事医学，但对朱丹溪在医学上的成就却极为关注，朱丹溪的第一本医学著作《格致余论》就是宋濂为他写的序。朱丹溪去世以后，宋濂又为他写了好多文字，尤其是几千字的《故丹溪先生朱公石表辞》，成为今天研究朱丹溪最重要的资料之一。

胡翰，金华人，字仲申，从小就聪明好学，品德高尚。曾师从兰溪（今浙江省兰溪市）吴师道、浦江吴莱学习古文，然后师从许谦精研理学，是朱丹溪的同门好友，官衢州府教授。震亨撰《风水问答》成，请胡翰为序。

戴良，浦江人，字叔能，曾师从黄溍、柳贯、吴莱等人学习古文，学识渊博，"通经、史百家暨医、卜、释、老之说"。戴良和朱丹溪的友谊也是源远流长，戴良的哥哥戴仲积和次子戴思乐、侄子戴思恭、戴思温都是朱丹溪的入室弟子，师从朱丹溪学医，后来都非常有名。朱丹溪死后，戴良为之写了著名的《丹溪翁传》，是今天研究朱丹溪的重要资料。

叶仪，字景翰，金华人，曾师从许谦学习，也和朱丹溪有同门之谊。

叶仪在从许谦学习的过程中，对许谦关于"学者必以五性人伦为本，以开明心术、变化气质为先"的教诲，朝夕揣摩，精研其深奥旨意，终于尽得其中精妙。叶仪在元惠宗至正十八年（1358）和宋濂、胡翰、戴良等人一同受到朱元璋的召见，会食于中书省。后来王宗显受命创办郡学，叶仪和宋濂一起被聘任为"五经"教授。后来叶仪生怪病，朱丹溪用心治疗大获成功，正是因为叶仪笃信不疑。

所谓物以类聚，人以群分，朱丹溪庞大的人脉体系支撑了朱丹溪为首的丹溪学派，理、医、文融会贯通，蓬勃发展。

（五）牢固的师承队伍，丹溪学派代代传承发展

丹溪学派能够发展壮大，除了庞大的人脉体系，更有一支忠实的师承队伍，第一就是丹溪后人，其子朱玉汝、侄朱嗣汜俱以医闻名于世。朱文榻为丹溪孙子，玉汝之子。冯彦章，为丹溪孙女婿，玉汝女婿。曾孙朱宗善为玉汝孙子，文榻之子，亦以医著名，曾编成其所试用之验方附于丹溪所著《格致余论》之后。朱氏后人从医者比比皆是，现代也有二十代、二十一代朱氏后人从事传统医学事业，继承丹溪学术流派，发扬丹溪医学文化。（《赤岸朱氏丹溪宗谱》）

第二是嫡传弟子，如赵道震、赵良本、赵良仁、戴士垚、戴思恭、戴思温、戴思乐、张翼、楼英、王履、徐彦纯、刘叔渊、虞诚斋、楼厘、贾思诚、程常、王顺等。如《宋集·题朱彦修遗墨后》载：士垚有子思恭、思温，父子同师丹溪，均承青睐，故宋濂云："先生之弟子虽众，得其真切者，惟仲积父子为优。仲积不幸早逝；原礼以其学行于浙河之西，从之者日益多，由是先生之道沾被滋广"。

第三是再传弟子有赵友亨、赵友同、李肃、夏建中、朱文榻、袁宝、王彦昭、楼宗起、王宾、王观、刘毓等，不一一介绍。

另外就是私淑弟子，私淑丹溪之学者遍布全国各地，有的私淑丹溪之学，编纂修订丹溪著作而取得成就，影响深远，如程充、杨楚玉、卢和等，代表作有《丹溪心法》（校订）。有的私淑丹溪之学，发扬光大丹溪学说并参以己见，形成自己的学术思想，从而取得成就，如虞抟、王纶、汪机等。代表作有《明医杂著》《本草集要》《医论问答》等。

　　综上所述，出身书香门第，家学深厚的朱丹溪在长期的学习过程中，又结交了大量致力于理学和医学的有志之士，经常谈经论道，探讨理学、医学的真谛，而朱丹溪又把理学和医学有机地结合起来，成为中医药史上一位有名的儒医。难能可贵的是，朱丹溪在长期的医疗实践中，又毫无保留地把自己的理学和医术传授于人，带出了很多弟子，培养出了很多医学名家，著书立说，形成独特而浓郁的医学文化氛围，在中国医学史上赫赫有名，人称"丹溪学派"。经过他们的努力，使丹溪学说有所提高和发展，并对明清时代的其他医学流派产生较大影响，促进了中国医学的发展。

（江凌圳）

援儒入医　相得益彰——丹溪医学的哲学思想

朱丹溪是杰出的医学家，也是重要的理学学者，理学和医学，实已成为丹溪思想中浑然为一的整体。黄宗羲等人的《宋元学案》列丹溪于"北山四先生学案"，当然不仅仅只是由于他是朱熹四传弟子许谦的学生。

许谦，字益之，婺州金华人，学者称白云先生。许谦及其上三代宗师：何基、王柏、金履祥，在金华地区递相授受朱熹理学，是金华理学的主要传人，史称"金华四先生"，亦称"北山四先生"。《元史》载，"何基、王柏、金履祥殁，其学犹未大显，至谦而其道益著。故学者推原统绪，以为朱熹之世嫡。"所以，元代金华理学号称朱学嫡脉，而许谦被称为金华理学大师。卒后十年之至正七年（1347），赐谥曰文懿；所著有《读书丛说》《读四书丛说》《白云集》及《诗集传名物钞》等。许为教凡四十年，时人黄溍谓其"出于三先生之乡，克任其承传之重。三先生之学卒以大显于世，然则程子之道得朱子而复明，朱子之大至许公而益尊"，对程朱理学的发扬和传播起到很大的作用。

丹溪师事许谦，确是其人生的转折点。许谦为之"开明天命人心之秘，内圣外王之微"，丹溪则"日有所悟，心扃融廓"，由此苦读默察，见诸实践，严辨确守理欲诚伪之消长。"如是者数年，而其学坚定矣。"《宋元学案》引宋濂说，认为"其学以躬行为本，以一心同天地之大，以耳目为礼乐之原，积养之久，内外一致"。自此之后，丹溪处事行世，待人接物，著书立说，率以理为宗；理学亦成为丹溪学术思想的中心内容之一。丹溪援理入医，影响深远，竟由此而形成中国医学史上哲学思想进入医学领域的第二次高潮。

（一）"格物致知"的医学理论思维

格物致知的认识论是朱熹理学的中心内容之一。何谓格物？"便是要就这形而下之器穷得那形而上之道理而已。"何谓致知？即"推及吾之知识，欲其所知无不尽也"。也就是通过辨察形而下的事事物物，来认识形而上的天理，即是物中见理，由寡而多地推展扩充知识。许谦继承发挥了朱熹的这一学说，更强调心的认识作用，"格物之理，所以推知我心知。'用力之久，一旦豁然贯通'，是言格物本是逐一去穷究，格来格去，忽然贯通……事虽万殊，理只是一，晓理只在此事如此，便晓理之在彼事亦如此。到此须有融会贯通脱然无碍。"一旦贯通，也就达到朱熹所说的"物之表里精粗无不到，而吾民之全体大用无不明"的境界。平心而论，理学的格物致知具有朴素反映论的色彩。

丹溪抱着"以医为吾儒格物致知之一事"的目的研究医学，注重通过医学研究推进"心知"，提高自身的"认知"水平。这既不同于"上以疗君亲之疾，下以救贫贱之厄"的纯粹实用性目的；也有异于"不为良相，即为良医"的以实现自我价值为中心的从医动机；更与"沦迹于医"的隐逸风度不相干。因此，丹溪也就更注重从实践，从具体的"物"中去寻求规律，去体味"知"和"道"，具有更严谨的理论态度，研究起点也就更高一些。

具体的"格物致知"例子，如《张子和攻击注论》记载了丹溪随罗太无习医印象最深的二件事：一是从一个病僧的治疗过程中"大悟攻击之法，必其人充实，禀质本壮，乃可行也。否则邪去而正气伤"必致坏病；二是随师年半，见罗太无治病并无一定之方，"大悟古方治今病，焉能吻合"？这两个大彻大悟，也就是"用力之久，一旦豁然贯通"之意，达到"心知"，进而由具体的体验上升为理论，"晓理只在此事如此，便晓理之在此彼事亦如此"，完善了"阴易乏阳易亢，攻击宜详审，正气须保护"的治疗思想。

其他如"湿热相火，为病甚多"，如"故人诸病，多生于郁"，如"相火论"等等，都是如此"格物致知"所体味到的"理"。

丹溪所以成为一代大家，在于他有着比一般医家更深刻的理论思维，掌握了更锐利的理论武器，因此也就有他人所不能及的理论成果。

（二）辨疑、发挥的治学方法

人们赞赏《局方发挥》敢于向权威挑战敢于纠正时弊的信心和勇气，也正视由此带来的医学风气改变的结果，但是，往往忽视了隐伏其后的方法论特点。丹溪著作中以发挥、辨疑为题的还有《伤寒论辨》（又题《伤寒辨疑》，佚）、《外科精要发挥》（佚）等，可以说，辨疑发挥是丹溪医学哲学思想的重要组成，是他理论研究的重要方法论特点。如果结合理学家疑经改经思潮，结合宋代学术界的疑古考析传统，可以给我们许多有益的启示。

宋代学术界的疑古辨伪之风由来已早，北宋庆历（1041—1048）间，疑经、改经、删经渐成学界时尚。刘敞著《七经小传》，提出对儒家经义的怀疑；欧阳修作《童子问》，疑《易十翼》非孔子言；王安石讥《春秋》是"断烂朝报"，撰《三经义》重新解释《诗》《书》《周礼》；司马光疑《孟子》等。到南宋，郑樵疑《诗序》，朱熹疑《孟子》"井田说"，疑《古文尚书》，疑《诗序》，疑《左传》。疑古，主要是为现实服务，丹溪继承了这一传统，更直接受理学师门的影响。丹溪的三世师祖，"北山四先生"的第二位王柏，是朱熹的再传弟子，即以敢于质疑问难著称；王柏传金履祥，金履祥传许谦，所以丹溪是王柏的三传弟子。朱熹作为理学之集大成者，对汉儒错乱经文深为不满，故作《周易本义》《诗集传》《诗序辩说》，删削《孝经》，给《大学》补写《格物传》。王柏继承并发展了朱熹这一学风，甚至把对古代儒家经传的怀疑推向极端。他认为，"先王之经"本不可疑，只是经过秦始皇焚禁之后，"后世不得见先王之全经"，"经既不全，因不可得而不疑"。进而，他由疑经要求改经，"纠正其谬而刊其赘，订其杂而合其离"，使其"复圣人之旧"。由此，他著《诗疑》《书疑》《中庸论》《大学沿革论》《家语考》等。

丹溪继承了师门传统，他读《局方》，很自然地就产生了"古方新证，安能相值"的疑问；对中医经典《内经》《伤寒论》的研究，也沿用了这一疑经治经的方法。戴良《丹溪翁传》载有一事，"罗成之自金陵来见，自以为精仲景学。翁曰：'仲景之书收拾于残篇断简之余，然其间或文有不备，或意有未尽，或编次之脱落，或义例之乖舛，吾每观之，不能无疑。'因略摘疑义数条以示，罗尚未悟。又遇治一疾，翁以阴虚发热而用益阴补血之剂疗之，不三日而愈。罗乃叹曰：'以某之所见，未免作伤寒治。今翁治此，犹以芎归之性辛温而非阴虚者所宜服，又况汗下之误乎？'"联系《金匮钩玄》的"伤寒"门，以为"属内伤者，十居八九"，治法主以补中益气汤出入加减，戴良的说法可信。"略摘疑义数条"，已经使人叹服；汇编成书，即为《伤寒论辨》，自然颇足观赏。虽此书已佚，我们无法了解其详，但从戴氏的记载、《金匮钩玄》的零星内容和师门传统来看，丹溪的《伤寒论》研究应以倡言"错简"为特色。对此，其弟子王履有进一步发挥，《医经溯洄集》颇多独创的见解。可以讲，丹溪开明清《伤寒论》研究"错简"一派之先河。

《格致余论》开篇即言，"《素问》，载道之书也，词简而义深，去古渐远，衍文错简，仍或有之。故非吾儒不能读"；其朝夕钻研，学习方法是"缺其所可疑，通其所可通"；而湿热相火等"虽谆谆然见于《素问》而诸老犹未表章"，因此有《格致余论》之作。其中有《生气通天论病因章句辩》，对《内经》的经文和王冰的句读、注释提出异议和改正意见，并明确地申言："六气之中，湿热为病十居八九。《内经》发明湿热，此为首出。""后世不知湿热之治法者，太仆启之也。"可以清晰地看到疑经、改经的目的所在。《中国医籍考》载有丹溪《素问纠略》一书，未见，不知真伪，但从书名看，似乎也是疑经改经之作。《豆疮陈氏方论》《房中补益论》都有类似的写作目的和方法。

丹溪辨疑发挥之作而最具影响的，当数《局方发挥》，《四库全书总目提要》以之作为"医之门户分于金元"的重要标志，并言《局方》"盛行于宋元之间，至震亨《局方发挥》出而医学始一变也"。这"一变"，就是通过论辩质疑的学术论战，清扫了已成为医学发展障碍的局方之学后，促进了医学领域的百家争鸣，医学理论得到迅猛的发展，整个医界出现了一种崭新的欣欣向荣的局面。推究其因，不能不归功于丹溪这种得自理学师传的治学方法。故《郑堂读书记》说："从此医家之分别门户以相攻击者，自此书始。盖其儒学本渊源于朱子，故仿朱子《杂学辩》例以著书也。"

（三）气一元论的基本观点

丹溪的医学思想是在"格物致知"的基础上，继承刘、张、李诸家学说，"又复参以太极之理，《易》《礼记》《通书》《正蒙》之义，贯穿《内经》之言以寻其指归"而形成的。《通书》《正蒙》分别是周敦颐和张载的著作。

理学十分重视气，张载提出"太虚即气"的著名观点，《正蒙·太和篇》："太虚无形，气之本体；其聚其散，变化之客形尔"，亦即太虚是气的本然状态，聚而为气，散则为太虚，太虚与气只是聚散关系，故而"太虚不能无气"。气和万物也是聚散关系，气聚为万物，物散则回归于气。这样，张载以气为中心，以聚散为过程，提出太虚、气、万物的变化运动构成宇宙，天人一气，而气为最高范畴。张载的思想实质上《内经》学说的继承和发挥，《内经》的基本论点诸如"太虚寥廓，肇基化元"，如"太虚之中，大气举之"，如"天地合气，万物并至"，"气始而生化，气合而有形"等，都是张载气学学说的思想营养。

丹溪在医学领域里承认并坚持气一元论，既是直接继承于祖国医学的唯物主义传统，也是理学思想的自然发挥。丹溪说："夫自清浊肇分，天以气运于外而摄水，地以形居中而浮于水者也；是气也即天之谓也，自其无极者观之，故曰大气。"又说："天地以一元之气化生万物……万物同此一气，人灵于物，形与天地参而为三者，以其得气之正而通也。故气升亦升，气浮亦浮，气降亦降，气沉亦沉，人与天地同一橐籥。他引用了邵康节的话，"天依地，地依天，天地自相依附"；也与周敦颐的"唯人也得其秀而最灵"直接有关，但更反映了祖国医学"人以天地之气生，四时之法成"的思想传统。《阳有余阴不足论》则以天地为万物父母，"人受天地之气生，天之阳气为气，地之阴气为血"，从天地人统一于气的气一元论来阐述自然界的物质性和人同自然界的统一性。

这一思想运用于医学，即以气的升降运动阐述人体的生理，如《局方发挥》言，"夫周流于人之一身以为生者，气也，阳往则阴来，阴往而阳来，一升一降，无有穷已。""气为阳，宜降，血为阴，宜升，一升一降，无有偏胜，是谓平人。"也以此来阐述治疗的基本原则，如其言"气血虚，皆以味补之，味，阴也，气，阳也，补阴精以求其本也。故补之以味，若甘草、地黄、泽泻、五味子、天门冬之类，皆味之厚也"。

医学家坚持这种气一元论的观点并不鲜见，也不困难，因为有《内经》的完备的气学理论在前，又有气病论治的具体理法方药在后。值得注意的只是，丹溪论气并不引证他的先生许谦和五世师祖朱熹的观点，这有其深意所在：朱熹说："理也者，形而上之道也，生物之本也；气也者，形而下之器也，生物之具也。是以人物之先，必禀此理然后有性，必禀此气，然后有形。"即以理为道为本，属第一性；而以气为器为用，属第二性，二者关系，"以本体言之，则有是理，然后有是气"，气由理所派生，"理生气也"。许谦的思想没有超出朱熹的理气说，也坚持理先气后，理气相依的观点。显然，这种说法并不符合医学理论，也不适应丹溪的思想，所以，他就坚决地抛开师门学说而取法于张、周、邵了。

（四）"参以太极之理"的是非得失

丹溪的主要学术观点"相火论""阳有余阴不足论"，是在刘、张、李诸家学说的基础上，"又复参以太极之理""贯穿《内经》之言以寻其指归"而形成的。在整个论述过程中，丹溪进行了一番颇具匠心的改造。笔者非常赞赏丹溪先生这一援儒入医、以儒证医的观点与思想方法。

1.理学的"太极之理"　丹溪所参的"太极之理"来自周敦颐的《太极图说》，其原文为："无极而太极，太极动而生阳，动极而静，静而生阴，静极复动，一动一静，互为其根，分阴分阳，两仪立焉。阳交阴合，而生水火木金土，五气顺布，四时行焉。五行一阴阳也，阴阳一太极也，太极本无极也。五行之生，各一其性。无极之真，二五之精，妙合而凝，乾道成男，坤道成女，二气交感，化生万物，万物生化而变化无穷焉。唯人也得其秀而最灵，形既生矣，神发知焉，五性感物而善恶分，万事出焉。圣人定之以中正仁义而主静，立人极焉。故圣人与天地合其德。"

这是周敦颐在《易·系辞》"易有太极，太极生两仪，两仪生四象，四象生八卦"和老子"道生一，一生二，二生三，三生万物，万物负阴而抱阳，冲气以为和"的基础上，系统完整地阐述宇宙产生发展过程的世界生成模式。太极是万物本原，其性状无形无象，不可言说。

朱熹改造周氏《太极图说》，提出"太极理也"的新命题，并以理为宇宙本体和终极本原，视理为其哲学体系的最高范畴，并由此展开理的结构理论，构筑他的整个思想体系。朱熹说："无极而太极"就是"无形而有理"，"以有无为一"。"太极，理也"，这个"理"就成为天地万物的根本发源，"宇宙之间，一理而已，天得之而为天，地得之而为地""未有天地之先，毕竟也只是理，有此理便有此天地，若无此理便无此天地，无人无物，都无赅载了。有理便有气，流行发育万物""太极生阴阳，理生气也"。理又通过气产生出具体的万事万物，"阴阳是气，五行是质，有这质所以做得物事出来；五行虽是质，它又有五行之气，做这物事方得。"这样，周敦颐的"无极—太极—阴阳—五行—万物"的太极图式，就被朱熹替换成"理—气—万物"的图式了。因此，"理在气上"，成为凌驾一切事物之上，主宰天地万物及其运动的最高范畴。"太极理也，阴阳气也，气之所以能动静者，理为之宰也。"

理是什么呢？除指阴阳五行变化之理外，朱熹认为最主要的是封建伦理道德的纲常原则。"理则为仁义礼智"，"盖天下有万世不易之常理……如君君、臣臣、父父、子子，此常理也"。

这样，朱熹通过《太极图说》论证了他的哲学思想的最高范畴"理"，亦即封建伦理道德观念，就是"太极"，是世界的本原，一切客观事物的主宰。

2."太极之理"的改造 丹溪"参以太极之理"阐发医理，是进行了一番颇具匠心的改造的。《相火论》以太极之理解释君相二火的生成和性质，"太极动而生阳，静而生阴，阳动而变，阴静而合，而生水火木金土。各一其性，而火有二……"。如同言气不言理一样，丹溪抛开了"无极"而言"太极"，实质上否认了"无极而太极""无形而有理"，把朱熹给太极下的定义搁置起来，避而不谈。这样，丹溪就回避了朱熹视理为宇宙万物的终极本原的最中心、最关键的内容，使自己的学说免于唯心主义，这不能不说是丹溪的高明之处。

"太极动而生阳，静而生阴"，丹溪强调的是太极的动静运动状态，进而从中引出阴阳。朱熹说："动静，气也"；"气之所以能动静，理为之主宰也"。虽强调理的主导作用，却不能否认动静运动正是物质性的气的运动。丹溪突出动静，正是吸取了朱熹理学的合理内核；援儒入医，是为了更好地阐明医理。

周敦颐言太极运动强调其程度："极"，认为只有达到"极"才出现周期性变化，转化到对立的运动状态去，出现"动—静—动"交替变化的过程。丹溪出于他对人体生理的认识，对《太极图说》进行了第二次改造：

"动极而静""静极复动"被一刀砍掉了。这样，太极运动就成为动静并存又有限度的局面，而不再是一种波浪式交替出现的过程。因为丹溪认为生理状态的动静，尤其是"动"是不能太过的，更不要说"极"了，"动极"是一种严重的病理状态，他说："人之疾病亦生为动，其动之极也，故病而死矣"。丹溪这一观点，也得益于其师许谦的思想。许谦认为，太极生阴阳，是因为阴阳为太极本身所具有，他说："太极之中，本有阴阳；其动者为阳，静者为阴。生则俱生，非可以先后言也。""一元混沌而二气分肇，譬犹一木，折之为二，两半同形，何先后之有？"阴阳是作为太极中的两个对立物而存在的。

再者，丹溪变"阳变阴合而生水火木金土"为"阳动而变，阴静而合，而生水火木金土"，把动静二字分别加于阳、阴之后，对《太极图说》进行了第三次改造：动静不仅仅是太极运动的形式和阴阳二气产生的来源，而且成为阴阳二气运动的特点。由此出发，丹溪得出了火"主乎动""凡动皆属火"的结论，从而为进一步阐发相火生理病理奠定了理论基础。戴良说，"《内经》之言火，盖与太极动而生阳，五性感动之说有合"，丹溪即以此来阐述他的医学理论。

五行是一种物质形态，是阴阳之气进一步分化的结果，因此具有更具体确切的性质，即"水曰润下，火曰炎上，木曰曲直，金曰从革，土爰稼穑"，亦即"五行之生，各一其性"。丹溪却说"唯火有二：曰君火，人火也；曰相火，天火也"，跳出了"各一其性"的圈子，直接援引《内经》君相火而赋以新的含义。丹溪阐发医学观点并不受"太极之理"的束缚，也于此可见。

丹溪本阳气主动之说论火的性质，也借鉴了朱熹的见解。朱熹说："火质阳而性本阴……外明而内暗，以其根于阴也"，这本是他"阴中有阳，阳中有阴，阳极生阴，阴极生阳，所以神化无穷"的对立统一观点的反映。丹溪据以言火的性质，"火内阴而外阳，主乎动者也"。姜春华教授对此大为赞赏，"火系物质的燃烧，内中指阴，外燃指阳，极合科学"。这当然是丹溪吸取理学合理内核的成绩。

3. 阴阳动静观和生理病理 丹溪"参以太极之理"阐述"火"的生成机理和性质，目的在于提出预防和治疗火病的方法，奠定他的养生论和火热病防治的理论基础。

丹溪引用《易传》"吉凶晦吝生乎动"来说明"动"的二重性，"人有此生，亦恒于动"，过动则"煎熬真阴"而病。由于《相火论》的主旨在发挥相火病因病机，他更强调"动"的病理意义，申明"静"的作用在于维持相火生理状态。这是丹溪动静观的中心问题。

所谓"动"，丹溪特别注重精神情志活动而不及形体体力活动。细究其因，一是丹溪相火属内生火热，病因援用《三因方》"内所因唯属七情交错，爱恶相胜而为病"；一是借用和发挥"形既生矣，神发知矣，五性感物而善恶分，万事出矣"的太极之理，认为精神情志活动都属"阳动"之列，"极"则为妄致疾，这又和河间"五志皆能化火"之说相合。还有一个深层的原因存在："动静""性命""主静""诚"等概念，本身来自佛家，原来就是用以阐述内心世界的，被周、邵吸收运用并没有改变它的原始含义，丹溪援以入医，就更切合其病因观了。

进而，丹溪又用"五性感物"来解释精神情志活动过极的原因。"仁义礼智信之性，即水火木金土之理"，本是理学家先验的道德伦理，而后天的"感物"才使人有善恶之分，产生出形形色色的万事来。丹溪所谓"有知之后，五者之性为物所感不能不动"，突出"为物所感"，强调外界刺激，自有区别。朱熹又说，"灵处只是心，不是性，性只是理"，以心为精神活动主宰；丹溪因之而言"心，君火也，为物所感则易动，心动则相火亦动"，因此，丹溪就抓住"心，君火也"，"为物所感则易动"两个主要环节订立养生措施，其要点便是一个"静"字。

丹溪又引用《太极图说》"圣人定之以中正仁义而主静"，朱熹"必使道心常为一身之主而人心每听命焉"，来说明无欲而静，心不迁于外物，不为情感所累，则五志之火动皆"中节"，才能维持正常生理。《周子通书》解释道："中也者，和也，中节也，天下之达道也，圣人之事也"；朱熹则说，"谓之正，则是非端得分明，乃智之实也"。可见无欲而静，澄心定志的关键是中正仁义的道德修养。朱熹又说，"静者，性之所以立也"，"故人虽不能不动，而立人极者必主乎静，唯主乎静则其著乎动无不中节而不失其本然之静矣"，意即为理智之静，道德之静，是立性之本，感情行为中节的前提。丹溪深知其趣，援以证医理。《房中补益论》有言，"儒者立教曰正心、收心、养心，皆所以防此火之动于妄也；医者立教曰恬淡虚无、精神内守，亦所以遏此火之动于妄也"。丹溪以为医儒之理一致，主静的实质意义即在理智控制感情，以涵养功夫防止心君情志之火妄动，维持正常生理状态。

朱熹的道心、人心，实即天理、人欲，丹溪把"存天理，灭人欲"的理学宗旨和谨身节欲的医学观点相结合，形成独具特色的养生观。例如，朱熹的学生曾问及，"饮食之间，孰为天理，孰为人欲"？朱熹答曰，"饮食者，天理也；要求美味，人欲也"。丹溪把这一观点引入《茹淡论》，认为饮食之物"天之所赋者，若谷菽菜果，自然冲和之味，有食人补阴之功""人之所为者，皆烹饪调和，偏厚之味，有致疾伐命之毒"，因而，"安于冲和之味者，心之收，火之降也；以偏厚之味为安者，欲之纵，火之胜也"。丹溪自己更是身体力行，宋濂称赞他"居室垣墉，敦尚俭仆；服御唯大布宽衣，仅取蔽体；藜羹糗饭，安之如八珍……其清修苦节，能为人之所不能为，而于世上所悦者，淡然无所嗜"，表彰他以纲常治化要求自己；丹溪自己也说，"年迈七十矣，却尽盐醢"，反而"神茂而色泽"，即是以医儒一致之理自我要求，达到养生目的。

4."听命于道心"的唯心主义倾向 丹溪以"人心听命于道心而又主之以静"，作为相火"裨补造化以为生生不息之运用"的必要前提和条件，表现出明显的唯心倾向，既削弱了相火生理说的意义，又限制了他对相火病因的进一步认识。这是理学唯心论的消极影响和丹溪作为理学家的思想缺陷。

理学家倡言的"中正仁义""道心"之类，原意不过要求人们用封建道德观念约束自己，维护封建秩序。丹溪借以说明理智控制感情，防止七情为病，也不失为别出心裁的创见。然而，精神情志只能在一定程度上影响人的生理活动，若过分强调，甚至作为维持正常生理状态的先决条件，就必然陷于唯心主义。我们只要设想，若是不"听命于道心"，又不"主之以静"的"凡夫俗子""碌碌众生"有无正常的相火，就足以使丹溪无言以对：承认有，则与自己设想的"道心""主静"之类的前提矛盾；否认，也就否定了相火生理，同时也不符合事实。丹溪原意可能是通过设立这么个前提，为阐发相火病因留下伏笔，不料竟陷于如此进退两难的矛盾处境，可见这一有唯心倾向的理论实难站得住脚。

在这一错误观点的支配下，丹溪片面强调精神因素的病因意义，生生不息的相火生理失去"道心"节制这一先决条件，直接后果自然就是相火妄动的病理状态了。但是，五志之动触发暴悍酷烈的相火妄动证，只有可能而没有其必然性。丹溪之误固然与他囿于《三因方》有关，也不能不归咎"道心""主静"之类。所以，相火病因和这个先决条件，是互相依存不可分割的。它限制了丹溪对相火病因的进一步探索，而仅仅停留在精神情志这一狭窄的范围里。事实上，丹溪已发现许多因素可以导致相火妄动，"大劳则火起于筋，醉饱则火起于胃，房劳则火起于肾，大怒则火起于肝""谷与肥鲜同进，厚味得谷为助，其积之久也，宁不助阴火而致毒乎？"可惜都不曾提高到理论高度去认识。这又是这种唯心主义倾向给丹溪带来局限。

5."参以太极之理"和命门学说　丹溪援儒入医，"参以太极之理"阐述医学问题，是一大发明，明代赵献可、孙一奎、张景岳等人继承了这种思维和论证方法，建立命门学说。姜春华教授总结了这一历史经验，他说，"丹溪首先引用周子《太极图说》之'太极动而生阳，静而生阴'之说以论相火"，"赵、张、孙三氏均以宋儒太极之说以解释人体生命之奥秘"，"医家以为命门与太极有相似之义，遂成为中医学上之重要学说"。

同样是"参以太极之理"，赵、张、孙运用得比丹溪更妥帖，论证更完善，也更彻底地抛弃了其中的唯心主义因素。首先，他们一致强调太极的存在，从中直接引出命门的概念，这比丹溪回避太极含义，只重动静运动，更具体切实，也更明确地表达了气一元论的唯物立场。其次，他们强调太极所生的阴阳——命门真水真火的生理意义，借"阳变阴合而生水火木金土"来说明"五行由此而生，脏腑以继而成"。由此把命门相火真水同全身的脏腑气血阴阳紧密联系起来。这比空泛地议论"人非此火不能有生"当然丰富多彩。从这种生理意义出发，很自然引出命门阴阳水火不足的病理状态，由此提出一系列独具只眼的见解和匠心独运的方剂，把理论和临床贯穿起来，这方面丹溪考虑得远不如他们周到。再次，命门学说认为命门水火阴阳的发生和存在，纯粹是一种生理现象，"禀于有生之初"，从无而有的发展起来的，根本不存在什么"道心"之类的前提条件，避免了丹溪唯心主义倾向。孙一奎引朱熹"太极只是天地万物之理，在天地，统体一太极，在万物，万物各具一太极"的"理一分殊"说，论证"人在大气中亦万物中一物尔，故亦具此太极之理也"，证明命门即自然存在的人体太极。

小结

丹溪援儒入医，是思想方法的进步，其医学理论有了坚定的思想基础。影响所及，使祖国医学理论在明清一代有了新的发展。可以说，形成了哲学思想进入医学领域的第二次高潮，其中有丹溪所起的积极的历史作用。

（刘时觉）

历史地理环境对浙江金华"婺州医药文化"形成的影响

浙江金华古称婺州，因"地处金星与婺女两星争华之处"得名，先秦时期属越国地，秦入会稽郡。三国吴元宝鼎元年（266）设东阳郡。南朝陈天嘉三年（562）改置金华郡。隋开皇十三年（593）改置婺州。元至正十八年（1358）朱元璋改名宁越府；至正二十年（1360）改为金华府。因时辖金华、兰溪、东阳、义乌、永康、武义、浦江、汤溪等8个县，故称"八婺"。1985年5月，设金华市。金华历来文化兴盛，名人辈出，史称"小邹鲁"。以金华斗牛、婺剧、迎会、道情等为代表的地方文化和以金华火腿、酥饼、寿生酒等为代表的饮食养生文化源远流长。而正是这些厚重的文化底蕴和独特的地域环境铸就以朱丹溪养阴学派和诸葛药业为突出代表的独特丰富的婺州医药文化。

（一）自然地理环境

金华位于浙江中部，地处金衢盆地东段，东邻台州，南毗丽水，西连衢州，北接绍兴、杭州。地势南北高、中部低。"三面环山夹一川，盆地错落涵三江"是金华地貌的基本特征。

1. 山地丘陵众多，药材资源丰富　金华境内千米以上的山峰有208座。位于武义与遂昌交界处的牛头山主峰，海拔1560.2米，为全市最高峰。境内山地以500～1000米低山为主，分布在南北两侧，山地内侧散布起伏相对和缓的丘陵。其中坐落于金华磐安境内的大盘山脉是雁荡山、括苍山、会稽山和仙霞岭的发脉处，海拔1000米以上山峰达63座，同时也是钱塘江、瓯江、灵江和曹娥江四大水系的主要发源地。现在大盘山是全国唯一以中药材种质资源为保护对象的国家级自然保护区,有野生植物1612种,其中1205种是药用植物。这里是著名"浙八味"中五种道地中药材(白术、元胡、贝母、白芍、元参)的主产地。同时还盛产桔梗、茱萸、板蓝根、天麻等20多种中药材。也是岩蔷薇、香紫苏、香根草、黑红花等10多种名贵天然植物香料的产地。以此为依托建立的磐安新渥中药材市场上市药材300余种,是华东最大的中药材集散地,为我国十大中药材市场之一。

2.三江汇流运通,文化景观密布 金华市域内江河分属钱塘江、瓯江、曹娥江、椒江四大水系,集水面积在100平方公里以上的江溪有40多条。主要河流东阳江自东而西流经东阳、义乌、金东区,在婺江汇合武义江而成金华江,其北流在兰溪城区汇入兰江,北行最终汇入钱塘江。由于水运的便利,使兰溪成为金衢盆地与外界交流的门户,自古商贸繁荣,物阜民丰,素有"三江之汇,七省通衢"的美誉。如光绪《兰溪县志》所载:"邑虽褊小而实当四冲。踞杭严之上游,职衢婺之门钥,南蔽瓯括,北捍徽歙。定职方者,谓为浙东之要区,洵不诬也。"因为兰溪及金衢盆地地处偏僻,与中原为山川所阻,不易受战乱影响,成为许多文人志士避乱归隐的理想之地,也为金华留下了众多人文景观。如:诸葛亮第14代孙诸葛利任五代寿昌县(今属浙江建德市)县令,其子诸葛青于北宋天禧二年(1018)迁居兰溪,诸葛青的一个儿子诸葛承载在兰溪传了十代,到诸葛大师举家迁到高隆(即诸葛八卦村)。从明代起,诸葛村的高隆诸葛氏家族遵从"不为良相,便为良医"的祖训,养德明志,励精图治,致力于药业经营,曾以其传统中药业优势称雄江南中药市场700余年。他们父子相承、师徒相传、亲邻相带,形成了享誉全国医药界的以诸葛氏为代表的"兰溪药帮"。据光绪《兰溪县志》载,一向发达的兰溪中药业,有三分之二是诸葛族人经营的。兰溪修志馆馆长祝谏在《高隆诸葛氏宗谱·序》中说:"吾兰药业以瀫西为著名,而瀫西药业又以诸葛为独占,以余闻之,有清中叶苏州之'文成',咸、同间扬州之'实裕',俱有声于时,除杭州胡氏'庆余'、叶氏'种德'外,当屈一指。诸葛氏设'祥源庄'于沪上,南则广州、香港,北则津沽、牛庄,运输贸易半中国。如兰而伦,'天一'药肆,驰名浙东,历百余年而生理勿衰……"。诸葛村现作为中药标本展馆的大经堂前厅对联："药业经营，遍南布北，可从志书查记述；医道高明，救死扶伤，且由《宗谱》说端详。"正是兰溪诸葛家族从事医药事业的真实评述。又如南梁昭明太子萧统曾隐居大盘山编写《文选》，种药救死扶伤。大盘山一带人民为其建庙祭祀，庙中有昭明太子塑像，俗称盘山圣帝。

3. 地处南方温热，体质疾病必异 金华属亚热带季风气候，温和湿润，四季分明。总体气候特点为气温偏高，雨量、雨日偏少，日照偏多。《素问·异法方宜论》曰："东方之域……其民食鱼而嗜咸……故其民皆黑色疏理，其病皆为痈疡……南方者……其民嗜酸而食胕，故其民皆致理而赤色，其病挛痹……"根据何裕民等对西北延安、东北五常、上海市以及浙江义乌等地 2269 人的调查结果：就阴虚而言，西北延安有 18.2%，其次为东北五常占 23.8%，上海 35.7%，义乌最高达 42.7%，较延安高 2.35倍。所以阴虚体质具有显著的地理性分布差异。此结果也深刻揭示了朱丹溪滋阴学派产生确实有地理环境因素的影响。又如清代著名医家王孟英，"20 岁时至婺州（今金华）佐理盐业为生，得暇钻研医籍。"在金华的九年是王氏从医开始接触临床到逐步成熟的过程，对其学术思想形成具有重要影响。比如他认为治疗温热病尤其要顾护津液，对伤津液的患者常以食代药，主张大量频频进服梨汁、甘蔗汁，以凉甘之品达救阴养阴之目的。并称梨汁为"天生甘露饮"，甘蔗汁为"天生复脉汤"，西瓜汁为"天生白虎汤"等。而这种救阴养阴的医学思想显然与朱丹溪滋阴学派及金衢盆地的地理环境有密切联系。

（二）人文地理环境

金华历史文化源远流长，2001 年发现的浦江上山文化遗址，距今9000～11000 年，是中国迄今发现的年代最早的新石器早期遗址之一，跨湖桥文化、河姆渡文化、马家浜文化、良渚文化等长江下游新石器文化，均在上山文化找到了源头。同时这些文化遗址共同构成了长江下游新石器文化的发展脉络和人文环境的源泉，对婺州医药文化的发生与发展产生着深刻影响。

1. 长江下游上古文化 距今约 10000 年的浙江金华浦江上山文化，人们以稻米为食物，出现了大口盆、平底盆等陶器。说明当时的饮食卫生已摆脱了最原始的形态。

距今约 8000 年的浙江萧山跨湖桥文化，人们开始用骨针缝制兽皮制作的衣服，居住采用杆栏式建筑，改善了生活环境和卫生条件。

距今约 7000 年的浙江余姚河姆渡文化，人们广泛种植水稻，使用船只捕鱼。遗址出土的动植物中发现了多种现代常用的药材。

距今约 5000 年的杭州良渚文化，墓葬中出土了不少玉琮、玉璧，并发现伴有朱砂。这些玉器是古代的礼神之器，显示当时祭司巫医在敬神招魂驱鬼的同时，已有意识地将朱砂用于杀虫防腐。古代南方医学往往被人认为长于祝由禁咒之学。据《后汉书》记载，东阳道士赵炳，字公阿，能以禁咒法治病，又通内科，擅长用越人方药治病，医术高超。面对东汉兵乱、疾疫大作的现象，他与徐登相约在乌伤溪水之上（今义乌市东），以此法治病，闻名江南。他死后，人们在永康为建祠碑，以资怀念。

2. 古越吴楚文化 自夏后帝少康为祀禹祠封庶子无余于会稽，成为当地越族首领，越开始与吴争霸。公元前 473 年，越王勾践灭吴，随后挥兵北上，称霸江淮。公元前 333 年，楚灭越。越国、吴国、楚国，都处于南方地区，争霸过程中互有胜负，在各种纷争中同时伴随着文化的交流和相互渗透。金华地处越境，难免会受到吴越文化和楚文化的影响。

春秋时期吴越地区已有专科医生出现，越王勾践在吴受辱返国后，鼓励人们生育，为了保护产妇母子健康，妇女分娩要向政府报告，政府派专门的妇科医生守护生产。越军伐吴时，越王也下命令：凡士兵有病不能随军作战的，须给予医治疗养。这在医学史上是很大的一个进步。楚国吞并越国后，越国的文化也随之被其吞并吸收。马王堆帛书《黄帝四经》（又称《黄帝书》）的发现，证明了战国直到汉初一直流行的黄老之学，其根源实出于楚国。马王堆出土的脉书《足臂十一脉灸经》《阴阳十一脉灸经》《脉法》《阴阳脉死候》《却谷食气》《导引图》，属于南方区域脉学理论，与燕齐（扁鹊仓公脉学遗文）、秦蜀（绵阳木人模型脉说）有别。王家骜等研究出土的马王堆医书后发现，书中对经脉、砭法、灸法有不少记载。其中经脉的记载不及《内经》完整系统，治疗上详于灸法和砭法的应用。砭法所用砭石是古代最原始的针刺和切割工具，砭石的使用与吴越地区盛行"断发文身"习俗，外科医疗技术比较发达是密切相关的。如历史上的越医"医骆",也以外科治病著称于世,所谓"矩凿之中……医骆以治病"。而且早在河姆渡文化遗址就出土了与针刺有关的骨锥、骨簇和管状针等。而马王堆脉书的出现,说明当时南方长江流域对人体经脉及外科治疗在实践的基础上已有较深认识,并形成了相应理论。《素问·异法方宜论》:"南方者,天地所长养,阳之所盛处也。其地下,水土弱,雾露之所聚也。其民嗜酸而食胕,故其民皆致理而赤色,其病挛痹,其治宜微针。故九针者,亦从南方来。"可以想见,当时南方医学的针灸技术又在前人的基础上取得了进一步的发展。至今金华地区仍有一些民间医师沿用各种针刺挑疗法、刺血疗法治疗风湿痹痛等病。

另外南方地区中草药文化源远流长,黄帝时期就有药学家桐君采药,商周时期,江南的橘皮已被作为药材,"食其皮汁,已愤厥之疾"。周部落首领古公亶父之子泰伯、仲雍也是借采药之名逃奔吴越地区的。又如《越绝书》所载:乌伤县(今义乌市)常山,故所采药也,高且神。

3. 仙道文化 道教贵生、重生,以长生成仙为终极追求,修道成仙是道教最重要的思想之一,也是道教对人生最高境界的认识。这种追求"长生不死"的神仙思想也曾在当时南方楚地广为流传,如《山海经》《楚辞》等文献中就有相关的各种传说。金华地区由于山岭连绵,森林密度高,与中原为山川所阻隔,又盛产中草药,来求仙隐居者甚多。其中尤以金华山为著。秦汉时期,金华山已与"五岳"齐名。秦时著名方士"安期生"就曾在金华山(时称长山)修炼,今尚有"安期古里"石碑一方。唐代时被列为道教"三十六洞天"之一。据南朝刘孝标《东阳金华山栖志》云:"所居东阳郡金华山……神居奥宅,是以帝鸿游斯铸鼎雨师寄此乘烟,故涧勒赤松之名……可免洪水五兵,可合神丹九转。"传说中黄帝不但在金华山铸鼎炼丹,还曾问道于九天玄女。唐人王瓘《广黄帝本行纪》云:"黄帝,登稽山,陟王屋,开石函,发玉笈,得金鼎九丹之经,复受九转之诀于玄女。"又南宋·洪迈《夷坚志·赤松观丹》云:"婺州金华赤松观,相传为九天玄女炼丹之所。"前文所说成仙的"雨师"是赤松子,《太平寰宇记》云:"金华县有赤松涧,赤松子游金华山,以火自烧而化。"其升天处为赤松涧,故山上有赤松祠,赤松涧。另据晋·葛洪《神仙传》所载:"丹溪人皇初平十五岁时外出牧羊,被道士携至金华山石室中,四十余年不复念家。其兄初起行山寻索,历年不得。后经道士指引于山中见之。问羊何在，初平叱白石成羊数万头。初起乃弃家从初平学道，共服松脂、茯苓，至五百岁，能坐在立亡，行于日中无影，而有童子之色。后乃俱还乡里，亲族死终略尽，乃复还去。初平改字为赤松子，初起改字为鲁班。"所以赤松子也就是在南方地区影响广泛的黄大仙。由于深厚的道教文化底蕴，金华山成为方士名人垂青的活动场所。其中对婺州医学文化影响最大的是葛洪和陶弘景，据方志记载葛洪曾在金华、兰溪、义乌、永康、汤溪等处炼丹，陶弘景也曾到东阳长山（即金华山）炼丹采药。他们既是炼丹家，又是著名的医药学家，这种丹药文化的结合，有力地推动了金华婺州地区医药文化的发展。

4.儒家文化　自始皇南巡会稽，刻石记功，儒家文化与道家文化在越地获得长足发展，两者融合产生的玄学在南方地区产生广泛影响，代表性人物有王充、王羲之、谢安、谢灵运等。王充所著《论衡》中记载了不少养生保健的思想方法，如《论衡·自纪篇》的养性之论："养气自守，适时则酒，闭明塞聪，爱精自保。适辅服药引导，庶几性命可延，斯须不老。"并提出"气寿"理论，认为人的寿命长短，与先天禀赋之气大有关系。并根据"气寿"理论，提倡少生优生。《论衡·全寿篇》云："妇人疏字者（怀孕少）子活，数乳者（生育多）子死。何则？疏而气渥，子坚强；数而气薄，子软弱也。"还指出药物只能轻身益气，并不能长生不老，而百岁是人正常的寿数。《论衡·气寿篇》云："百岁之寿，盖人生之正数也，犹物至秋而死，物命之正期也。物先秋后秋，则亦如人死事或增百岁或减百也。"宋元以后以儒家思想为基础，吸收佛教和道教思想形成的新儒学在越地获得空前发展，形成了分别以朱熹和王阳明为代表的理本体派和心本体派，使儒家文化发展达到新的高峰，同时也对医药文化产生了深刻影响。如金元时期名医朱丹溪青少年时期为应科举考试，钻研儒家经典，35岁师从理学家许谦，43岁从罗知悌学医。其著作深受宋元时期儒家理学思想的影响，主张附会经义而谈天人性命之理，提倡清心寡欲，节制身色嗜好，主张"存天理，灭人欲"。认为天地间"阳常盈，阴常亏"。这些思想被朱丹溪吸收到《格致余论》之中，并成为丹溪学说的核心思想。

此外北宋以后，不少志向入世的儒家以"不为良相，则为良医"为人生教条，推动了用传统文化诠释医典，重视著述的风气，强调"医儒兼备"。同时由于北方战乱，使政治、经济重心南移，南北文化得到空前广泛交流。尤其康王南渡杭州，"临安"一时繁华，造就了宋末明初浙北医学的兴盛，也为近邻的婺州医药带来了文化营养。

如今，素以"中国小商品城"闻名天下的丹溪故里金华义乌，正以"义乌—欧洲"列车的直通，带动了浙江"海陆空"对外贸易的大发展，并直接助力于国家的"一带一路"战略。由此形成的"浙江板块"引起了国内外的极大关注，其大气开放的精神内涵也必将促进婺州医药文化的继续发展。

从上可见，朱丹溪医学文化作为婺州医药文化的重要组成部分，其形成和发展是与当地的历史地理环境有着不可分割的关系，明乎此，无疑会加深对丹溪医学理论和特色的理解。

（朱杭溢　傅晓骏　胡滨）

论朱丹溪与理学的关系

朱丹溪生平和理学的关系很密切，要深入和全面地研究丹溪的学术思想，首先要做到知人论世，对丹溪与理学的关系进行一下探索，是有必要的。

（一）丹溪生平和理学的关系

理学，后人或称之为"新儒学"，是我国宋代兴起的一种哲学思潮。它用思辨的形式，研究关于理、气、性、命等一系列哲学问题，用以论证和解释宇宙间万事万物，因而得名。理学的代表人物有周敦颐、张载、程颢、程颐，以及理学集大成者朱熹，即有名的"宋五子"。理学出现于宋不是偶然的，陈寅恪先生说："华夏民族之文化，历数千年之演进，造极于两宋之世。"（《邓广铭宋史职官志考证序》）理学标志着我国哲学史上一个重要的发展阶段，在宋、元、明整整七个世纪的漫长时间里，取得了思想界的正统地位。

朱熹作为理学大师，是在广泛继承的基础上，遍求周、张、二程诸家的学说，作系统的研究，融会贯通，而集其大成。全祖望说朱熹："致广大，尽精微，综罗百代。"（《宋元学案·晦翁学案》）黄百家说："其为学也，主敬以立其本，穷理以致其知，反躬以践其实。而博极群书，自经史著述而外，凡夫诸子、佛、老、天文、地理之学，无不涉猎而讲究也。其为间世之钜儒，复何言哉！"（引同上）

丹溪之所以成为理学家，有他的历史、地理背景和家学渊源。

丹溪出身于一个奕世蝉联的读书人家。南宋时，有东堂府君者，名良祐，以六经为教，儒学传家，他是丹溪的五世祖，其后代多以儒学闻名。

元时的金华地区，属浙东宣慰司婺州路。金华地区包括其属县义乌，自何基接受朱熹理学以教授乡里后，成为有名的理学之乡，程朱派的理学十分盛行。朱熹理学的嫡传黄干，曾为江西临川县令，金华人何基奉父命从师于黄干，居金华北山，人称北山先生。卒年八十一，谥文定。这是理学入金华的初祖。北山之传，源远流长。他亲传金华王柏，字会之，号鲁斋。卒年九十八，谥文宪。金履祥，兰溪人，事同郡王鲁斋，从登何北山之门。后居仁山之下，学者称为仁山先生，卒谥文安。许谦，字益之，金华人，长值宋亡家破，不仕，就学于金仁山，学者称白云先生，卒年六十八，谥文懿。《宋元学案》卷八十二为《北山四先生学案》，论列甚详。"北山四先生"后世习称"金华四先生"。明代章一阳著《金华四先生四书正学渊源》，萧阳复序曰："诸儒之说，至晦庵始集其成。勉斋黄氏，亲受业于朱子之门。金华何文定先生，虽后朱子生，而口传心受，得之勉斋。自是而传之王文宪、金文安、许文懿，仅二百年间，四先生踵武相承……生于一郡，相继而兴，所谓文不在兹乎？"许谦即朱丹溪之师。

丹溪年轻时，习举子业，又尚侠任气，不肯出人下。在家庭和环境浓厚的理学空气影响下，三十六岁那年，感到"丈夫所学，不务闻道，而唯侠是尚，不亦惑乎？"（宋濂《故丹溪先生朱公石表辞》，以下简称《石表辞》）于是拜许谦为师，接受理学学说。他在理学的涵泳陶冶下，进步很快，日有所悟。常常夜半起身，一卷在手，坐至四鼓，刻苦学习。如此数年后，学业大进。

朱丹溪素怀惠民之心，所谓"不为良相，必为良医"，原是历代读书人的理想。而直接促使他学医的是他的母亲和老师许谦的疾病。许谦对他说："吾卧病久，非精于医者不能以起之。子聪明异常人，其肯游艺于医乎？"于是丹溪尽焚以往所习之举子业，一心致力于医。后师从当世名医罗知悌。"罗名知悌，字子敬，世称太无先生，宋理宗朝寺人，学精于医，得金刘完素之再传，而旁通张从正、李杲二家之说。然性褊甚，特能厌事，难得意。翁往谒焉，凡数往返，不与接。已而求见愈笃，罗乃进之曰：'子非朱彦修乎？'时翁已有医名，罗故知之。翁既得见，遂北面再拜以谒，受其所教。罗遇翁亦甚欢，即授以刘、张、李诸书，为之敷扬三家之旨，而一断于经。"（《丹溪翁传》）丹溪从罗知悌学一年，尽得其传。

朱丹溪既得朱熹五传之理学，又师从当世名医罗知悌，得继承金元名医刘完素、张从正、李东垣三家医学之真传，理学、医学，遂两造其极。第一个把理学思想引入医学领域，并取得很大的成果。

（二）丹溪学术思想和理学的关系

丹溪学术思想的主要来源，是远绍《内经》，而寻其指归；近承河间，旁通子和、东垣三家，而极其变化；复参之于理学之说，融会贯通，形成一家之言的丹溪之学。

丹溪学说的重心，是有名的《阳有余阴不足论》和《相火论》。这两论的哲学基础，又和理学的"主静论"有关。要透彻理解其渊源所自，必须从周敦颐的《太极图说》说起。"太极"这个名词首见于《易·系辞》："易有太极，是生两仪"。"两仪"，指天地，"太极"表示宇宙万物最根本的来源。古代哲学家对太极并没有加以特别的重视。到了宋代，理学的先驱者周敦颐著《太极图说》，成为理学本体论的中坚，"太极"一词，乃变成哲学界的热门话题了。

《太极图说》说："太极动而生阳，动极而静；静而生阴，静极复动。一动一静，互为其根。分阴分阳，两仪立焉。阳变阴合而生水火木金土。五气顺布，四时行焉。五行一阴阳也，阴阳一太极也。"（此一节前后还讲到"无极"，朱丹溪把理学中"太极"的概念引入医学时，不采取"无极"的说法，是很有见地的，后来的医家，也基本上不取"无极"之说，故这里从删。）《太极图说》以"太极"统阴阳、五行，有它的合理性；阴阳动静、互为其根的思想，也比较深刻。它进入医学后，曾引起了很大的反响，促进了医学理论，特别是命门学说的研究，把阴阳水火气血关系的研究进一步引向深入。

丹溪《相火论》从凡动皆属火，人为物欲所感，不能不动，动则相火易起入手，论证"火起于妄，变化莫测，无时不有煎熬真阴，阴虚则病，阴绝则死"，预防之方，不外乎周敦颐"圣人定之以中正仁义而主静"，朱熹"必使道心常为一身之主，而人心每听命焉"。丹溪认为，这才是"善处乎火者"。做到了"人心听命乎道心，而又能主之以静，待五火之动皆中节，相火惟有裨补造化以为生生不息之运用耳，何贼之有？"这是丹溪《相火论》的主要观点。

丹溪从天地阴阳之理，及人体生长发育的事实出发，说明阳有余、阴不足。接着就逻辑地回到了同一个主题，即：阳既有余，如不能主之以静，则相火易于妄动；相火妄动，则消耗不足之真阴，是损不足以奉有余，为养生之大戒。故丹溪屡屡戒人勿妄动相火，其中尤以色欲为甚。他说："心，君火也，为物所感则易动，心动则相火亦动，动则精自走，相火翕然而起，虽不交会，亦暗流而疏泄矣"。（《阳有余阴不足论》）

丹溪还吸收了程朱理学有关天理人欲的观点。程朱主张用天理来克服人欲望，用道心来主宰人心。朱熹说："人之一心，合道理底是天理，徇情欲的是人欲。"他举例说："饮食者，天理也；要求美味，人欲也。"丹溪结合到医学上，在养生方面，提倡节制性欲，节制饮食，著《饮食箴》《色欲箴》。

理学关于太极动静、天理人欲的学说，有浓厚的禁欲主义和宗教精神，运用于社会人事上，有很大的消极作用，这是众所周知的。但把它引入医学后，由于医学领域里矛盾的特殊性，却取得了好多积极的成果。如养生方面提倡静心息虑，节制性欲、饮食，使人体生命活动的节律不致过快；在治疗上谆谆以资化源、养阴精为言，用四物知柏滋阴降火，发展了养阴的治疗方法等。这些方面，无疑是有很大的现实意义的，对后世医学的发展是产生了一定影响的。

（三）丹溪治学方法和理学的关系

丹溪的治学方法，继承了以朱熹为集大成的宋学传统。他用宋儒治经之法研究《内经》《伤寒论》，开明清倡言错简一派的先河。他又著《局方发挥》，促进了医学领域的百家争鸣。下面分述之。

1. 治经倡言错简 宋学和汉学，在治学方法上，有着明显的不同。《四库全书总目提要·经部总叙》说："洛闽继起，道学大昌，摆落汉唐，独研义理。凡经师旧说，俱排斥以为不足信。有学务别是非，及其弊也悍。"这和汉学的学风"专门授受，递禀师承，非惟训诂相传，莫敢同异，即篇章字句，亦恪守所闻"，两者的不同是很明显的。

丹溪学医，首治《内经》，对《内经》最有研究。《格致余论》有一篇《生气通天论病因章句辨》，辨正王冰章句注释之误，并进而对本文有所移易订正，卓识宏论，深得经义，学者因之尚可略窥丹溪治《内经》的方法。他说："《内经·生气通天论》病因四章。第一章，论'因于寒，欲如运枢'以下三句，与上文意不相属，皆衍文也；'体若燔炭，汗出而散'两句，当移在此。第四章，论'因于气，为肿'，下文不序病证，盖是脱简。'四维相代'二句，与上文意不相属，亦衍文也。"

于此可知，丹溪治《内经》，倡言错简，衍文删之，错简乙之，孰为文字之脱讹，孰为注释之错误，皆直斥不讳，这正是嗣宋儒治经的宗风，和以前医家随文训释，注不破经的方法是大相径庭的。

他十分推崇仲景的《伤寒论》，但也不放过它的"错简"。戴良《丹溪翁传》载："罗成子自金陵来见，自以为精仲景学。翁曰：'仲景之书，收拾于残篇断简之余。然其间或文有不备，或意有未尽，或编次之脱落，或义例之乖舛，吾每观之，不能以无疑，因略摘疑义数条以示。'"疑义数条，具体内容如何，传既未载，不得而知。他有《伤寒辨疑》一书，惜亦不传。然书名"辨疑"，其内容当亦不外乎辨《伤寒论》中"文有不备，意有未尽，编次脱落，义例乖舛"之类。以上可见丹溪治经不偏信盲从而能倡言错简之一斑。

2. 推动学术争鸣　丹溪早年学医，已致疑于《局方》，觉悟到株守《局方》，"操古方以治今病，其势不能以尽合"（《丹溪翁传》）。晚年更著《局方发挥》一书，对《局方》恣用香燥热药，忽视辨证论治：风病、痿证，混同论治；泻利、滞下，一体温涩的缺点，进行了批评。

清周中孚《郑堂读书记》说，丹溪"于《局方》之多用温补燥烈之药而耗散真阴者，尤辨之恺切详明，足与其《格致余论》相辅而行。从此医家之分别门户以相攻击者，自此书始。盖其儒学本渊源于朱子，故仿朱子《杂学辨》例以著书也。"按：《杂学辨》一卷，朱熹撰，内容系指斥当代诸儒之杂于佛老者，包括苏轼、苏辙、张九成、吕希哲等人的学说。朱熹好辨，以卫道为己任，他与陆九渊辨太极、与陈亮辨功利，是思想史上有名的两次学术争鸣。丹溪在这一点上，受到朱熹的影响，是很明显的。

丹溪之后，医学领域里百家争鸣逐渐盛行。他的弟子王履著《医经溯洄集》，继承其师的治学方法，以好辨著名。明清以来的医学大家，如张景岳、喻嘉言、徐灵胎、陈修园，以及诸温病大家，对前人学术思想，往往或申或驳，并以此来建立自己的学术思想；在著作中，他们几无一不是以学术争鸣的面目出现的，这和汉唐时代医家述作之风是多么的不同。

结语

丹溪由儒而医，第一个把理学学说引入医学，促进了医学理论中阴阳水火气血之辨的深入研究，是《内经》以后哲学与医学的又一次结合的开始（第一次是朴素的辩证唯物论——阴阳五行学说和医学的结合），其影响是深远的。

丹溪用宋学家法，研究《内经》《伤寒论》，开倡言错简一派。他著《局方发挥》，对医学领域里的百家争鸣，起了推动作用。

理学影响了丹溪的一生，他为学一以躬行为本，操履笃实，内外一致，可以说是理学的实践家。他决定以医为终生职业，其中一个原因是受了许谦的影响，而他行医的宗旨，则是否"精一艺，以推及物之仁"（戴良《丹溪翁传》），不是仅为稻粱谋。正因为他有理想，有目的故能勇猛精进，百折不挠。丹溪成了名医后，"四方以疾迎候者无虚日，先生无不即往，虽雨雪载途，亦不为止。仆夫告痛，先生谕之曰：'疾者度刻如岁，而欲自逸耶？'窭人求药，无不与，不求其偿；其困厄无告者，不待其招，注药往起之，虽百里之远勿惮也"（见《石表辞》）。真是仁人之言蔼如，虽千载之下，尚想见其为人，使人自然产生高山景行的感觉。这一切是和他的理学思想分不开的，总的说来理学对他的影响基本上是积极的。

总起来说，丹溪把理学引入医学，在当时的历史条件下，是起了一定的积极作用的。

（徐树民）

二、学术思想研究

朱丹溪的保养阴精思想

阴精是组成机体的基本物质，历代医家对此都非常注意顾护保养。仲景《伤寒论》亦以"存津液"为要旨，既有白虎、承气的泻热逐邪以间接保阴，又有麦门冬汤、复脉汤的直接补阴。刘河间创六气化火说，主张清热泻火、养阴退阳。迨至朱丹溪出，以阴精为中心，保养阴精为宗旨，对前人有关理论、经验大加发挥，从调养、治法、方药等方面作了深入的探讨。

朱丹溪，生平治学甚笃，通晓宋儒理学，后弃儒从医。学宗轩岐，而于河间、戴人、东垣、海藏诸家医书亦多究心，且能得其精义，有所领悟。常以天喻人，以物喻人，根据自然界阴阳的盛衰，如日月盈亏、水火胜负，认识到人身中阳常有余阴常不足，而湿热相火为病甚多，是以发病则阳易亢阴常乏。据此，提出了著名的阳有余阴不足论、相火论，摄生上主张静心节欲以制火保阴，顾护脾胃以保化源；治法既有从降火着手求保阴，又有从补益着手以养阴精；用药倡用凉润，反对燥烈。从摄养到证治，无不兢兢于抑制易亢之阳（火），保养易乏之阴（水），形成了保养阴精学术思想。

（一）摄养上的保阴思想

在人体的成长过程中，男子二八精通，八八精绝；女子二七经行，七七经止，精血随人之生长壮老而由弱而盛，由盛转衰。丹溪由此领悟到阴气之难成而易亏。结合五脏特性，"水火木金土各一其性，唯火有二"（《格致余论·相火论》），曰君火，曰相火，而藏精水的仅一个肾脏，人之一身少水而多火显而易见。火多于水易于妄动，水少于火难以制妄，人体中存在着火易亢水易乏的因素。相火藏于肾，与心所藏之君火相系属，心之君火易为物所感而动，"心动则相火亦动，动则精自走，相火翕然而起，虽不交会，亦暗流而疏泄矣"（《格致余论·阳有余阴不足论》）。丹溪由此推论，欲保阴精，唯求制火，制火之关键在于防其妄动。他常从静养、节欲和膳食方面究心，主张静养以制君火，节欲以制相火，素食茹淡以保阴之化源。

"君火以明"，心为君主之官，主司精神意识活动。外事时时感应于心，五志六欲七情又都统之于心，心易为物所感而妄动，要使其动而不妄，唯一的办法就是息心静虑，使心不为物欲所迁、情欲所动。"正心收心养心，皆所以防此火之动于妄也。"（《格致余论·房中补益论》）丹溪还吸收了儒家的养生观点，强调人心听命乎道心，主之以静，通过精神意识调节，理智地控制各种精神活动，使火动之中节，不违于常。"心为火居上，肾为水居下，水能升而火能降，一升一降无有穷已，故生意存焉。"（《格致余论·房中补益论》）水主静，火主动，水火高下相召，动静相制。因此，君火妄动，又能下耗肾水，引动相火，而静心养心则是控制火动伤阴的重要环节。"君火不妄动，相火唯有禀命守位而已，焉有燔灼之虐焰，飞走之狂势也哉？"（《格致余论·房中补益论》）这是对《内经》"恬淡虚无，真气从之"的养慎思想的发挥，强调了意识上的宁谧、精神上的清静，对保护阴精的重要性。

"相火以位"，"生于虚无，守位禀命，因其动而可见"（《格致余论·相火论》）。但动贵有度，妄动则伤阴，精自走泄。相火妄动的主要原因是情欲放纵，纵欲表现为火的亢奋，阴精的耗损。人之情欲无涯，则难成易亏之阴往往不足供给，竭其本源，变乱是作。远彼帷薄，放心乃收。去杂念，戒嗜欲，勿耽心于声色，恣情纵欲，是控制相火妄动的根本措施。根据人体脏气衰旺应天地四时阴阳消长的原理，丹溪推论出顺应四时的养生大法，教人避一年之虚、一月之虚、一日之虚，"暂远帷幕，各自珍重，保全天和"（《格致余论·阳有余阴不足论》）。所忌之理，在于防止相火妄动，保养阴精。盖动贵有时，欲贵有节，苟徇性放纵，恣情逸志，精既可因火动而暗耗于内，又可因肾失固摄而淫逸于外，乃至枯竭难图。临证所见，沉溺声色，邪思淫欲，确是致病之由，或头痛昏胀，躁动烦热；或心悸少寐，惊惕不安；或阳兴梦遗，腰膝酸软，均与欲动损阴有关。因声色淫欲害病者，终日精神颓废，纳减火升，不绝邪念，治之无功。"禀赋本薄，而且恣情纵欲，再伐后天，则必成虚损。"（《景岳全书·杂证谟》）虚损之证，"夫当壮年，便有老态，仰事俯育，一切随坏"（《格致余论·阳有余阴不足论》），可不痛乎！"恣其情欲，则命同朝露"（《备急千金要方》），骇人之语足可警世。

丹溪所说的欲，并不限于"男女之欲"，还包括了温柔、声音、颜色、馨香诸动火因素。他说："古人谓不见所欲，使心不乱。夫以温柔之盛于体，声音之盛于耳，颜色之盛于目，馨香之盛于鼻，谁是铁汉，心不为之动也？"（《格致余论·阳有余阴不足论》）同时认识到饮食之欲，于身尤切，在节欲养性的同时，十分注意食物的选择，以顾护脾胃。这也是他保养阴精的一大特点。"胃气者，清纯冲和之气，人之所赖以为生者也。"（《格致余论·病邪虽实胃气伤者勿使攻击论》）"人之阴气依胃为养"（《格致余论·呃逆论》），保养脾胃，化源不绝，阴精方有所本。"胃为水谷之海，多血多气，清和则能受；脾为消化之气，清和则能运。"（《局方发挥》）因此在饮食摄养上，丹溪特别强调保护脾胃的清和调达。《慈幼论》说，"若稠黏干硬，酸咸甜辣，一切鱼肉木果、湿面、烧炙、煨炒，俱是发热难化之物，皆宜禁绝。"《养老论》说："至于好酒、腻肉、湿面、油汁、烧炙、煨炒、辛辣、甜滑（滑，古时指菜肴柔滑的作料），皆在所忌。"其理殆在于此。

节慎饮食对于防止火动伤阴亦具重要意义。"安于冲和之味者，心之收火之降也；以偏厚之味为安者，欲之纵火之胜也。"（《格致余论·茹淡论》）贪求厚味，心火随起，沉恋于食欲，相火由生。饮食失宜，不但脾胃损伤，阴失化源，又因湿热蕴中，邪火随起，阴被暗耗。盖"脾主中州，本经自病，传化失职，清浊不分，阳亢于上，阴微于下。"（《局方发挥》）饮食之欲，不可不慎。对"精不足者补之以味"，丹溪有独特的见解，尝云味有出于天赋的，也有出于人为的。"天之所赋者，若谷菽菜果自然冲和之味，有食人补阴之功"；"人之所为者，皆烹饪调和偏厚之味，有致疾伐命之毒。"（《格致余论·茹淡论》）强调素食茹淡，以自然冲和之味补养脾胃清纯冲和之气。

（二）治法上的保阴思想

基于对人体生理上的少水多火、火易动水易亏的认识，丹溪在治疗上力倡制火养阴。火动伤阴的，制火为主，制火以保阴；阴伤火升的，补阴为主，补阴以制火。

对制火法的运用，《丹溪心法·火门》有详细论述："火郁当发，看在何经，轻者可降，重者则从其性而升之。实火可泻，黄连解毒汤之类；虚火可补，小便降火最速。凡气有余便是火，不足者是气虚。火急甚重者，必缓之以生甘草，兼泻兼缓，参术亦可。"又谓凡火盛者，不可骤用凉药，必反佐以温散。黄连、黄芩、山栀、大黄、黄柏降火，生甘草缓火邪，木通下行泻小肠火，人中白泻肝火，人中黄大凉治疫，栀子仁性能屈曲下降，既能降火从小便中泄去，又能治痞块中火邪等，详叙火证轻重缓急治法，如数家珍，诲人不倦。

应当指出，他如丹溪自谓或人称补阴的，究其实质，大多在于泻火。如《丹溪心法》所载的大补丸、三补丸、补阴丸、大补阴丸等，虽径以"补"名之，但其功偏重泻火。其中大补丸以单味黄柏水丸，去肾经火，燥下焦湿；三补丸径用黄芩、黄连、黄柏治上焦积热，泻五脏火；补阴丸虽用龟板、地黄滋阴，但君药用黄柏，又合苦参、黄连、侧柏叶清泻，其重心不在补养；大补阴丸养阴之功不可否定，但其方首列知母、黄柏，功能先言"降阴火"，后称"补肾水"，寓意又见一斑。其方泻中兼养，常用于治君相交燔、阴精被灼之火盛伤阴，虚实夹杂证，与六味、左归之滋水以配火不同。冉雪峰注大补阴丸云："阴气渐竭，燥火燔灼，烦躁身热，汗出不止，阴愈伤则热愈炽，热愈炽则阴愈伤，此际用六味等补水，水不能遂生，以生脉等保津，津不能终保，唯黄柏、知母大苦大寒，又益以地黄之润沃，龟板之镇降，以急平其火，急敛其火，急镇其火，急摄其火，去一分火热，即保一分阴液。"（《中风临证效方选注》）可谓深得其中意蕴，分析鞭辟入里。

揆度丹溪之所以言补，可能与他对人体生理病理特点认识有关。病变的发生，多因火动，火动则伤阴，故泻其有余之火即所以补不足之阴。"治以炒柏，取其味辛能泻水中之火"（《格致余论·相火论》）；"泻火为补阴之功"（《本草衍义补遗》）等论述，正是彰明此义。姜春华教授评价朱丹溪，谓其"在治疗上以泻火为主，补阴很少，其意泻火即所以保阴"（《中医专题讲座》），言之颇中肯綮。"肾欲坚，急食苦以坚之"，相火内动，必伤肾阴，肾失固坚则阴暗走泄，取黄柏辈苦以坚之者，以"其能清自下泛上之阴火，火清则水得坚凝，不补而补也。"（《得配本草·卷七》）《先醒斋广笔记·卷二》也说："肾欲坚，急食苦以坚之，黄柏是矣，肾得坚则心经虽有火而精自固。"临床所见，凡内伤郁火患者，总以清邪火为要着，纵使有伤阴症状，也只宜配用清养，补泻同用，而关键还在于清其火。盖阴伤是其标，火盛乃是病根所在，清火为主正是求其所因，制其所主，抓住病证的根本所在。泻火求保阴，其意与仲景泻热存阴相类，认准时机，及时投剂，能够顿挫病势，迅速控制病变。火得清阴自保，清火而养阴之意寓其中。

诚然，丹溪也重视养阴法的运用，尝云："有补阴即火自降，炒黄柏、生地黄之类……阴虚证本难治，用四物汤加炒黄柏降火补阴。龟板补阴，乃阴中之至阴也。四物汤加白马胫骨降阴中火，可代黄连、黄芩。"（《丹溪心法》）同时，他还认识到了阴虚火动的病机，本此而析理、辨治。《格致余论》载："《经》曰：阴虚则发热。夫阳在外，为阴之卫，阴在内，为阳之守，精神外驰，嗜欲无节，阴气耗散，阳无所附，遂致浮散于肌表之间而恶热也，实非有热，当作阴虚治之，而用补养之法可也。"（《格致余论·恶寒非寒病恶热非热病论》）所说"阴虚"，既是火烁的产物，又是发热之因。其发热全在阴虚阳浮，既非火邪燔灼，亦非外感热郁，因此治法强调补养。实开后世治疗阴虚发热之先河。王纶称其"发明阴虚发热类于外感"（《明医杂著·医论》），"发明"二字并非随便套用，也不是一般人所能胜任的。对老年人常见的"头昏目眵，肌痒溺数，鼻涕牙落，涎多寐少，足弱耳聩，健忘眩晕，肠燥面垢……"（《格致余论·养老论》）等现象，丹溪常从阴虚阳盛析理，认为年至六十、七十，精血俱耗，阴不足以配阳，主张滋补精血，养阴以配阳。其论中风，盛赞河间将息失宜、水不制火之说；论劳瘵，"主乎阴虚"，谓未有不因体虚，劳伤心肾，精竭血燥而得者；论咳嗽，"肺虚者人参膏、阿胶为主，阴不足者六味地黄丸为要药，或知母茯苓汤为妙，阴虚气喘四物汤加陈皮、甘草些少，以降其气补其阴"（《丹溪心法》）。论痿谓系因肺热传入五脏，散为诸症；而肺热又与阴亏相关，"嗜欲无节则水失所养，火寡于畏而侮所胜，肺得火邪而热矣……补北方则心火降，而西方不虚，何肺热之有？"（《局方发挥》）补北法在壮水，俾水充火蛰，热除痿振。代表方如虎潜丸，至今仍被人们所习用。

温习丹溪著作不难发现，许多病证均主张用四物补血，其意血属阴，养血即所以养阴，《阳有余阴不足论》推论的第一点就是"气常有余，血常不足"。汪石山亦认为丹溪所称阴虚，"乃营中之阴气虚，非特言肾阴也"。因此我们不能把他的养血和养阴分割开来。丹溪说的四物加炒柏，是降火补阴妙剂，其中黄柏降火，补阴则特指四物。《金匮钩玄》指出，治血必血属之药，欲求血药，其四物之谓。川芎系血中之气药，通肝经，行血滞；地黄血中之血药，性味甘寒，通肾经，能主真阴之虚；当归活血中主药，通肾经，能活血各归其经；芍药系阴分药，通脾经，能和血气，"若求阴药之属，必于此而取则"（《金匮钩玄》）。纵观丹溪医案用药，用四物汤的最多，复方中配用当归、川芎、芍药、地黄的亦占一定比重。如噎证论治，"噎病生于血干；夫血，阴气也"（《局方发挥》），阴血不虚，噎无由生，常以四物、牛羊乳补养阴血治疗本病，效亦堪夸。

丹溪养阴的另一特点是扶养脾胃，他认为，人体成形之后，阴气未充，犹有待于乳哺水谷的养育；及至年老，"阴不足以配阳，孤阳几欲飞越，因天生胃气尚尔留连，又藉水谷之阴，故羁縻而定。"（《格致余论·养老论》）阴气根植于胃气，只有脾胃健旺，阴精才能得以充养，病变方有转机。因此他主张顾护胃气，扶养脾胃，常以参术与四物相配，养阴扶脾，或径用参术取效，但其着眼点仍在养阴，故径以养阴谓之。如《局方发挥》论治鼓胀，认为脾土之阴受伤，转输之官失职，故生本病，治法用参术配四物以健脾养阴，且多效验。丹溪述：杨兄，年近五十，性嗜好酒，病疟半年，患胀病，自察必死，来求治。诊其脉弦而涩，重则大；疟未愈，手足瘦而腹大如蜘蛛状。予教以参术为君，当归、川芎、芍药为臣，黄连、陈皮、茯苓、厚朴为佐，生甘草些少，作浓汤饮之，一日定三次，彼亦严守戒忌。一月后疟因汗而愈，又半年小便长而胀愈，中间稍有加减，大意只是补气行湿。

（三）用药上的保阴思想

隋唐以降，人们盛用温燥补益，好服"暖药"养生，士大夫阶层好以热药济欲，几成共识。迨至宋代，《局方》订定颁行，不揣体质盛衰及病势轻重，概"用燥剂为劫湿病"，"用暖剂为劫虚病"，唯辛热是投。人们慑于官方修订，率遵以为定法，按法修制，专以香燥为用，常取桂附、丹药"多服常服久服"以为养生，温补之风一时盛行，似乎非桂附无以补益，非金石不足以养生。丹溪有感于此，慨著《局方发挥》，详数辛香之弊，力辟燥热之非。尝援引《内经》遗旨发论："热伤脾，常服燥热宁不伤脾乎？又曰肾恶燥，多服燥热宁不伤肾乎？又曰热伤元气，久服燥热宁不伤气乎？又曰用热远热，又曰有热者寒而行之，此教人用热药之法……用热而不远热，非唯不能中病，抑且正气先伤。"（《局方发挥》）联系人体的生理病理特点，燥热不但能伤脾肾，而且因香辛升气，渐至于散，积温成热，渐至郁火，终则阳亢于上，阴微于下，导致有余之阳弥旺，不足之阴更虚，反益病情。

同时，丹溪在驳斥中倡明己见，尝云："治口鼻出血……法当补阴抑阳，气降则血归经，岂可以轻扬飞窜之脑麝，佐以燥悍之金石乎？""治皮肤燥痒……当与滋补药以养阴血，血和肌润，痒自不作，岂可以一十七两重之金石，佐以五两重之脑麝香桂？"（《局方发挥》）论火气逆升证治指出，气随火升，倘投丹剂，偏助狂火，阴血愈耗，其升愈甚，但宜从养肝益肾着手，补养阴血为治，"补养阴血，阳自相附，阴阳比和，何升之有？"

"东南之人，多是湿土生痰，痰生热。"（《丹溪心法》）丹溪祖居义乌，行医多在东南一带。东南之域，地土卑湿，气候温热，热迫湿蒸，湿热为病甚多，"六气之中，湿热为病，十居八九。"（《格致余论·生气通天论病因章句辨》）湿热病证，极易热化，资火烁阴，因此，在施治上不宜温燥，但宜"泻火补阴"，理义甚彰。这也是丹溪力戒辛热的原因之一。

金元四大家中，丹溪最晚出，他有机会吸收刘河间、李东垣、张子和的诊治特点，为己所用。他师河间认定火热之害，推重芩、连、栀、柏，谓味苦性寒之属，有"泻火为补阴之功"，但并不滥用苦寒，常配归芍甘润以保养阴精；本东垣注重脾胃，常用参术，称人参入手太阴，补阳中之阴，扶脾以求阴；法子和邪气宜攻击之说，认定火妄动这一病邪，主张清泻，但正气须保护，时时顾护易亏之阴血，其用药多取党参、白术、当归、芍药、川芎、地黄等甘温滋润之物。较诸后起的温病学养阴虽难以相比，但较诸唐宋温燥补养遗风不能不说是一个重要转折；较诸刘、李、张，其注重阴精之学术思想异峰突起，卓然可观。人称"养阴派"，良有以也。

（施仁潮）

朱丹溪是否养阴派的探讨

丹溪首创滋阴降火，为养阴派的代表医家，似乎已是医界定论。近时，随着对其学术思想研究的深入，人们纷纷提出"丹溪是否养阴派"的疑问。或以为不得以一鳞半爪之言而冠以滋阴大师；或以为作养阴学派的启蒙则可，作代表人物则当商榷；或言其"养阴之法虽立，养阴之方未备"；或言"认丹溪为养阴学派之大师，实失丹溪学说之真谛"，"当以四伤学说为核心"；也有人以为丹溪不是真正的养阴派，而是"泻相火派"。20 世纪 80 年代初，更有人直截了当地提出，从丹溪的理论和医学实践来看，丹溪不是养阴派。当然，对此持反对意见的人并不在少数，也有调和二种观点的。众说纷纭，而问题的实质是，应如何从总体上评论、认识丹溪的学术思想。在对丹溪主要医学观点和辨证论治心法进行了分析研究之后，本文试就此进行讨论。

（一）对丹溪学术思想评论述要

对丹溪学术思想的评论，早在丹溪逝世之初即在其友人、弟子中展开。明代丹溪学派最为活跃时，评论渐趋深入，不同学派之间的学术争论也渐趋激烈。至清代中期，《四库全书》一锤定音，丹溪是养阴派的认识遂成为定论。了解这一评论的发展脉络，对于我们如何从总体上把握丹溪学术思想是很有意义的。

1. 丹溪友人的评论 元末明初，丹溪逝世之后不久，友人戴良著《丹溪翁传》，宋濂著《故丹溪先生朱公石表辞》以纪念丹溪，同时也开研究丹溪之学的先河。

宋濂的《石表辞》着重评论其思想修养、道德作风、政治态度等，但对丹溪医学思想并无多涉及；《宋学士文集》还收有许多与丹溪及其家族、弟子有关的其他资料，但是作为文学家、政治家，他注重的并不是医学思想，对此也并不在行。所以，宋濂的著作没有多少医学思想评论。

大约是少习医卜，兄弟子侄又为丹溪弟子的原因，同为文学家的戴良则着重评论丹溪的医学思想。他说："翁讲学行事之大方，已具吾友宋太史濂所为翁墓志，兹故不录，而窃录其医之可传者为翁传，庶使后之君子得以互考焉。"《丹溪翁传》叙述丹溪习医行医、授徒著书的经历，概括《相火论》《阳有余阴不足论》的主要内容，并记载 13 则医案以见其医学成就，认为丹溪的学术思想是在"以三家之论去其短而用其长，又复参之以太极之理，《易》《礼记》《通书》《正蒙》诸书之义，贯穿《内经》之言以寻其指归"而形成的。这也是丹溪学术思想的由来和总体。"三家之短"在于对"阴虚火动、阴阳两虚、湿热自盛"和"东南之人阴火易于升"阐发不够，丹溪故而有二论之作以推广之，亦即补充了《相火论》的内生火热理论和《阳有余阴不足论》的谨身节欲的养生论。戴氏并记述了赵良仁问"太极之旨"而悟得丹溪医学的基础在于"阴阳造化之精微与医道相出入"，亦即医学与理学的结合。还记载了一则"翁以阴虚发热而用益阴补血之剂疗之，不三日而愈"的治例，透露了"翁治此犹以芎、归之性辛温而非阴虚者所宜服"的药治方法，大约就是四物汤加黄柏之类。

2. 丹溪弟子的评论　丹溪众多的弟子组成强大的丹溪学派，活跃于明代三百年间，把丹溪学术思想传播于全国，并传入日本。丹溪学派的学术特色主要在杂病的气血痰郁火论治，而以滋阴著称者并无所闻。

戴原礼是得丹溪亲传的入室弟子，他对丹溪学术思想的评论主要体现在《金匮钩玄》的按语和后面的六篇论文中，正如《四库全书总目提要》所说，"原礼所补，亦多精确"，"其附以己意，人谓不愧其师"。《金匮钩玄》书后所附的六篇论文中，《火岂君相五志俱有论》和《气属阳动作火论》从"阳有余"的角度论内生火热，把"阳有余"和《相火论》直接联系起来；《血属阴难成易亏论》则从"阴不足"的角度论血之难成易亏，认为"阴气一亏伤"可导致多种多样的血病，把丹溪"阴不足"直接与血病的临床治疗相联系。《金匮钩玄》对痰和六郁的详细论述，更是众所周知。由此看来，戴原礼对丹溪的内生火热和气血痰郁论治的理论和临床都深有心得，这也是原礼对丹溪学说的发展，其基础当然是理解和继承。

赵良仁亦为丹溪入室弟子，所著《金匮方衍义》现可于清代周扬俊《金匮玉函经二注》中见到。其书以《内经》为宗，深得丹溪杂病证治之心传，又能兼采众家之长，融会贯通。但是书中并未涉及丹溪"阳有余阴不足论""相火论"等观点，也未提及丹溪重视滋阴，或证治中常用滋阴之法等。

王履在《医经溯洄集·中风辨》："近代刘河间、李东垣、朱彦修三子者出，所论始与人异……三子之论，河间主乎火，东垣主乎气，彦修主乎湿"，则以丹溪的学术特点在于"湿"。他对阴阳的看法是，"窃意阴阳之在人，均则宁，偏则病。无过不及之谓均，过与不及之谓偏，盛则过矣，虚则不及矣，其可以盛为和乎"？又说，"人之所藉以生者气也，气者何？阴阳是也。夫阴与阳可以和而平，可以乖而否，善摄与否，吉凶于是乎歧之。夫惟摄之不能以皆善也，故偏寒偏热之病始莫逃于乖否之余"。可见，王履认为阴阳应平衡，有偏则生疾病和有寒热，对丹溪"阳有余阴不足"别有理解。但是书中并未言及丹溪学术特点重在滋阴，或对滋阴情有独钟。

丹溪的另一弟子楼英著《医学纲目》，其《自序》有谓，"仲景详外感于表里阴阳，丹溪独内伤于血气虚实"，并以此为丹溪之所长；所举例论恶热，有气血虚实之热，有表里之热，有真假之热，亦有五脏之热，唯独没有阴虚之热。由此可见，楼英不仅不认为丹溪是滋阴派，他自己对阴虚之证和滋阴之治也不甚了了。

丹溪再传弟子有著作传世者不多。刘纯《医经小学·医之可法为问》通过问答形式，直接以丹溪本人的语调归纳了丹溪的学术思想要点：①医儒一理，读儒书以穷理尽性，格物致知，以知医理；②《内经》为医学之本，仲景、刘、李均有其偏，但古书多缺文讹舛，须着力玩味；③学医须识病机，知变化，不可过求运气；④处方用药须灵活变通；⑤阳有余阴不足论的要义在于，其形也有涯，其气也无涯，人其补养残衰伤朽之质，益阴以内守；⑥治病须分血气。其中关于"阳有余阴不足论"的说法，有滋阴派的理论雏形："人之形质，有涯者也，天癸绝后形则衰矣。苟不益阴以内守，则阳亦无以发扬，为健运之能。是天失所依也，而为飘散飞荡如丧家之狗耳。阳既飘散，则地愈失所附也。形气不相依附则死矣。人其补养残衰伤朽之质，又何云哉！"但是，从总体来看刘纯并没有以丹溪为滋阴派的看法。他的主要著作《玉机微义》是在徐彦纯《医学折衷》的基础上增删削补而成的，中心内容多采自刘、张、李、朱四大家以及其他各家之书，也未曾反映丹溪有以补阴为主的特点。

丹溪私淑弟子王纶、汪机、虞抟围绕阳有余阴不足而讨论气血论治的一场学术争鸣，实际上也表明了他们各自对丹溪学说的理解、认识和评论。虞抟医学世家，世代相传尊崇丹溪之学。他对"阳有余阴不足"的理解是，"在天地则该乎万物而言，在人身则该乎一体而论，非直指气为阳而血为阴也"，即"阳有余阴不足"并非"气有余血不足"，而是自然界和人体生命活动的正常现象。因此，他不拘"有余不足"之论而讨论气血阴阳诸虚证及其治法，主张"血虚者须以参芪补之，阳生阴长之理也"，运用于治疗，则主张气虚用四君子汤，血虚用四物汤，阳虚用补气药加乌头、附子之类温阳药，阴虚用四物汤加知母、黄柏或大补阴丸、滋阴大补丸等方药。所以，虞氏并不认为丹溪专擅滋阴，他自己也无滋阴之品的偏颇。

汪机认为丹溪治病"气虚则补气，血虚则补血，未尝专主阴虚而治"，"阳有余阴不足论"系指人的生理而非病理。其《营卫论》开宗明义便说，"丹溪论阳有余阴不足，乃据理论人之禀赋也"，目的"无非戒人保守阴气，不可妄损耗也"，"此丹溪所以立论垂于后也，非论治阴阳之病也，若遇有病气虚则补气，血虚则补血，未尝专主阴虚而论治"。汪机的医学思想以调补气血为主导，且偏于气的调理，其补气习用参芪，并不擅于滋阴，也不以为丹溪主张滋阴。

王纶《明医杂著》开宗明义即提出对丹溪学术思想的总体评价："至于丹溪出，而又集儒之大成，发明阴虚发热类乎外感，内伤及湿热相火为病甚多，随症著论，亦不过阐《内经》之要旨，补前贤之未备耳！故曰，外感法仲景，内伤法东垣，热病用河间，杂病用丹溪，一以贯之，斯医道之大全矣。"而"杂病用丹溪"，丹溪治病不出乎气血痰郁，他说，"丹溪先生治病，不出乎气血痰。故用药之要有三：气用四君子汤，血虚用四物汤，痰用二陈汤。又云久病属郁，立治郁之方曰越鞠丸。盖气血痰三病，多有兼郁者。"但是，他对《阳有余阴不足论》的见解与众不同，《明医杂著·补阴丸论》谓，"人之一身，阴常不足，阳常有余，况节欲者少，过欲者多。精血既亏，相火必旺，火旺则阴愈消，而劳瘵、咳嗽、咯血、吐血等症作矣。故宜常补其阴，使阴与阳齐，则水能制火而水升火降，斯无病矣。故丹溪先生发明补阴之说，谓专补左尺肾水也。"王氏并立补阴丸方，药用黄柏、知母、龟板、熟地、琐阳、枸杞子、白芍、天冬、五味子、干姜，炼蜜及猪脊髓为丸，亦即大补阴丸中加大量柔润滋阴药。可以说，滋阴学说的理法方药至此初备，这是王氏心得，而非丹溪原意。但王氏并言，这是"丹溪先生发明先圣之旨，以正千载之讹，其功盛哉！"丹溪发明阴虚火旺之说殆即滥觞于此。

3. 明代温补学派代表医家的评论　张景岳对丹溪《阳有余阴不足论》和《相火论》持强烈的反对态度。由于张景岳及其著作的巨大影响，丹溪是滋阴派，"阳有余阴不足论"为滋阴降火的病因病机论的观点就广泛传播开来了。

温补派名医，丹溪私淑弟子王纶的学生薛己创真阴真阳之论，其说即附于王氏《明医杂著》而行。他在王氏《补阴丸论》的基础上进一步发挥，"设若肾经阴精不足，阳无所化，虚火妄动以致前症者，宜用六味地黄丸补之，使阴旺则阳化；若肾经阳气燥热，阴无以生，虚火内动而致前症者，宜用八味地黄丸补之，使阳旺则阴生"，并引用王冰益火之源壮水之主的两段话作为说明。薛氏的真阴真阳之论和六味丸、八味丸之用，开创了明代温补学派之先河，对其后的张景岳、赵献可、孙一奎等人影响极大，并使王冰"益火之源""壮水之主"真正成为滋阴温阳两大治则的名言。薛氏没有直接对丹溪学说做出评论，但是其说附于王纶《明医杂著》而行的事实和对《补阴丸论》的发挥，已经清楚表明了他赞同王纶的观点。

汪机的再传弟子孙一奎亦为温补派的名医，他评论丹溪说："余观近世医家明理学者，宜莫如丹溪。虽倡'阳有余阴不足'之论，其用意故有所在也。盖以人当承平，酗酒纵欲以竭其精，精竭则火炽，复以刚剂认为温补，故不旋踵血溢内热骨立而毙，与灯膏竭而复加炷者何异。此'阳有余阴不足'之论所由著也。后学不察，概守其说，一遇虚怯，开手便以滋阴降火为剂，及末期，卒声哑泄泻而死，则曰，'丹溪之论具在'。不知此不善学丹溪之罪，而于丹溪何尤！"于此可见，阳有余阴不足论当时已成知柏滋阴降火的理论基础，一个"虽"字及后文"阳有余阴不足之谭不可以疵丹溪"，已可见孙氏对"阳有余阴不足"论是颇有微词的，其要点与张景岳相似，也在反对知柏滋阴降火。当然，孙氏态度平和，言词婉转，自不同于张景岳的锋芒毕露，《四库全书》也以为"其说可谓平允矣"。

赵献可在《阳有余阴不足论》的基础上阐述其命门阴阳水火观，强调"自幼至老，补阴之功一日不可缺"，盛赞"自丹溪先生出而立阴虚火动之说，亦发前人所未发"。但是他又感叹"丹溪之书不息，岐黄之泽不彰"，这种矛盾态度的原因在于，赵氏反对"大补阴丸、补阴丸中，俱以黄柏、知母为君"，以致"寒凉之弊又盛行"，强调"火不可以水灭，药不可以寒攻"。

由此看来，温补派医家虽没有直接提出"丹溪是滋阴派"的看法，但颇为一致地认为"阳有余阴不足论"是滋阴降火、立补阴诸丸的理论依据，而当时滥用知柏补阴的风气肇自丹溪。推究其源，盖出自丹溪私淑弟子王纶的《补阴丸论》，经薛己的补充发挥，至孙、张、赵而完成，其间大约经过了一百余年。

4. 明清其他医家的评论　明清其他医家对丹溪学说的总体评论大体沿袭王纶的"四大家说"和"滋阴派"说而发挥，以李士材的《医宗必读·四大家论》为代表，时为明末崇祯十年丁丑（1637）。

先是，俞弁著于明嘉靖元年（1522）的《续医说》，并未接受王纶的观点，也没有"四大家"和"滋阴派"的说法。俞氏既认为"丹溪，医之圣者也"，又认为《格致余论》一书，超迈今古"；但仍不免"窃有可疑者焉"，大体只是枝节问题上有不同看法：一是"左大顺男右大顺女"之说，独指气血之阴阳，反遗脉位之阴阳，立论有戾经旨；二是醇酒热饮无恙，不宜冷饮；三是士人信行倒仓法，死者相继，且"劳瘵咳血，真阴亏损，脏腑脾胃虚弱，津液枯竭"者，尤为不宜。俞氏评论《局方发挥》说，"丹溪但辩其用药者误耳，非方之罪也，血虚证不宜用香燥之剂，痿痹证不可混作风治，亦何尝屏弃之乎？"也是非常确切的。又借批评赵继宗《儒医精要》评论阳有余阴不足说，"丹溪谆谆勉人养阴以配阳，实非补阴以胜阳也"；而赵氏"驳丹溪专欲补阴以并阳，是谓逆阴阳之常，《经》决无补阴之理"，俞氏以为"继宗何人，而敢轻议如此，多见其不知量也"。字里行间，也可隐约看出他以为阳有余阴不足论是"养阴以配阳"的养生论的看法。

　　王纶《明医杂著》有四大家之义而未有四大家之名；李士材的《医宗必读》立《四大家论》专篇，其说谓，"仲景张机，守真刘完素，东垣李杲，丹溪朱震亨，其所立言，医林最重，名曰'四大家'，以其各成一家言，总之阐《内经》之要旨，发前人之未备，不相摭拾，适相发明也。"其评论丹溪曰："及丹溪出，发明阴虚发热，亦名内伤，而治法又别，阳常有余，阴常不足，真水少衰，壮火上亢，以黄柏知母偕四物而理之。此亦阐《内经》之要旨，补东垣之未备而成一家之言者也。"李氏之说为医学界所普遍接受。

　　清雍正十年（1732）程钟龄著《医学心悟》，以"兼总四家而会通其微意，以各适于用"为著书之大旨；认为仲景、河间长于伤寒、温热、温疫，东垣"卓识千古而于阴虚之内伤尚有缺焉"，故"朱丹溪从而广之，发阳常有余阴常不足之论，以补前贤所未及，而医道亦大全矣"。因而，"四子之书，合之则见其全，分之即见其偏"，故须兼总四家而立论。又如乾隆十六年（1751）何梦瑶著《医碥》，谓"河间言暑火，乃与仲景论风寒对讲；丹溪言阴虚，乃与东垣论阳虚对讲，皆以补前人所未备"。虽未直接袭用四大家的说法，意思却是很清楚的。

　　乾隆五十七年（1792）唐大烈编纂的《吴医汇讲》，是我国最早的医学杂志，其中有关"四大家"的有二文：唐氏自著《张刘李朱后当以薛张吴喻配为八大家论》和徐叶熏《四大家辩》。唐文承李氏之说，谓"久推张、刘、李、朱为四大家者"，以其"各有见地，迭为补阙"，此"已有李士材论之晓畅矣"；他也以为"丹溪又专论补阴，再补东垣之未备"。而徐氏谓，"李士材《读四大家论》一篇，本自王纶大意，谓三子补仲景之未备而与仲景并峙也"，但以为仲景医中神圣，三子不得与之并，其说源自徐灵胎。

　　乾隆二十二年（1757）徐灵胎著《医学源流论》，其《四大家论》对李士材将张仲景与刘、李、朱并列为四大家大有意见，言辞也就难免过激。他说，"仲景先生乃千古集大成之圣人，犹儒宗之孔子；河间、东垣，乃一偏之学；丹溪不过斟酌诸家之言，而调停去取，以开学者便易之门"，"三子之于仲景，未能望见万一，乃跻而与之并称，岂非绝倒"？徐氏之说为后人所接受，四大家遂以张子和取代仲景，大失仲景河间分论外感之寒热，东垣丹溪补内伤之未备的原意。但丹溪是滋阴派已成共识。

5.《四库全书》的评论 《四库全书总目提要》对丹溪学说做了全面评论,《医家类》小序指出,"观戴良和朱震亨传,知丹溪之学与宣和局方之学争也",并以此为"医之门户分于金元"的标志;其《太平惠民和剂局方》提要说,《局方》"盛行于宋元之间,至震亨《局方发挥》出,而医学始一变也",具有决定医学发展方向的重要地位。《四库全书》并以为丹溪与《局方》之争的理论依据是其补阴之说,《石山医案》提要谓,"元朱震亨始矫《局方》之偏,通河间之变,而补阴之说出焉"。其《格致余论》提要归纳丹溪学说为,"其说谓阳易动、阴易亏,独重滋阴降火,创为'阳常有余,阴常不足'之论。"其《推求师意》提要说,"震亨以补阴为主,世言直补直水者,实由此开其端"。其《金匮钩玄》提要则谓,"震亨以补阴为宗,实开直补真水之先,亦妙阐《内经》之旨,开诸家无穷之悟。虽所用黄柏、知母,不如后人之用六味丸直达本原;所制越鞠丸,亦不如后人之用逍遥散和平无弊。然筚路蓝缕,究以震亨为首庸。"

《四库全书》下了丹溪是滋阴派的定论,并以此作为区分丹溪后学的依据,如《医开》"首载或问数条,谓医学至丹溪而集大成,盖亦主滋阴降火之说者";又如《志斋医论》"其说云,今之医者多非丹溪而偏门方书盛行,则亦以朱氏为宗者矣"。似乎称誉丹溪,即属以丹溪为宗者,亦即主滋阴降火之说者。此说不妥,其实丹溪弟子的诸多著作,《四库全书》并未言及滋阴降火之说者,如王履《医经溯洄集》、徐用诚《玉机微义》、刘纯《杂病治例》《伤寒治例》、虞抟《医学正传》、方广《丹溪心法附余》等等,并未及滋阴降火。这似乎说明丹溪弟子确实无滋阴一说。

由于《四库全书》具有皇家巨著的极大权威,丹溪是滋阴派,"阳有余阴不足论"为阴虚火旺的病因病机说遂为定论。

先于《四库全书》,亦为清政府组织编印的《医宗金鉴》注"大补阴丸"条谓,"朱震亨云:阴常不足,阳常有余,宜常养其阴,阴与阳齐,则水能制火,斯无病矣。今时之人,过欲者多,精血既亏,相火必旺,真阴愈竭,孤阳妄行,而劳瘵、潮热、盗汗、骨蒸、咳嗽、咯血、吐血等证悉作。所以世人火旺致此病者,十居八九;火衰成此疾者,百无二三。震亨发明先圣千载未发之旨,其功伟哉!"这段话出自王纶《补阴丸论》,却被移花接木算到丹溪头上。编写《四库全书》时便照样搬来,这大约是《四库全书》以丹溪是滋阴派的开山祖师的由来。

二、学术思想研究

6. 丹溪是滋阴派成为定论　综上所述，可以清楚看出丹溪成为滋阴派的历史定论的形成经过：首先是丹溪私淑弟子王纶提出"丹溪先生发明补阴之说"，将丹溪与仲景、河间、东垣并称；其后，薛己做了进一步的发挥；至明末李士材正式倡四大家之说，以"丹溪发明阴虚发热"之治归纳其学术思想，其说为医学界所普遍接受，"丹溪是滋阴派"遂成共识；最后，乾隆间编纂《四库全书》，谓"其说谓阳易动、阴易亏，独重滋阴降火，创为'阳常有余，阴常不足'之论"，"震亨以补阴为主，世言直补直水者，实由此开其端"，丹溪是滋阴派由此而成定论。

但是，自丹溪逝世至王纶著成《明医杂著》（1358-1502）近150年间，丹溪友人和弟子的基本认识是，丹溪继承刘、张、李三家之学，善治杂病，擅从气血痰郁火立论，为诸医之集大成者，并未以之为滋阴派。

（二）《阳有余阴不足论》是养生论

《阳有余阴不足论》是《格致余论》的重要篇章，丹溪二大名论之一，也是丹溪学术思想的中心内容。

丹溪这一名论是一养生专论，讨论了人身阳有余阴不足的生理状态，阐发情欲伤阴的机理，进而提出一系列慎身养性的方法，充实和完善了戒色欲的养生理论。

养生在丹溪学术中占有重要的地位，《格致余论》卷首便是饮食、色欲二箴，《茹淡论》《房中补益论》《大病不守禁忌论》则进一步具体阐明色食两方面的养生观，《慈幼论》《养老论》则针对不同年龄特点而立论。这些论文与《阳有余阴不足论》两相印证，构成丹溪养生论全貌。

1. 阴阳的含义及其有余不足　文中阴阳含义有二："气常有余血常不足"以气血为阴阳；其二与生殖机能有关，男子十六精成，女子十四经行，"阴气始成，而可与阳气为配"，《慈幼论》说，"人生十六岁以前，血气俱盛……唯阴长不足"，阴不是气血而是生殖机能的物质基础。与此对应的"阳"，丹溪未曾明言其意义及正常状态，所论都属有余的情欲过极，相火妄动的异常现象。朱熹有言，"神知，阳之为也……阳主辟，凡发畅宣散者，皆阳为之也"，丹溪结合河间"五志皆能化火"的观点，认为精神情志活动都属"阳动",强调"凡动皆属火"。论中以情欲之动可触发君相火动,故"阳"特指无涯的情欲亦即追求性满足的欲望而言。气血是成精孕胎的基础和源泉,论气血是为论精血情欲铺路,全论以戒色欲为宗旨,这里的阴阳含义就同一般的理解大异。

因此,阳有余阴不足的实质就是"人之情欲无涯,此难成易亏之阴气若之何而可以供给也"。为讨论这种不平衡的关系,丹溪用了四方面的论据:一以天地日月为喻;二言阴气难成易亏的生理特点;三论情欲无涯的一般倾向;四是引经据典,用《内经》的旨意来证明自己的论点。其中最主要的是二、三两点。

阴气难成,难在必待男十六女十四才精成经通,具有生育能力,"以能成人而为人父母";易亏,"四十阴气自半",男六十四,女四十九,便精绝经断,丧失生育能力。所以,"阴气之成,止供给得三十年之视听言动已先亏矣"。这是时间上相对的"阴不足"。

一般人过分追求情欲的倾向,更促进了这种"阳有余阴不足"的不平衡关系。《色欲箴》指出,"昫彼昧者,徇情纵欲,唯恐不及",阳既太过,阴必重伤,精血难继,于身有损,"血气几何?而不自惜!我之所生,翻为我贼"。这是从"量"的对比上理解"阴不足"。丹溪感叹,"中古以下,世风日偷,资禀日薄"的社会风气,强调无涯情欲的"阳"与难成易亏的生殖物质的"阴",存在着这种难以摆平的"供求"关系。孙一奎所谓承平之世,"人多酗酒纵欲,精竭火炽",丹溪出而"创此救时之说",这正说明了丹溪提出养生理论和方法的现实要求和社会需要。

以天地日月说明人身阴阳气血的有余不足,这种取类比象的方法逻辑学上叫类比。但是,类比不能提供必然正确的结论,其结果还有待于证明。同样的天地日月,张景岳由此得出"阳非有余"的结论。故《四库全书》批评二人取譬固是,却"各明一义而忘其各执一偏,其病亦相等也",实质上指出了类比的局限。所以,丹溪这种推理得出的结论,主要还是由阴易亏阳易动的实践观察资料证明的。由于天大地小日实月缺是正常的自然现象,类比的结果也只能是生理现象,丹溪不以同样的类比说明"相火妄动,煎熬真阴"的病变,也可作为佐证。古人也认识到这点,丹溪后学刘纯也曾提出,"阴阳虚实之体既不同,而升降之用,所乘之机,既无降杀,则阴之体本虚,曷用补哉"的问题。

为加强论据，丹溪又援引《内经》为证，但这是令人遗憾的败笔，反削弱了原文的论证力量。《太阴阳明论》"阳道实阴道虚"，意即外感多实内伤多虚；《方盛衰论》"至阴虚，天气绝；至阳盛，地气不足"，阴阳指天地之气，为假设之辞，以证天地阴阳之气交互升降之理。阴阳含义不同，并不能得出"观虚与盛之所在，非吾之过论"的结论。故张景岳批评丹溪"引此虚实二字以证阳常有余阴常不足，其说左矣"，确实切中要害。丹溪引证经旨，反致授人以柄，多一批评口实，亦是智者千虑之失。其实，以阴阳论人身精血与情欲关系，本是旷古未闻的独创见解，可谓之前无古人，哪里引得到现成的经典意旨或名人大论呢？

2. 情欲伤阴的机理和养生措施　丹溪认为生殖物质之"阴"由肝肾所控制，"主闭藏者肾也，司疏泄者肝也"，二脏职责又有分工，其中枢纽却是相火。"相火静而藏则属肾，动而发则属肝胆"，相火安居，守位禀命，则肾主闭藏，阴得保养；若相火浮动，下牵肝肾，则肝司疏泄，精走阴伤。因此，相火是伤阴过程中的关键。

然而，相火"其系上属于心"，受心的控制和指挥。心为外界事物（本论特指女色）所触，则"易动"而萌生情欲，触发相火，致精走阴伤。丹溪担心人们还不理解他的苦心，更进一步说明，"相火翕然而起，虽不交会，亦暗流而疏泄矣"，强调欲之动，即使没有性行为也会丧精伤阴。这一过程可用简单的图式来说明：

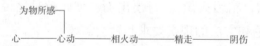

这个图式中，从"心动"到"阴伤"是理之自然，因而丹溪着眼于切断这条致病环链的前两个环节，主张"心不妄动"，"不见所欲"，中心是个"心"字，要点在于"静"。

心不妄动主要是个道德修养问题。"圣人只是教人收心、养心，其旨深矣"，《相火论》又一再引程朱的话，念念不忘"人心听命于道心"，劝诫人们以理智控制感情，静心澄志，不要妄为非非之想，以致心动相火起。《房中补益论》进一步指出医儒收心、正心、恬淡虚无的共同目的，都在防止心君火动而引动相火。所以，"静""心"便成为丹溪谨身节欲的养生观与存天理、灭人欲的理学宗旨相结合的交叉点，孜孜于修身养性的儒理，总还以抑火保精的医学目的为重。

老子曰，"不见可欲，使民心不乱"，丹溪引以说明，避免心为外物所感，消除触发情欲的外来因素。他说，"夫以温柔之盛于体，声音之盛于耳，颜色之盛于目，馨香之盛于鼻，谁是铁汉，心不为之动也？"所以，为避免女色的诱惑，或"出居于外"，或"暂远帷幕"。

因此，丹溪收心远色的养生措施，不是"亡羊补牢"，也不是"防微杜渐"；他不仅劝人莫为"非分之事"，更谆谆告诫勿作"非非之想"。整个养生观，围绕一个"心"字，突出一个"静"字，深受宋代理学思想的影响。因而，他从"存天理灭人欲"观点出发，认为坤道成女，乾道成男，男女配合，毕竟还是"天理"，不可尽革。故主张"必近三十二十而后嫁娶"，"成之以礼，接之以时"，提出"谨四虚"的观点。

所谓"谨四虚"，本诸《灵枢·岁露》"乘年之衰，逢月之空，失时之和，因为邪风所伤，是为三虚"之说，又直接接受了孙思邈《千金方·房中补益论》的有关说法。其一为"年之虚"，冬夏四、五、六、十、十一诸月，或火土之旺，或火气之伏，为保金水二脏，"此五个月出居于外"，须独宿而淡味，兢兢业业于爱护；其二为"月之虚"，遵《内经》血气虚实随月之圆缺而变之说，以为须谨上弦前、下弦后，月廓空虚之时；其三为"日之虚"，即气候突变情绪波动之时；又有"病患之虚"，如病患初退，疮痍正作之类，便谨不可犯。所以，"善摄生者"逢年之虚则出居于外，"苟值一月之虚，亦宜暂远帷幕，各自珍重，保全天和，期无负敬身之教"。至于"日之虚""病患之虚"，他未明言，然其意尽在不言之中，自不难逆料。

丹溪养生论独特与高明之处，在于他通过相火这一中间环节，从理论上阐述了情欲伤阴的机理，并与理学的个人修养和封建道德说教相结合，形成其另一个鲜明特色。这比丹溪前人只作劝戒，立典范，教人如何做而不言所以然来，更加深入，有说服力。

另须一提的是，这篇养生论的适用对象仅是男子。无论是相火伤阴的机理，还是收心养性，敛神涩精的方法，都是针对男子立论的。他认为，"女法水，男法火，水能制火。一乐于与，一乐于取，此自然之理也"。故男子耽于色欲则废家丧德瘁身，女子则不过亏闺门之肃，损门庭之和，结果不一，故戴良称此论"远取诸天地日月，近取诸男子之身"。

3. 后世评论举要 丹溪此论一出，颇为医界所重，然而后人见仁见智，各自理解不同，认识不一。大体上讲有二类见解，一是以为养生论，气血阴阳的有余不足属生理现象；一是以为病因病机论，阴阳的有余不足是病理状况下的基本机理，从而成为丹溪滋阴论的理论基础。

（1）以为养生论的评论：戴良的《丹溪翁传》可称是最早的丹溪学术评论，其归纳《阳有余阴不足论》为二个问题，一是气常有余血常不足，"何为其然也"？二是"今欲顺阴阳之理而为摄养之法，如之何则可"？一论"阴阳之理"，一论"摄养之法"，前者是后者前提，后者是前者合乎逻辑的结果。评论虽简略，丹溪养生真谛戴氏还是明白的。

明代李梴《医学入门》首卷有"保养"一门，选录《上古天真论》、丹溪《茹淡论》《阴有余阳不足论》（增补内容改题为《阴火论》），自撰《保养论》。文前小序言，"录《天真论》于前者，保养之源也；录《茹淡》《阴火论》于中者，保养不过节食与色而已；更为说于后者，黜邪崇正法赜之贞也"。李氏并有"火不妄动，动出于心，静之一字，其心中之水乎"，"神静则心火自降，欲断则肾水自升"，"主于理则人欲消亡而心神静，不求静而自静"等语，可谓深得丹溪之秘。

汪机《营卫论》开宗明义便说："丹溪论阳有余阴不足，乃据理论人之禀赋也"，目的"无非戒人保守阴气，不可妄损耗也"，"此丹溪所以立论垂于后也，非论治阴阳之病也"。可见汪氏是视此为养生之论的。汪氏医学思想是重视气血，以气血论治见长，故笔锋一转，"若遇有病气虚则补气，血虚则补血"，随后便气阳、血阴，卫阳、营阴，把阳有余阴不足纳入其津津乐道的气血论治中去了。考究他这种矛盾态度的缘由，主要还是认阴阳二字的含义不真，以气血为阴阳所致。他认为丹溪所论的禀赋就是气有余血不足，所以举阴不足的例，便取女子经来经断，而舍男子精通精绝；伤阴的例，便取《内经》五劳所伤，误认为保守阴气就是补血养血，可见他是围绕气血来认识阴阳。对养生论的理解本身就不够确切，所以为调和阳气可补的主张同阳有余说的矛盾，费尽心机地兜圈子，也还是捉襟见肘，难圆其说。汪氏若真正弄懂丹溪原意，就可以直截了当地表明自己见解，根本不必这么转弯抹角。

除汪机外，戴原礼、虞抟也是从气血观点去理解的，且留待下文讨论。

（2）以为病机论的评论：王纶的见解与众不同，他说："人之一身，阴常不足，阳常有余，况节欲者少，过欲者多。精血既亏，相火必旺，火旺则阴愈消，而劳瘵、咳嗽、咯血、吐血等症作矣"，变丹溪"相火妄动，煎熬真阴"为"精血既亏，相火必旺"，倒因为果，"阳有余阴不足论"遂一变而为病因病机论。进而王纶又说，"故宜常补其阴，使阴与阳齐，则水能制火而水升火降，斯无病矣。故丹溪先生发明补阴之说，谓专补左尺肾水也。"后世所谓丹溪发明阴虚火旺之说即滥觞于此。然而，所谓"精血既亏，相火必旺"，并非《阳有余阴不足论》中应有之义，视为王氏心得则可，以为丹溪原意则否。

张景岳对《阳有余阴不足论》持强烈的反对态度，《景岳全书·传忠录》有专文《辨丹溪》九条，又有《阳不足再辨》，未尽之意又有《质疑录》的《论阳常有余》《论气有余即是火》等篇之作。反复论辩的要点只是一个，阳非有余而真阴不足。但是，景岳的论证方法似乎并不合乎逻辑：他只是一再反复强调真阳之气的重要意义，批评丹溪立论不当，引证"阳道实、阴道虚"等不合经意，天地日月的类比有不同的结论，尤其强烈反对以知母、黄柏泻火补阴的方法，却从未分析丹溪此论的"阴""阳"二字的切实含义。这一"偷换概念"的逻辑错误，使张氏的雄辩成了无的放矢，失去了意义。但是，由于张景岳及其著作的巨大影响，"阳有余阴不足论"为滋阴降火的病因病机论的观点就广泛传播开来了。

汪机的再传弟子孙一奎则以貌似不偏不倚的态度来调和两种观点的矛盾："盖以人当承平，酗酒纵欲，以竭其精，精竭则火炽，复以刚剂认为温补，故不旋踵血溢内热骨立而毙，与灯膏竭而复加炷者何异？此阳有余阴不足之论所由著也"。从劝诫人们不得纵欲竭精的写作目的而言，孙氏是认识到丹溪养生论的性质的；他又以为"精竭则火炽"，也颠倒了原论"火动而精走"，倒因为果，则又赞同王纶的病机论；但又批评了以此为滋阴降火论而致滥用苦寒清降之剂的谬误："后学不察，概守其说，一遇虚怯，开手便以滋阴降火为剂，及末期，卒声哑泄泻以死，则曰丹溪之论具在。不知此不善学丹溪之罪，而于丹溪何尤"？四平八稳的说法中隐含着赞同病机论的基本态度，且言词婉转，很得《四库全书》的赞赏，谓"其说可谓平允矣。

《四库全书总目提要》评论说，"其说谓阳易动、阴易亏，独重滋阴降火，创为'阳常有余，阴常不足'之论。张介宾等攻之不遗余力。然震亨意主补益，故谆谆以饮食、色欲为箴。所立补阴诸丸，亦多奇效"，"阳有余阴不足论"遂成为重滋阴降火、立补阴诸丸的理论依据。作为提要，这个论点没有也不必论证，且兼及"谆谆以饮食、色欲为箴"的养生观和孙一奎"创此救时之说"的写作动机，对朱、张二家的论争又持一种不偏不倚的公允态度，更加以皇家巨著的极大权威，"阳有余阴不足论"的病因病机说遂为定论。

（三）《相火论》是内生火热论

丹溪在《内经》"少火壮火"说的基础上，继承了河间火热论、东垣阴火说，并吸取陈无择、张子和若干观点，提出了相火的生理病理理论。《相火论》创造性地发展了内生火热理论，使祖国医学对火热病证的病因病机，辨治规律认识都有了长足进步。这是丹溪学术思想的重要内容，也是丹溪对医学的重大贡献。

1. 君火、相火的两套概念 《素问》君火、相火言运气，丹溪借用这两个名词，而赋予生理病理情况下的不同概念。这是《相火论》的中心内容。

丹溪以为，五行之中，火与其他四行不同，五行"各一其性，唯火有二"。二火的共性是"动"——"火内阴而外阳，主乎动者也，故凡动皆属火"。君、相二火的区别则在，"以名而言，形气相生，配于五行，故谓之君"，"以位而言，生于虚无，守位禀命，因其动而可见，故谓之相"，即由于名位之异，形气之别，五行归属不同而分君相。君火即指有形、有气、有名，五行属火的心，"心，君火也，为物所感则易动"，更特指精神情志活动。相火无一定形质，不独居一脏，因其活动而有所表现，特指人身生生不息的功能活动的动力。丹溪说，"天主生物，故恒于动；人有此生，亦恒于动。其所以恒于动，皆相火之为也。""天主生物"是比喻，人能恒于动则是相火的功能表现，所以说，"天非此火，不能生物；人非此火，不能有生"，以此说明相火的生理意义，所以相火概念的外延比起君火来要广得多。《阴有余阳不足论》的相火属生殖功能活动，归于肝肾，上属于心，心动则火起精走即是相火生理的具体一例。

病理性君相火则全然不同，"君火之气，经以暑与湿言之；相火之气，经以火言之，盖表其暴悍酷烈有甚于君火者也"。暑湿俱为六淫，君火当属外感火热；相火因"五性感物"而动，证分脏腑而言，当为内生火热。君相之别在外感、内生之异。

此外，还有相火为天火、龙雷之火，君火为人火之说，其实质意义不大。

2. 相火病因病理 《相火论》的中心内容是阐述相火，亦即内生火热的病因病理。丹溪强调二个关系，一是君相火关系，一是相火和阴的关系。

君相火关系的实质是精神情志对人体生理病理的影响，主要内容是相火病因意义，上文已详。丹溪引用周敦颐的"神发知矣，五性感物而善恶分，万事出矣"，说明人于有知之后就有"为物所感不能不动"的本性，而"动"即为五火，由是触发相火而导致一系列病变。这一病因说，很明显是刘河间"五志化火"说的移植。

相火与阴的关系，生理状况下相火有赖于阴，病理状况下则相火伤阴。丹溪以天火本于地比喻其生理关系，言雷非伏不鸣，龙非蛰不飞，海非附于地不波，鸣、飞、波虽属动而为火者，力量来源却在蛰伏附地的过程中取得。以此类比，"肝肾之阴悉具相火"，说明人身功能活动的动力有赖于脏腑组织的生命物质。病理情况下，"火起于妄，变化莫测，无时不有，煎熬真阴，阴虚则病，阴绝则死"，因而"其暴悍酷烈有甚于君火者也，故曰相火元气之贼"。其说本于《内经》"阳胜则阴病""壮火食气"之旨，申明内生火热的病机特点，进而丹溪以病机十九条的五条火证为纲，脏腑病状为目，又引《原病式》脏腑诸火之动、升、胜、用，讨论相火表现，"出于脏腑者然也"。以脏腑辨证为内生火热的主要辩证方法是《相火论》的重要内容，联系《格致余论》自序"湿热相火为病甚多"，这种相火当非阴虚生内热之虚火，亦非气虚下陷之火，"气有余便是火"，偏指机体脏脏阴阳平衡失调所致的内生实火。

近时，人们普遍注意到丹溪相火生理说明对明代命门相火说的影响，指出二者一致之处，但是，我们还应看到丹溪相火生理说的不足之处，即只是局限于一种抽象的概念和空泛的推理，除了人"所以恒于动，皆相火之为也"，"人非此火不能有生"，"裨补造化以为生生不息之运用"等笼统的话语外，就是天地龙雷之类玄妙怪诞的比喻，缺乏实质性的意义和具体内容。其实，《相火论》的主旨在于阐发其病理，故从病因病机到症候表现，辨证观点，无不一一言明，连防止相火妄动之法也考虑到了。两相比较，这种生理说只不过是一种陪衬，全文的重点和中心内容全在相火病理之变上；这正如《内经》论六气之常变，归根到底在于六淫之变的病理意义。陈无择的君火论与丹溪的相火生理说毫无二致，只是不言病理，故丹溪批评他"不曾深及"。

（四）丹溪与养阴理论

人身之阴有三，肺胃之阴为津液，心脾之阴是营血，肝肾之阴即精髓。所谓丹溪"发明阴虚火动，开直补真水之先"，则是从肝肾之阴着眼；而后世一般所称的阴虚和滋阴学说，也都是就肝肾阴精而言的。阴虚证的基本病机特点是阴虚不能制阳机体内部阴阳失调而见一系列的虚热病象；其治则紧紧抓住肝肾之阴这个关键，滋阴火自降，壮水阳方敛。这个病机和治则是滋阴理论的中心环节。

1. **丹溪与阴虚阳亢的病机理论**　以"阳有余阴不足"的观点和术语讨论病机，丹溪之前早就频繁广泛地运用了。《内经》以此言邪正，有余之阳为邪气，不足之阴为精血，"阴气不足则内热，阳气有余则外热"，"阳盛则外热，阴虚则内热"，其病机可虚可实，既有内伤，亦有外感，其病则有风水、肉烁、痹疟等。《诸病源候论》以此解释机体内部阴阳平衡失调，而偏重于内伤杂病范围，明言"非邪气从外来乘也"，其病因出于血气之虚，基本病机是虚劳而热，可见烦闷、上气、身热、唇口干、小便赤等症象。刘河间倡言"水善火恶"，以为"水虚则热"，反对用热药补肾水以退心火的观点。河间的阴阳特指心肾二脏，中心问题则是主张火热论。李东垣的学术观点素重脾胃，重阳气，但在论及"饮酒过伤"时，则以"阴不足阳有余"论其伤元气的机理：酒性大热，易伤元气；若以大黄之属下之则"亦损肾水，真阴及有形阴血俱为不足，如此则阴血愈虚，真水愈弱，阳毒之热大旺，反增其阴火，是以元气消耗，折人长命，不然则虚损之病成矣"。真阴属肾，与有形阴血不同，虚则热旺增火而成虚损。可见东垣在这一具体问题上对以肾阴为中心的阴虚火旺病机已有一定认识。概括而言，丹溪以前的"阳有余阴不足"论是不断发展的病因病机观，总的趋势是从大范围的笼统内容到特定含义的明确概念，从邪正对立到机体内部阴阳失调，从"阴不足""阳有余"相并立到"阴不足"导致"阳有余"的因果关系，认识在不断演变、深化，逐渐接近后世的阴虚火旺病机认识。

如同上文所讨论的，丹溪的《阳有余阴不足论》一反前人的病因病机观点，其阴指生殖物质，阳指情欲，中心环节是生理情况下的养生，并未论及阴虚火旺的病机。王纶所谓"精血既亏，相火必旺"，指为王氏心得则可，视为丹溪原意则否。《相火论》专论内生火热，以七情解释病因，用五脏进行辨证，这一相火属"气有余便是火"，偏指机体脏腑阴阳平衡失调所致的内生实火。虽能"煎熬真阴"，导致"阴虚则病，阴绝则死"的病理结局，但这只是"阳胜则阴病"，与阴虚导致阳亢的阴虚火旺病机，正有虚实之别，自然不可混淆。因此，丹溪两大名论实与阴虚阳亢的病机理论无关。

丹溪《格致余论》曾散在地以阴虚阳亢的病因病机观论及许多疾病和症状。河间曾言"老人之气衰"则为"阴虚阳实之热证"，丹溪本此而论衰老是"阴不足以配阳，孤阳几欲飞越"，因此，"人生至六十、七十以后，精血俱耗，平居无事，已有热证"，常常表现为"头昏目眵，肌痒溺数，鼻涕牙落，涎多寐少，足弱耳聩，健忘眩晕，肠燥面垢，发脱眼花，久坐兀睡，未风先寒，食则易饥，笑则有泪"的老态，虽然这一系列证象只属"但是老境，无不有此"的生理现象，其机理的认识则与阴虚阳亢病机接近了一大步。《格致余论·恶寒非寒病恶热非热病论》引《内经》"阴虚则发热"，阳在外阴之卫，阴在内阳之守之理论，认为恶热是"精神外驰，嗜欲无节，阴气耗散，阳无所附，遂致浮散于肌表之间而恶热也，实非有热，当作阴虚治之而用补养之法可也"。主要在于就恶热这一证候鉴别病证虚实，意在阐发内外伤之辨，立足点在东垣的气虚发热观点。这些说法虽在某种程度上接近阴虚火亢病机，但远未形成系统的理论，而且就其深度和广度言，也未出其先辈刘、李诸人之上。因此，以为丹溪对阴虚火亢病机有深刻认识，甚或"发明"此说，根据似嫌不足。

真正完善阴虚阳亢病机理论的当为明代温补学派。张景岳以形质言"真阴之象"，以命门为"真阴之脏"，以"皆不足"论"真阴之病"，以益火壮水论"真阴之治"，并创立左右归丸、饮，理法方药一以贯之，形成了系统的完备理论。而景岳此论的写作目的，竟然是为了澄清刘、朱之说，"使刘朱之言不息，岐黄之泽不彰，是诚斯道之大魔，亦生民之厄运也"。其根本原因在于，丹溪《相火论》从"相火暴悍酷烈煎熬真阴"的角度立论，病机中心是"阳胜则阴病"，是实火伤阴；而景岳的"真阴论"着眼于阴病皆不足，从阴虚火动立论，病机中心在肾命真阴之虚，阴虚不能制阳，以致虚阳上亢而见虚热病象。二者虚实相反，学术见解正如冰炭之异。所以，景岳将河间丹溪相提并论，取激烈的批判态度，是学术见解的对立所致，并非出于成见，意气用事。这也从反面证明，丹溪对阴虚火旺的病机缺乏深入认识，更谈不上创立滋阴学说，启迪养阴学派的形成。

2. 丹溪与滋阴降火的治则理论 《内经》"虚则补之"的治则针对所有虚证而言，包括了滋阴理论在内，"形不足者温之以气，精不足者补之以味"，已示大法，但指导临床尚缺乏针对性和具体内容。王冰注《内经》"诸寒之而热者取之阴，热之而寒者取之阳"，曾有"益火之源以消阴翳，壮水之主以制阳光"的名言，原意本是"脏腑之源有寒热温凉之主"，即水火二脏分主寒热，补心可除寒，壮肾能制热，后人借作滋阴壮阳两大治则，在医学史上留下重要影响。宋代钱乙化裁金匮肾气丸为六味地黄丸，后世称为"直补真水之圣药"，根据便在"肝藏相火，易动而当泻；肾寄真水，易亏而当补"。可见滋阴治则早在丹溪之前就已有一定发展，方药也初具规模。

丹溪的养阴保阴观点有三：一是《阳有余阴不足论》的观点，主张静心澄神节欲养性，使相火守位而不妄动伤阴，这是未病先防的养生观而非治则；二是《相火论》的观点，主张清泻妄动之火使不伤阴，泻相火求保阴，实则泻之，既病防变，属泻实治则而非补虚；三是"有补阴即火自降者，炒黄柏、地黄之类"，"阴虚发热用四物汤加黄柏……是补阴降火之妙药"，这散见于《金匮钩玄》诸多病证的治则治法中，也是丹溪有关论述中最接近于滋阴降火治则的表述，须加认真分析。丹溪未曾明确阐述"阴"的含义，指出其症候，故难以直接判别其性质。丹溪常指血为阴，四物汤是补血主方，以为熟地"大补，血衰者须用之"，所以这里的"补阴"实际上指的是补血。《金匮钩玄》后附《血属阴难成易亏论》，引证《阳有余阴不足论》的观点以论阴血难成易亏的生理和多种血病病证，讨论四物汤的药物组成和临证运用，是补血主方，并明确指出"此特论血病而求血药之属是也"。所以补阴即补血更符合丹溪的整体思想。明代温补学派的著名医家赵献可就一再批评丹溪"阴字认不真，误以血为阴耳"，用四物汤是"以润血为主而不探乎肾中先天之源"；这一批评也是切中要害的。赵氏主张"滋其阴则火自降，当串讲，不必降火也"，以六味丸补水配火，治"肾虚不能制火"，"阴中水干而火炎上者"。赵氏围绕"肾中真阴"来讨论证治方药，与张景岳的真阴之论有异曲同工之妙，这才是真正确立了滋阴降火治则，形成完整的滋阴学说。

因此，无论是病机还是治则，丹溪在滋阴理论形成和发展的历史过程中都缺乏大的建树；而滋阴理论在丹溪的学术思想中也并不占有特别重要的一席之地。这一事实支持"丹溪不是养阴派"的说法。

（五）丹溪证治方药分析

证治方药能从医疗实践角度说明丹溪与养阴学说的关系，是证明"丹溪是否养阴派"的重要依据，试与简要分析。

1. 丹溪证治分析 丹溪证治与理论相一致，能反映其气血痰郁火的病机认识，也能反映其注重保护正气的治疗观点，但支持滋阴降火观点则不充分。

《格致余论》论病机，或言血气之虚，或责痰火之盛。《金匮钩玄》139门，称阴虚的有10门。其言"劳瘵主乎阴虚，痰与血病"，劳瘵的常见症状，如"午后嗽多者，此属阴虚"，喘"有阴虚，小腹下火起而上者"，盗汗亦"阴虚"，发热"阴虚难治"，治疗基本方是四物汤，所加或人尿、姜汁，或知母、黄柏，或龟板、黄柏，或枳实、半夏等，其意正与前述"补阴火自降"的"阴"同。总的意思还如赵献可所言"以血虚作阴虚"，故劳瘵的主症咳血、咯血，又责之血虚而用四物汤。此外，耳聋门"有阴虚火动耳聋者"，则"须用四物汤降火"，这个阴虚的性质与劳瘵诸证相类似。注夏门"属阴虚，元气不足"，症见头痛脚软，食少体热，治用补中益气汤去升麻、柴胡，加炒黄柏，实为气虚发热证。脚气门"大病虚脱，本是阴虚"，主以人参，且须"多服"，并以艾灸丹田；大体与前治"浦江郑义士"案同，明属阳脱。噤口痢门"热不止者属阴虚，用寒凉药，兼升药"，这个"阴"性质难定。所以，《金匮钩玄》全书称阴虚的１０门中，只有劳瘵诸证一组五门有明确的阴虚性质，但丹溪又混同血虚为治，其余则非阴虚证。

但是，许多一般情况下常属阴虚的病证丹溪却不这样认识。例如中风病，河间责之"心火暴甚，肾水虚衰不能制之则阴虚阳实……"已很明确地从阴虚阳亢的角度认识其基本病机；丹溪却以气虚、血虚、湿痰立论，而不同样地认为阴虚火动生风。丹溪之学上承河间余绪，对河间的火热论颇多发挥，但在这个问题上却完全抛开了师门的见解，只能证明一点：丹溪并不习惯于从阴虚阳亢的角度论病，更谈不上创建滋阴学说了。眩晕，丹溪有"无痰则不能作眩"的名言，与河间的"风火兼化而主动"，景岳的"无虚不能作眩"，从不同的角度阐述病机认识，各具特色，反映了各自的学术本旨，当然非出偶然。

与证治认识相一致，丹溪的医案也多以气血痰郁火进行辨证论治，现存医案仅有５例责之阴虚的，且未见现今所通认的阴虚症状，也未运用滋阴之品。由此看来，丹溪的医疗实践并未从阴虚阳亢角度认病识证，也并未以滋补阴精为治疗大法。故多种主张丹溪为滋阴学派代表医家的著作，如《中医各家学说》教材，竟然无法举出一则滋阴医案作为其医疗实践的根据，这是很值得玩味的。

2.丹溪方药讨论 丹溪方药与"是否养阴派"问题有关的，主要是知母、黄柏二药和补阴诸丸。如同《四库全书总目提要》所指出的："丹溪以补阴为宗，实开直补真水之先……虽所用黄柏、知母，不如后人之用六味丸直达本源"；又说，"所立补阴诸丸，亦多奇效"。本节试就此进行讨论。

（1）知母、黄柏：《本草衍义补遗》载，知母，"阴中微阳，肾经之本药，主消渴热中，下水，补不足，益气，骨热劳，传尸疰病，产后蓐劳，消痰止嗽，虚人口干用而用之"，末句"用而用之"句意不明；黄柏，"蘖皮属金而有水与火，走乎厥阴而有泻火而为补阴之功。配细辛治口疮有奇功"。

丹溪之前，洁古、东垣都有知柏滋阴之说。张洁古《医学启源》谓黄柏"能泻膀胱龙火，补肾水不足，壮骨髓"，知母"补益肾水"；李东垣则以知柏配肉桂为滋肾丸。丹溪却从其《相火论》的内生火热观点出发以为"泻火而为补阴之功"，着眼于泻火。这一点在丹溪的证治中得到切实反映。《金匮钩玄》全书139门中，20门34方用黄柏，其中4门知柏同用。其用法有三：12门23方用于清泻实热相火，7门8方在补益药基础上配合运用以扶正祛邪，3门3方专清血热，三种用法的目的均在泻火，即《相火论》"治以炒柏，取其味辛能泻水中之火是也"，泻火而间接保养阴气，并非直接用作滋阴要药。故匡氏据此称其为"泻相火派"，确也不无道理。若从实践角度言，丹溪医案344则中，用黄柏54案，位居用药频度之14，用知母17案，更远远居后于第41位，比附子的第36位还落后。

由此可见，《四库全书》以为丹溪用知柏滋阴"直补真水"，并不合丹溪原意；而张景岳指摘丹溪滥用知柏苦寒滋阴，实属误解。不过，明代中后期医学界确实有滥用知柏滋阴的风气，因而绮石论治虚劳，有论辩禁用黄柏、知母滋阴的专文；李时珍也有相似的看法；也难怪张景岳有偏激的反对态度了。但是，其始作俑者确实不是朱丹溪。

（2）补阴诸丸：补阴诸丸即三补丸、大补丸、大补阴丸，出《丹溪心法》。三补丸用黄芩、黄连、黄柏三药，功能"治上焦积热，泻五脏火"；大补丸用单味黄柏水丸，"去肾经火，燥下焦湿"；大补阴丸《心法》原名亦为大补丸，用知母、黄柏、熟地、龟板为末，以猪脊髓蜜丸，"降阴火，补肾水"。前二方纯用大苦大寒以泻火燥湿，后者兼用滋阴之品而有补阴降火之功。

《金匮钩玄》呃逆门言"有痰、气虚、阴火，视其有余不足治之"，"不足者人参白术汤下大补丸"，这大补丸应是单味黄柏。《格致余论》责呃逆属火，主张补虚降火，所援二案均用人参白术汤，一下益元散，一下大补丸，故此处大补丸枉有大补之名而纯属泻火之品。《古今医案按》《宋元明清名医类案》引用此方时不言大补，径作"以黄柏炒燥研末，陈米饭丸"。《丹溪心法·补损》则谓大补丸"气虚以补气药下，血虚以补血药下，并不单用"，可见大补丸不能独立运用，当然难能视为丹溪补阴代表方了。

《金匮钩玄》腰痛门、痿门载有补阴丸，但有方无药；虞抟谓是虎潜丸，方用知母、黄柏、熟地、龟板、白芍、陈皮、牛膝、虎胫骨、琐阳、当归，颇多滋阴之品而有补肾强腰之功。但与大补阴丸自是不同。

此外，三补丸、大补阴丸无论丹溪著作还是医案均无所见；《丹溪心法》程充在诸方后加按语谓："诸补阴药，兼见于各症之下。杨氏类集于此，又取燥热兴阳诸方混于其间……欲并去之，而用者既久，今明白疏出，俾观者知其旨而自采择焉"，则知诸方出于丹溪证治而经杨珣类集，后人运用既广且久。但是从出处看，丹溪本人却无多运用，说是丹溪滋阴降火的代表方，难以令人信服。若三补丸纯用大苦大寒，组成类似黄连解毒汤，无论是否出自丹溪之手，都不能说是补阴方。

（3）用药规律：上文曾统计了丹溪医案 344 则中 319 则有方药案的用药频度，医案用药频度最高的药物是补气养血药；其次是清热化湿祛痰药；再次是理气散郁行滞药；而常用的滋阴药并不多用。这一用药规律正确地反映了丹溪杂病辨治注重气血痰郁火的思想，而看不出一个养阴派的用药特点。有人统计了 30 余首常用养阴方剂，所用药物以地黄、麦冬居首，其次是阿胶、龟板、元参、白芍，再次是石斛、知母、玉竹、枸杞子、黄精等，其他如山萸肉、酸枣仁、沙参、百合等。这些药物中，除地黄、白芍外，其余诸药丹溪都很少运用，两相对照，亦足以说明丹溪临床实践并不像一个养阴派。

因此，无论证治观点还是方药运用，丹溪的医疗实践并没有特别注重养阴，甚至并没有多少养阴的内容。这一事实也支持"丹溪不是养阴派"的说法。

（六）丹溪成为养阴派的原因初探

笔者认为，作为一种医学学说的倡导者，医学派别的代表人物，应当具有鲜明的特点：其医学理论应当大大地充实、丰富和完善前人的学说，自成体系，给后人以深刻的启迪；其医学实践必然广泛地运用这种理论去认病识证，辨证论治，自订新方或利用前人成方来实现这一观点；这种理论和实践的统一性必然会充分反映在他的医案里。丹溪之前的河间火热论，东垣脾胃论，子和攻邪说，丹溪之后孙一奎、张景岳、赵献可的命门说，叶天士、吴鞠通、王孟英的温病学等等，无不如此。然而，丹溪的病机认识、治则治法、辨证规律、方药运用，从理论到实践都缺乏作为养阴派的倡导者或代表医家的特点，他的学生评论其学术要点也只是说"杂病用丹溪"，"治病不出气血痰，三者又每兼郁"，"集诸医之大成"等等，并未言及滋阴派之一字。因此，认为丹溪不是养阴派的看法是有事实根据的，能令人信服的。

但是，"丹溪是滋阴派"已成历史定论，数百年来人们一直以讹传讹，自有一定原因。笔者据手头有限资料，归纳其因为"四个误解，一个需求"，试作初步探索。

首先是对《阳有余阴不足论》的误解。由于阴阳概念欠清，遂把生理作病理，把养生论误为病因病机论，从而铸成大错，这个大错源出丹溪私淑弟子王纶。而丹溪后学戴、王、汪、虞诸人对此篇的发挥，都没有顾及全文，只是就气血阴阳的有余不足开展争鸣，从某种意义上说是题目重于内容，形式重于实质，只将鲜明的标题留下深刻的印象，后人更只是借题发挥，不及原意。

其次是对《相火论》的误解。丹溪创造性地发展和完善了内生火热的理论，其以七情释因，伤阴言病机，阴虚阴绝测预后，都与阴虚阳亢之火有某些相似之处。当然也存在虚实性质的本质差别。两篇名论相互映衬，互为说明，更使这种误解根深蒂固了。以知柏苦寒滋阴相指责，便是这一误解之一例。

丹溪治疗思想和养生观点都注重保养气血，而他又以血为阴。把气血论治与养阴理论相混淆，造成了后人对他的第三个误解。气血论治与养阴学说有联系又有区别。营血之与阴精，二者同属于"阴"的范畴，同有滋润濡养的生理作用，又有相似的病因病机特点：其病多见于内伤杂病；积劳久病、房室思虑、失血遗精等等可以成为二者共同的病因；气血久虚易致肝肾阴精不足，阴虚生化乏源亦可致精血不足。但是，气血与阴精二者有先天、后天之异，自不可混淆。赵献可批评丹溪"阴字认不真，误以血为阴"，实际上是对这种误解的批评。赵氏还讲，"读东垣书不读丹溪书，则阴虚不明而杀人；读丹溪书而不读薛己书，则真阴真阳不明而杀人"，可见他把丹溪补气养血观点与养阴学说区分得清清楚楚。这也反证了当时确实存在着混淆气血论治与养阴学说的事实。

还有是对丹溪用药特点的误解。丹溪时代占医界统治地位的《局方》

之学，具有温燥辛热的用药特点，这是数百上千年的习惯势力：汉魏以来盛行服食，以温热燥毒为补益，给医界带来恶劣影响。本草十剂有"湿可去枯，紫石英、白石英之属是也"，即以温热石药为滋补肾水，李时珍对此曾有批评。故河间言不可养水以泻火，就是反对"热药补肾水而退心火"的说法的。丹溪激烈反对这种温热辛燥的用药倾向，在实践方面主以甘温滋润如四君四物为补益，理论方面则著《局方发挥》进行了辩驳批判，使医界风气为之一变，也为其后养阴学说的顺利发展清扫了道路。其次，丹溪治病用药法诸家之长而去其短，法河间重泻火又不滥用苦寒，常配合补养剂以免化燥伤阴；师东垣重气血又言东南之人阴火易升，不取风药升阳以免温燥，善配合知柏以降火；法子和善用吐法，又主张攻击宜详审，正气须保护。所以，丹溪用药不仅不同于《局方》的温热辛燥，也不同刘、张、李三家之论，自有一种温柔滋润的特色。这不啻是当时医界的空谷足音，说是养阴也未始不可。但调补中州，资气血以化源，自非粘腻之物填补肝肾之阴，毕竟不是"直补真水"，我们应当注意到这种区别。

这些误解从理论到实践都把丹溪塑造成一个滋阴派的形象，而明代滋阴学说的发展又需要寻求一个有代表性的滋阴派形象和响亮的口号。于是，这种需求促进了误解，而误解满足了需求，结果则歪曲了丹溪的形象。

元代以前滋阴学说已在酝酿发展，丹溪对《局方》的批判更为其壮大完善清扫了道路，阴柔滋润的用药风格又提供了可贵的经验和素材，所以，丹溪之后滋阴学说更有了长足的进步。王纶发挥"阳有余阴不足"而阐述阴虚火动之说，立补阴丸方，首次将滋阴理论与方药直接紧密地结合起来。薛己创真阴真阳之说，用六味丸、八味丸滋化源，开创明代温补一派的先河，其说即附王氏《明医杂著》而行。《四库全书总目提要》所谓"震亨以补阴为宗……虽所用黄柏知母不如后人之用六味丸直达本原"云云，亦指明了朱、王、薛一脉相承的学术思想发展关系。孙、赵、张继而创命门阴阳水火说，最后完成了滋阴学说。汪机发挥"阳有余阴不足"而阐述气血论治，其二传弟子孙一奎与张、赵齐名，同为滋阴说的完成出过大力。可见，最终完成滋阴学说的明代温补学派，似与丹溪势不两立，实际上无论师承关系，还是学术观点上都还有相通之处。

戴原礼、王纶、汪机、虞抟对"阳有余阴不足"的不同理解，形成丹溪后学间的学术争论；而温补派则激烈反对"相火论"和"阳有余论"。这场持续有明一代二百余年的学术论战，把丹溪的"阳有余阴不足"推上了辩论的风口浪尖，成为十分引人注目的命题，其中"阴不足"论则为大家一致接受，包括反朱最力的张景岳。"阴不足"的字面意思正体现了滋阴学说的关键内容，而后世争论多停留在命题的字面意义上而不全面考虑丹溪原意。因此，在论战中不断完善的滋阴学说得到了"阳有余阴不足"，"阳非余真阴不足"的命题，这是学术发展的要求，要求一个醒目贴切而又高度概括的口号。丹溪满足了这个需求，同时也加深了后人对他的误解。论战的结果是丹溪登上了滋阴派创始人的宝座，这实是丹溪始料不及的。这是丹溪之学风行江南的结果，也是阳有余阴不足论题被进行了移花接木的改造的结果。自此之后，丹溪的真面目更不为世人所识了，这真是一场历史的误会。

造成这场历史误会的原因当然很复杂，以上"四个误解，一个需求"，仅是笔者根据有限资料作了初步分析之后所提出的一个假设。设想可能不尽妥切，根据也不一定充足，论证和推理或有不周，因此仅仅是一个假设，希望能得到读者的批评指正。

（刘时觉）

朱丹溪气血论治的探讨

气血论治是丹溪学术的重要组成，是其"攻击宜详审，正气须保护"治疗思想的具体体现，是对东垣学术思想的深入发挥。

（一）气血论治的指导思想

丹溪师事罗太无，印象最深有两件事：从一病僧治疗过程中，"大悟攻击之法，必其人充实，禀质本壮，乃可行也；否则邪去而正气伤，小病必重，重病必死"；二是见罗太无治病并无一定之方，"大悟古方治今病，焉能吻合"？这两个大彻大悟深刻地影响了丹溪的治疗观，一则重视正气，奠定气血论治的思想基础；二则主张辨证用药，不拘成方，成为《局方发挥》的基调。丹溪以东垣思想为指导总结罗太无经验，完善了自己的治疗思想：攻击宜详审，正气须保护。

保护正气的思想基础在于对疾病发生机理和药物性能的认识，虚证属精气之虚，必须扶正固不待言，即使邪实证的根本原因仍责其虚。"夫邪所客，必因正气之虚，然后邪得而客之，苟正气实，邪无自入之理"。正气主要指气血而言，"人身所有者，血与气耳"；"血气者，身之神也，神即衰乏，邪因而入，理或有之"，因此，这种治疗思想指导下的气血论治，其特点偏于补虚，所以丹溪孜孜于补气养血之治，多从气血不足的角度考虑问题。丹溪私淑弟子王纶所谓气血论治主以四君、四物，正是补气养血的代表方，恰如其分地反映了丹溪这一特点。

（二）气血辨证论治

《格致余论》讨论病证十八种，其中八证从虚立论；《金匮钩玄》责病因、病机之虚有 79 门之多，占了 56.9%。从虚认病识证，体现了护正观点，这是丹溪一大特色。疟疾的发病特点是"弱质得深病"，胃气之伤是病变发展的重要因素，其治虽当汗解，却须参术之补以助汗，不可劫药以求速效；神志错乱当责虚病、痰病，总由"气血两亏，痰客中焦，妨碍升降，不得动用"，方药主张用补脾益气、清热导痰，补益居祛邪之先。妇科诸疾尤重气血，难产之由责之气虚不运，"补其母之气，则儿健而易产"，立大达生散一方，参术归芍草补其气血之虚，紫苏、陈皮、大腹皮以行气滞；"难产之后，血气尤虚"，其治胞损淋沥，即以峻补成功。孕妇转胞由于"血少则胞弱不能自举"，治用四物加参术二陈之类；不孕"率由血少不足以摄精"，"欲得子者，必须补其阴血，使无亏欠，乃可推其有余，以成胎孕"。堕胎或由内火之动，或由血气虚损，所谓白术、黄芩乃安胎圣药，正是从这两方面着眼的。经水紫黑当责血热，然血为气之配，故"见有成块者，气之凝也；将行而痛者，气之滞也；来后作痛者，气血俱虚也；色淡者亦虚也……"。痛疽若发于多气少血之经，不可遽用驱毒伤血之利药，可用大料人参。《格致余论》从气血俱虚立论八证，涉及内、外、妇各科，很能反映丹溪的治疗特点。

气血实证从热从郁，但仍不忘顾及其虚。鼓胀病起于阴阳失调，气化浊，血瘀郁而为热，湿热熏蒸而成胀满，根本原因却在脾土受伤，治宜补脾为先，所附医案均以补气养血获安，所谓"知王道者能治此病"。呃逆属木邪夹相火上冲的气逆实证，本在土败木贼，泻火当兼扶土，诸案俱责其实，药用大补丸、益元散，仍以人参白术汤下，取吐则用参芦，可见其意所在。

（三）补气养血方法

"气用四君子汤，血用四物汤"，王纶一定程度上道出了丹溪气血论治重视补虚的理法方药特点。

四物汤是养血补血主方，见于《金匮钩玄》有二十九门，其中明言血虚无血的有十四门，阴虚五门，混言虚而不分气血二门，病后调理二门，血虚血热共用三门，合计二十六门从虚着眼。另有呕血、脚气、酒糟鼻三门责之血热。此外尚有用四物之药而不出其名的，如头风"属血虚，川芎、当归、芍药"；血虚头痛，"必用川芎当归汤"；痛风"多用川芎、当归，佐以桃仁、红花"；痢疾亡血，"倍用归身尾，却以生芍药、生地黄、桃仁佐之，复以陈皮和之"。诸方实属四物化裁，合而计之，全书用四物就有三十三门之多了。至于血虚而不用四物的，惊悸"主血虚，用朱砂安神丸"；痓"多是血虚有火兼痰，人参、竹沥之类"；产前胎动血虚用阿胶，仅此三门，可见丹溪补血用方之专。

东垣补气健脾的特点是升阳燥湿，喜用辛温升散的风药，丹溪认为"东南之人阴火易于升"，故补气多兼血药的阴柔滋润而不取风药的升浮温燥。《金匮钩玄》气虚诸门用升柴的，伤寒须发散外，即水肿、泄、浊、脱肛、小便不通、血崩等，俱为下焦病，可见丹溪掌握这类药物适应证的严格了。同样的道理，丹溪认为茯苓是"暴新病之要药也，若阴虚者恐未为相宜"，虽利湿化痰常用，由于不符合滋润阴柔的用药特点，一般的补气方中就少选用，这也影响了四君子汤的运用。《金匮钩玄》断为气虚三十七门，三十门有方药，四君子汤仅五见；而二十一门只出药不名方，人参、白术最多用，而回避了茯苓，即可明其中奥妙。所谓"气用四君子汤"，实未深究丹溪旨趣。

当然，丹溪注重气血并不主张一味蛮补。所谓"诸痛不可用人参，盖人参补气，气旺不通而痛愈甚矣"，即是其例。

笔者统计分析了《名医类案》《续名医类案》所载 344 则丹溪医案，其中指出病机 169 则，有血虚 19 则，气虚 16 则，不分气血 27 则，阴虚阳虚各 5 则（其中属气虚血虚 6 则），共有气血虚 68 则，占 40.2%；所有319 则出方药的医案中，出现频率最高的药物是甘草、白术、人参、陈皮、当归、芍药、茯苓、川芎，除陈皮外，全是补气养血药，212 则使用成方的医案，四物 44 则，四君仅 6 则，其他补气血方 17 则。病机认识和运方用药规律基本一致，客观地反映了丹溪重正气重气血的治疗观点。

（四）气血论治与阳有余阴不足相火二论

阳有余阴不足论是谨身节欲的养生论，阴指生殖物质，又与全身气血不可分割。气血是生殖物质的源泉,《色欲箴》说:气阳血阴,人身之神,阴平阳秘,我体长春,血气几何,而不自惜?情欲伤阴,损耗生殖物质,归根结底仍要戕伤气血。《阳有余阴不足论》开宗明义就提出气血的有余不足及其随月盈亏而消长进退的看法,原因亦即在此。《相火论》倡言相火元气之贼,认为火起于妄,变化莫测,无时不有,煎熬真阴,阴虚则病,阴绝则死,以真阴、元气相提并论,申明火热损耗气血真阴的病机特点。因此,丹溪主张清泻妄动之火使不伤阴耗气,从另一个角度表现保护气血的观点。丹溪所说的泻火为补阴之功正是这个意思。所以,气血论治与相火论,一从正气着眼,一从邪气立论,从不同侧面体现疾病发生发展过程中对邪正双方的观察分析,虽各有侧重,终究有着密切联系。两相结合,对疾病的认识更为全面、深刻,施治也更为准确周到了。

(五)气血论治到养阴学说的发展演变

丹溪气血论治注重脾胃生化之源,具有甘温濡润的用药特点,这一宝贵的学术思想、实践经验和用药风格,为后世养阴学说的发展和完善,提供了可贵的借鉴和经验。王纶注意到丹溪用药滋润阴柔的特点不同于东垣,从阴阳对立出发,认为丹溪主用血药补血而东垣气药补气,气虚之与血虚如冰炭相反,而阴、血性质上的共性,使他把气血论治发展到养阴学说。王纶认为阳有余阴不足就是精血既亏,相火必旺,用四物加黄柏、知母补其阴而火自降,此用血药以补血之不足者也,进而由补血引申为滋阴,常补其阴,使阴与阳齐,则水能制火而水升火降,斯无病矣。故丹溪先生发明补阴之说,谓专补左尺肾水也。在这个理论认识的基础上,他提出滋水降火的治疗法则和补阴丸方,首次把滋阴理论和方药直接紧密地结合起来,从而成为养阴学说的嚆矢。薛己在《明医杂著》的基础上提出真阴真阳说,赵献可、张景岳进而完成滋阴说。溯其源,可见丹溪气血论治的理论价值。

(刘时觉)

怫郁致病论

"怫郁致病"的理论，是元代医家朱丹溪明确提出的。他在《丹溪心法》中说："气血冲和，万病不生，一有怫郁，诸病生焉。故人身诸病，多生于郁。"从词义上解，"怫郁"犹悒郁也，是情志抑郁不得舒畅的意思。但朱氏所说的"怫郁"，不单纯局限在情志方面，其义当更广泛，明代医家赵养葵曾对此作过解释："郁者，抑而不通之义……为因五气所乘而致郁，不必作忧郁解。忧乃七情之病，但忧亦在其中。"朱氏强调"怫郁"在发病学上的重要作用，是有其深远学术渊源和坚实的实践基础。

早在《内经》这部经典著作中，就记述了郁滞不得发越所致的诸多病证，如《素问·六元正纪大论》载有木郁、火郁、土郁、金郁、水郁等五气之郁，并提出"木郁达之，火郁发之，土郁夺之，金郁泄之，水郁折之"的相应治法。《素问·至真要大论》更提出"疏其血气，令其调达，而致和平"的名论，即是指出对疾病的治疗，应着眼于疏通脏腑气血，使无郁滞之弊，则人体可恢复平和与健康，诚如清代医家姚止庵在《素问经注节解》中所释："疏其壅塞，令上下无碍，血气通调则寒热自和，阴阳调达矣。"汉代医圣张仲景在《金匮要略》中强调指出："五脏元贞通畅，人即安和。"所谓"元贞"者，即五脏真元之气，亦即朱丹溪《格致余论》所说的"人之所藉以为生者，血与气也。"《医宗金鉴》说得更为透彻："五脏真元之气，若通畅相生，虽有客气邪风，勿之能害，人自安和；如不通畅，则客气邪风，乘隙而入，中人多死。"即是说，只要五脏元气通畅，抗病力强，就能抵御外邪的侵袭，使人平安健康。

朱氏秉承了《内经》和《金匮要略》的旨意，且作了很大发挥，提出了上述影响十分深远的"怫郁致病"理论，并以其丰富的实践经验，创制了一套独特的治郁名方如六郁汤、越鞠丸等流传于世。以越鞠丸为例，朱氏谓其能"解诸郁"，方由苍术、香附、抚芎、神曲、栀子各等分组成。对其方义，《中医名方精释》阐发说："方中以香附为君药，行气解郁，使气行则血行，气血通畅则痰、火、食之郁亦随之而消；川芎行气活血以治血郁；苍术燥湿运脾以治湿郁；神曲和胃消食以治食郁；栀子清热泻火以治火郁，并监制诸药温燥之性，共为臣佐药。气血和顺，湿食得化，郁火得清，虽未用祛痰药，痰郁亦随之而消，此乃治本之意。"由是观之，宣郁通滞，畅达气机是本方的主要功能，这是针对"怫郁也，结滞壅塞，而气不通畅"（刘河间语）的病机而设。尤其耐人寻味的是，方名"越鞠丸"，寓意深刻，吴鹤皋释之曰："越鞠者，发越鞠郁之谓也。""鞠"即郁也，因本方能发越郁结之气，故名"越鞠"。夫人身气机贵于流通，惟流通则气机升降有序，出入有常，这是维持生命活动的根本保证。若气机郁滞，则脏腑经络之气血运行受阻，升降出入有失常度，诸病由是作矣。诚如戴元礼注释所说："郁者，结聚而不得发越也。当升者不得升，当降者不得降，当变化者不得变化也，此为传化失常，六郁之病见矣。"此等病证的治疗，自然宜疏通郁滞，调达气血，俾气机升降出入恢复常度，则症可消、疾可瘳。这无疑是朱氏创制越鞠丸的奥义所在。明代医家孙一奎受其启示，在《赤水玄珠·郁证门》中补充了五脏本气自郁证治，尝谓："心郁者，神气昏昧，心胸微闷，主事健忘，治宜肉桂、黄连、石菖蒲；肝郁者，两胁微膨，嗳气连连有声，治宜青皮、川芎、吴茱萸；脾郁者，中脘微满，生涎，少食，四肢无力，治宜陈皮、半夏、苍术；肺郁者，皮毛燥而不润，欲嗽而无痰，治宜桔梗、麻黄、豆豉；肾郁者，小腹微硬，精髓乏少，或浊或淋，不能久立，治宜肉桂、茯苓、小茴香。又有胆郁者，口苦，身微潮热往来，惕惕然如人将捕之，治宜柴胡、竹茹、干姜。"孙氏还对丹溪"六郁"之证的临床表现，在戴元礼注释的基础上作了阐发，指出："气郁者，其状胸满胁病，脉沉而涩；血郁者，其状四肢无力，能食，便血，脉沉涩而芤；痰郁者，其状动则喘，寸口脉沉而滑；食郁者，其状嗳酸，胸满腹胀，不能食，或呕酸水，恶闻食气；火郁者，其状瞀闷，小便赤涩，脉沉而数，骨髓中热，肌痹热，扪之烙手；湿郁者，其状周身肿痛，或关节痛，阴雨则发，体重，头重痛，脉沉而细。"尤其值得一提的是，清代医家王孟英深悟经旨，更受丹溪"怫郁致病"理论的影响，认为人身气机贵于流动，一息不停，惟五气外侵，或七情内扰，气机窒塞，疾病乃生。尝谓："缘人身气贵流行，百病皆由愆滞，苟不知此，虽药已对证，往往格不相入。"这里所说的"愆滞"，显然是指郁滞不通畅。他又说："身中之气有愆有不愆，愆则留而为病，不愆则气默运而潜消，调其愆而使之不愆，治外感内伤诸病无余蕴矣。"由此可见，"百病皆由愆滞"，这是王氏最基本的病因观；"调其愆而使之不愆"，是王氏最突出的治疗观。基于此，他治疗疾病十分重视清除导致气机愆滞的各种致病因子，拳拳于疏瀹气机，以调整其升降出入，使之恢复常态。临床用药有其鲜明特点，即善用疏通气血的轻灵之剂而取胜，正如曹炳章所评：孟英"裁方用药，无论用补用泻，皆不离运枢机，通经络，能以轻药愈重证，为自古名家所未达者。"尤为可贵的是，在朱氏"怫郁致病"学术思想指导下，后世医家在其越鞠丸、六郁汤等方基础上，还创制了不少宣郁通滞的名方，扩大了临床应用范围，如清代医家张石顽在《张氏医通·郁》中阐发说："郁证多缘于志虑不伸，而气先受病，故越鞠、四七始立也。郁之既久，火邪耗血，岂苍术、香附辈能久服乎？是逍遥、归脾继而设也。然郁证多患于妇人，《内经》所谓二阳之病发心脾，及思想无穷，所愿不得，皆能致病。为证不一，或发热头痛者有之，喘嗽气乏者有之，经闭不调者有之，狂颠失志者有之，火炎失血者有之，骨蒸劳瘵者有之，痞生虫者有之。治法总不离乎逍遥、归脾、左金、降气、乌沉、七气等方，但当参究新久虚实选用，加减出入可也。"当然治疗郁证的方剂远不止于此。

　　"怫郁致病"理论对临床很有指导意义。就拿现代临床来说，它广泛应用于胃肠神经官能症、慢性胃炎、溃疡病和慢性肝炎等疾病的辨证和治疗，如越鞠丸对上列病证属"郁证"者，现代报道获效者良多。在妇科临床上，这一理论更有着特殊实用价值。如经前期紧张综合征、痛经、闭经、小叶增生、围绝经期综合征和不孕症等病证，"怫郁"常是其重要的致病因素，诸如越鞠丸、逍遥散、疏肝解郁汤、开郁种玉汤等方广为采用，临床治验甚多。再者，被人称为"富贵病"的一些疾病，如高脂血症、动脉硬化、糖尿病、肥胖症等，究其病因病机，往往与情志怫郁，或恣食肥甘厚味，造成气、血、湿、痰、热、食等郁滞有密切关系，因此对这些病症的治疗，宣郁通滞无疑是不二法门。如笔者在临证中以越鞠丸加泽泻、决明子、荷叶、山楂等治疗高脂血症、肥胖症等，常能取效；又如对心情不舒，气机郁滞而致的抑郁、焦虑等症，用越鞠丸随证加入丹参、当归、酸枣仁、合欢皮、郁金、茯神、远志等品，也有较好的效果。

这里尤值得强调指出的是，"怫郁致病"理论在"治未病"和养生保健上的重要作用。以防治"亚健康"为例，因现代社会生活节奏加快，竞争愈趋激烈，人们的工作和精神压力增大，以及由于生活水平提高，饮食结构改变，造成体内营养物质过剩，代谢产物堆积等原因而导致者不在少数。所谓"亚健康"，是指介于健康与疾病之间的中间状态，被人称之为"第三状态"。对于这类人群，如何增强其体质，调整其体内潜在的不平衡状态，以免疾病的发生，或将疾病消灭于萌芽状态，这是"治未病"的重要内容之一。"亚健康"的主要表现是情绪紧张，心情不宁，头晕目眩，失眠多梦，记忆减退，食欲不振，精神疲乏等，但经各项理化检查却未发现实质性病变。按中医分析多系气机郁滞，脏腑功能失调所致，因此很适合用宣郁通滞的方法调治，以消除导致气机郁滞的诸因子，促使机体恢复气血通畅而臻于康健。但是令人遗憾的是，当前社会上有不少人（包括亚健康人群）对补品产生误解，片面追求和迷信补品能强身健体、延缓衰老，坚持常年服用不懈，更有甚者有些医生投人之所好，不加辨证地滥用补剂。诚然，对于体质虚弱者来说，因人制宜地服用一些补品，确有一定的益处，无可厚非，但对于气血郁滞者来说，误用滋腻之补剂，反而会使气血愈加壅滞，这无异于鲧治水，只用堵塞之法而不疏通河道，势必偾事。对此清代医家王孟英早就提出告诫，他针对当时"不知疗病，但欲补虚，举国若狂"的局面，大声疾呼"一味蛮补，愈阂气机，重者即危，轻者成锢。""愈阂气机"是吃紧句，故他极力反对滥用补剂。鉴于"亚健康"的成因与气机怫郁有很大的关系，笔者有理由认为六郁汤、越鞠丸等不失为"以通为补"的调治良方，我们切勿以其药味平淡无奇，价格低廉而轻视之。

综上所述，丹溪"怫郁致病"理论源远流长，对疾病的防治有着重要的指导意义和实用价值，很值得进一步继承和发扬。

（盛增秀）

朱丹溪的情志调摄思想探要

朱丹溪善治杂病，而情志调摄思想贯穿于整个医疗实践中，也是其医学文化的重要组成部分，本文就丹溪的情志调摄思想作一探讨。

（一）丰富七情致病学的内容

七情致病说是中医病因学说的主要内容之一。《素问·举痛论》曰："怒则气上，喜则气缓，悲则气消，恐则气下，惊则气乱，思则气结。"《素问·阴阳应象大论》又曰"怒伤肝""喜伤心""思伤脾""忧伤肺""恐伤肾"。对此，后世医家多有发挥，如陈无择《三因极一病证方论·七气叙论》说："神静则宁，情动则乱，故有喜怒忧思悲恐惊七者不同，各随其本脏所生所伤而为病。故喜伤心，其气散；怒伤肝，其气出；忧伤肺，其气聚；思伤脾，其气结；悲伤心，其气散；恐伤肾，其气怯；惊伤胆，其气乱。"阐明了七情所伤，引起气机紊乱而致病。丹溪在继承前人的基础上，对七情所致病证进一步予以阐发，《脉因证治·七情证》曰："怒，为呕血，飧泄，煎厥，薄厥，胸满胁痛，食则气逆而不下，为喘渴，烦心，为消瘅肥气，目暴盲，耳暴闭，筋缓……喜，为笑，毛革焦，伤气不收，甚则狂……悲，为阴缩筋挛，肌痹脉痿，男为数溲，女为血崩，酸鼻辛頞，泣则臂麻……惊，为痰涎，目睘吐，痴痫，不省人事……思，为不眠好卧，昏瞀，三焦痞塞，咽喉不利，呕苦，筋痿，白淫，不嗜饮食……恐，伤肾，为气不行。"丰富与完善了《内经》情志致病学说。

在临证实践中，丹溪重视情志变化在疾病发生中的重要性，认为情志的变化是很多疾病的诱因，例如《丹溪心法·健忘》曰："健忘者，此证皆由忧思过度，损其心胞，以致神舍不清，遇事多忘，乃思虑过度，病在心脾"，认为思虑过度是引起健忘的主要原因；《格致余论·胎妇转胞病论》云："转胞病，胎妇之禀受弱者，忧闷多者，性急躁者，食味厚者，大率有之"，阐明妇人忧闷、性急的情志变化，容易引起转胞病。尤其是对奶岩（乳腺肿瘤）的描述，更是一语中的，"若夫不得于夫，不得于舅姑，忧怒郁闷，昕夕积累，脾气消阻，肝气横逆，遂成隐核，如大棋子，不痛不痒，数十年后，方为疮陷，名曰奶岩。"明确了奶岩（乳腺肿瘤）的发病是因长期的情志不畅、气机不调所致。这一观点，对于乳腺肿瘤的防治具有积极意义。

（二）临证善用情志相胜疗法

情志相胜疗法，即是运用中医阴阳五行、七情相胜学说，通过相关的情志刺激，达到纠正或消除患者因情绪偏颇而引起各种疾病的目的。《素问·阴阳应象大论》就有"怒伤肝，悲胜怒""喜伤心，恐胜喜""思伤脾，怒胜思""忧伤肺，喜胜忧""恐伤肾，思胜恐"之论。丹溪宗《内经》之旨并发挥道："怒伤肝，为气逆，悲治怒……喜伤心，为气缓，恐治喜……悲伤肺，为气消，喜治悲……惊伤神，为气乱，习治惊……思伤脾，为气结，怒治思……恐伤肾，为气不行，思治恐。"临证治疗也善用以情胜情疗法治疗疾病。例如《丹溪心法·丹溪翁传》中记载，丹溪治"一女子病不食，面北卧者且半载，医告术穷。翁诊之，肝脉弦出左口，曰：此思男子不得，气结于脾故耳。叩之，则许嫁，夫入广且五年。翁谓其父曰：是病惟怒可解。盖怒之气击而属木，故能冲其土之结，今第触之使怒耳。父以为不然。翁入而掌其面者三，责以不当有外思，女子号泣大怒，怒已进食。翁复潜谓其父曰：思气虽解，然必得喜，则庶不再结。乃诈以夫有书，旦夕且归，后三月，夫果归，而病不作。"该患病已半载，医告术穷，说明患者已历经诸医调治而罔效。"思伤脾"，患者因思虑过度，致脾之气机郁滞不畅，脾气不运，纳化失职，故令不食。"怒治思"，丹溪认为，治疗这类病人，当以肝木之气克伐脾土之结，以掌面、责怪等触之使怒，果然，病人怒已解。但丹溪认为，气结虽开，但若思虑之情不除，不免气结复作，针对患者所思之症结，运用了心理疏导法解开其心结，则病瘳。

丹溪虽然善用以情胜情和以情解情的方法，但对情志疗法也进行了客观的分析，《格致余论·虚病痰病有似邪祟论》曰："《外台秘要》有禁咒一科，庸可废乎？予曰：移精变气乃小术耳，可治小病。若内有虚邪，外有实邪，当用正大之法，自有成式，昭然可考。"认为对于某些因情志所致的疾病，应当根据患者病证表现进行辨证论治，必要时采用药物与心理相结合的治疗方法。如《丹溪心法·丹溪翁传》记载："一妇人病不知，稍苏，即号叫数四而复昏。翁诊之，肝脉弦数而且滑，曰：此怒心所为，盖得之怒而强酒也。诘之，则不得于夫，每遇夜，引满自酌解其怀。翁治以流痰降火之剂，而加香附以散肝分之郁，立愈。"该例患者因怒而起，"怒伤肝"，肝气因之失于条达，又因不得于夫，借饮酒以消愁，致使肝郁而气逆，发为癫狂痰厥之重证。此时，仅用情志调节疗法治疗显然不够，丹溪采用药物与心理相结合的方法，药物上以清热降火，涤痰息风为法，加香附疏肝解郁。痰热清，情志畅，则获桴鼓之效。

（三）重视情志调摄养生

朱丹溪非常重视养生文化，其在《格致余论》中首列"饮食男女箴"，以饮食男女人之大欲强调节欲养生，并有"慈幼论""养老论""茹淡论""房中补益论"，《丹溪心法》"不治已病治未病"等，对摄身养性进行了详细的阐述，而重视情志调摄是其养生文化中的一大亮点，其主要表现在以下几个方面：

1. 提倡养阴节欲　丹溪作为滋阴学派的创始人，他根据天地日月说明人体阴阳的有余不足，指出"人受天地之气以生，天之阳气为气，地之阴气为血，故气常有余，血常不足。"确立了"阳常有余，阴常不足"的学术思想。在其情志调摄养生中，也充分强调顾护人体之阴的重要性，丹溪认为："人之情欲无涯，此难成易亏之阴气，若之何而可以供给也？"告诫人们要控制贪欲，"不见所欲，使心不乱"，收心养心，避免耗伤难成易亏之阴气，从而使阴平阳秘，"保全天和，期无负敬身之教。"

2. 谨防相火过极妄动　《格致余论》曰："天主生物，故恒于动，人有此生，亦恒于动，其所以恒于动，皆相火之为也。"说明生理性的相火在维持生命活动中的重要作用。但是，相火因受到情志的刺激，就会造成病理性的损害。《丹溪心法·火六》云："五志七情过极，皆属火也"；《局方发挥》也曰："五脏各有火，五志激之，其火随起""相火之外，又有脏腑厥阳之火，五志之动，各有火起"。明确情志的刺激是引起相火妄动的主要原因。但是人生活在社会这个大环境中，往往会受到外界的各种干扰，"夫以温柔之盛于体，声音之盛于耳，颜色之盛于目，馨香之盛于鼻，谁是铁汉，心不为之动也？""心，君火也，为物所感则易动。心动则相火亦动，动则精自走，相火翕然而起，虽不交会，亦暗流而疏泄矣。"所以丹溪强调善摄生者，要注意调摄情志，避免因情志刺激引动相火而变生诸病。

3. 强调患者的自我调养　丹溪认为，自我调节在情志摄生方面非常重要。《素问·上古天真论》说："恬淡虚无，真气从之，精神内守，病安从来？是以志闲而少欲，心安而不惧，形劳而不倦，气从以顺，各从其欲，皆得所愿……所以能年皆度百岁而动作不衰。"朱丹溪《格致余论》曰："儒者立教，曰正心、收心、养心……医者立教，恬淡虚无，精神内守"，从做人的角度与养生的角度，告诫人们要控制好自己情志的变化，保持一个平和的心态，这样能够使"精神内守"，"气血冲和，万病不生"，否则"一有怫郁，诸病生焉。"

4. 重视医家的心理疏导　《格致余论》载：朱丹溪"因观罗先生治一病僧，黄瘦倦怠，罗公诊其病，因乃蜀人，出家时其母在堂，及游浙右经七年，忽一日，念母之心不可遏，欲归无腰缠，徒尔朝夕西望而泣，以是得病。时僧二十五岁，罗令其隔壁泊宿，每日以牛肉、猪肚甘肥等，煮糜烂与之。凡经半月余，且时以慰谕之言劳之。又曰：我与钞十锭作路费，我不望报，但欲救汝之死命尔。察其形稍苏，与桃仁承气，一日三帖下之，皆是血块痰积方止。次日只与熟菜稀粥将息，又半月，其人遂如故。又半月余，与钞十锭遂行。"深刻体会到在医疗过程中，除药物治疗外，疏解患者的心结非常重要，所以其临证时，常常重视辅以情志调节，其友人戴良在《丹溪心法·丹溪翁传》记述道：丹溪临证时，"或以医来见者，未尝不以葆精毓神开其心。至于一语一默，一出一处，凡有关于伦理者，尤谆谆训诲，使人奋迅感慨激厉之不暇。"丹溪善用情志疏导于此可见一斑。

目前，随着社会环境的改变，生活节奏的加快，人们所面临的诱惑、承受的压力越来越多，也越来越大，因此情志病的发生屡见不鲜。朱丹溪情志调摄养生观具有深厚的理论渊源与扎实的临床基础，其情志调摄观从自身摄养——情志疏导——药物疗法三方面进行全方位的调摄，注重保养阴气，慎防相火过极，进一步丰富和完善了中医心理学的内涵，尤其是其重视情志调养摄生，更是其养生文化的独特亮点，传承与发扬丹溪的情志调摄观，对于保障人们的身心健康意义重大。

（王英）

朱丹溪对《内经》"五郁"之说的继承和发展

郁证在我国早期的医学著作《内经》中就有记载，不过当时是根据五行相生相克的原理进行推断分类，分为"五郁"，具体是"土郁""金郁""水郁""木郁""火郁"，也就是说，《内经》的作者认为自然界的每一种"郁"都会和人的身体疾病相对应，比如"土郁"发作时，"岩谷震惊，雷殷气交，埃昏黄黑，化为白气，飘骤高深，击石飞空，洪水乃从，川流漫衍"，指天气郁结不畅，大地发生巨变，造成灾难。这种大地突变的灾难，对应到人的身体，则"民病心腹胀、肠鸣，而为数后，甚则心痛胁膜，呕吐霍乱，饮发注下，胕踵身重"。"金郁"发作时，"天洁地明，风清气切，大凉乃举，草树浮烟，燥气以行"，指金气不畅，气候大凉。对应到人的身体，则"民病咳逆，心胁满引，少腹善暴痛，不可反侧，嗌干，面尘色恶"。"水郁"发作时，"阳气乃辟，阴气暴举，大寒乃至，川泽严凝，寒雾结为霜雪"，指寒气凝结，阳气不畅，对应到人的身体，则"民病寒客心痛，腰椎痛，大关节不利，屈伸不便，善厥逆，痞坚腹满"。"木郁"发作时，"太虚埃昏，云物以扰，大风乃至。屋发折木，木有变"，指大风折木，季节不畅，对应到人的身体，则"民病胃脘当心而痛，上支两胁，膈咽不通，食饮不下，甚则耳鸣眩转，目不识人，善暴僵仆"。"火郁"发作时，"太虚曛翳，大明不彰，炎火行，大暑至，山泽燔燎，材木流津，广厦腾烟，土浮霜卤，止水乃减，蔓草焦黄，风行惑言，湿化乃后"，指气候大热，对应到人的身体，则"民病少气，疮疡痈肿，胁腹胸背，面首四肢，膜愤胪胀，疡痱呕逆，瘛瘲骨痛，节乃有动，注下温疟，腹中暴痛，血溢流注，精液乃少，目赤心热，甚则瞀闷懊憹，善暴死"。

治疗"五郁"所致的疾病，大体上是"土郁夺之"，即让病人下泄，使身体畅通，没有壅碍。"金郁泄之"，给病人用解表之药，利小便，使之畅通。"水郁折之"，"折"就是"抑制"的意思，要制其冲逆，使身体通达。"木郁达之"，即用吐法，使病人气机畅达。"火郁发之"，就是让病人发汗，疏散体内的火气。用了这五种方法治疗对应的疾病之后，人体的阴阳之气才可以平衡，然后在此基础上再"观其盛虚而调理之也"（以上见《黄帝内经素问·六元正纪大论》）。

朱丹溪初涉医学，即阅读《内经》，对其内容反复揣摩领会，当然知道"郁"对人体健康的影响，所以每次治病他都要首先关注郁对病人所患疾病的影响，形成"以郁治病"的特点。但他又觉得《内经》所言"五郁"完全是根据自然天象气候的变化和五行相生相克的运势而来，这些和人体疾病确有一定关系，但又不完全吻合。初学医者要对此完全领会还是有一定困难的。于是，他在长期的医疗实践中，经过反复观察总结，颇有见地地提出了"气血冲和，万病不生；一有怫郁，诸病生焉。故人身诸病，多生于郁"的名论。将"郁"置于发病学上极其重要的地位，并在《内经》"五郁"的基础上发展成"六郁"。

朱丹溪所谓的"六郁"，即"气郁""湿郁""痰郁""热郁""血郁""食郁"。"气郁"发生的原因是常因"求谋不遂，或横逆之来，或贫窘所迫，或暴怒所伤，或悲哀所致，或思念太过"所造成（《证治准绳》卷二十一《诸气门》），其症状表现为"胸胁痛，脉沉涩"，治疗的方法用香附子、苍术、川芎。"湿郁"发生的原因是常"因雨露所袭，岚气所侵，或坐卧湿地，或汗出衣衫"所造成（《证治准绳》卷二十一《诸气门》），其症状表现为"周身走痛，或关节痛，遇阴寒则发，脉沉细"，治疗的方法用苍术、川芎、白芷。"痰郁"发生的原因很多，"有因痰而生热者，有因热而生痰者；有因气而生者，有因风而生者，有因惊而生者，有积饮而生者，有多食而生者，有因暑而生者；有伤冷物而成者，有脾虚而成者，有嗜酒而成者"，症状表现为"动则即喘，寸口脉沉滑"，治疗的方法用海石、香附、南星、瓜蒌。"热郁"发生的原因是"常因阴虚而得之者，有胃虚食冷物，抑遏阳气于脾土中"所致，症状表现为"小便赤，脉沉数"，治疗的方法用青黛、香附、苍术、川芎、栀子。"血郁"发生的原因是"七情郁结，盛怒呼叫，或起居失宜，或挫闪致淤，一应饥饱劳役"所造成（以上引自《证治准绳》卷二十一《诸气门》），症状表现为"四肢无力，能食，便红，脉沉"，治疗的方法用桃仁、红花、青黛、川芎、香附。"食郁"发生的原因是饮食不节，或过食肥甘厚味，导致食积所造成，症状表现为"嗳酸腹饱，不能食，人迎脉平和，气口脉紧盛"，治疗的方法用苍术、香附、针沙（醋炒）、山楂、神曲（炒）（以上"六郁"的成因，明·王肯堂作了发挥；"六郁"的症状表现和治疗用药皆见《金匮钩玄》卷一《六郁》）。

和《内经》的"五郁"相比，朱丹溪的"六郁"学说应该是在对《内经》探索的基础上，长期医疗实践的产物，它摒弃了《内经》"五郁"之说中机械抽象的部分，使病证的表现形式和人体相对应，治疗方法根据郁证的不同表现而具体化，更有利于增强人们对"郁证"的认识和了解，及其对治疗方法的探索，也体现了当时医学对"郁证"认识的由浅入深的过程，可以说是中医治疗郁证的一大进步。

朱丹溪将《内经》"五郁"之说发展成中医"六郁"的同时，还提出了许多行之有效的治疗郁证的原则和药方，对后世中医治疗郁证有重要的临床指导作用，真正起到了"妙阐《内经》之旨，开诸家无穷之悟"的作用（纪晓岚《四库全书·金匮钩玄》提要）。

朱丹溪的弟子戴原礼则对朱丹溪的思想进行了发挥，对六郁的症状进行了描绘："郁者，结聚而不得发越也。当升而不得升，当降而不得降，当变化而不得变化也。此为传化失常，六郁之病见矣。气郁者，胸胁痛，脉沉涩；湿郁者，周身走痛，或关节痛，遇阴寒则发，脉沉细；痰郁者，动则喘，寸口脉沉滑；热郁者，瞀闷，小便赤，脉沉数；血郁者，四肢无力，能食便红，脉沉；食郁者，嗳酸，腹饱不能食，人迎脉平和，气口脉紧盛者是也"（《丹溪心法》卷三《六郁》）。后戴原礼和朱丹溪的其他弟子在治疗郁证方面，都能领会和遵循老师的治疗方法，在郁证的治疗上突出自己的特色，收到了良好的疗效。

这里尤其值得一提的是，越鞠丸是朱丹溪为了治疗郁证而创制的一个妙方，其组成有苍术、香附、抚芎、神曲、栀子（各等分）。将上述药物研为末，用水调和为绿豆大之药丸，然后根据病人的情况酌情酌量服用。越鞠丸的主要治疗功能，朱丹溪讲得很清楚，就是"解诸郁"，并云："凡郁，皆在中焦，以苍术、抚芎开提其气以升之。假如食在气上，提其气则食自降，余皆仿之"（《金匮钩玄》卷一《六郁》）。诚然，朱丹溪创制越鞠丸的目的是为了"解诸郁"，但在治疗过程中又不拘泥于一格，而是以本方为基础，具体症状具体对待。如血郁加桃仁、红花，湿郁加白芷，热郁加青黛，食郁加山楂，痰郁加南星、海石、半夏，气郁加木香，加减变化之后，均能取得比较理想的疗效。

越鞠丸自从发明创制以来，在治疗各种郁证方面取得了明显的疗效，为当时及以后的医家所欢迎，成为中医常用药之一。不仅朱丹溪和他同时代的医生经常用它来治疗郁证，朱丹溪以后的明清时期，用越鞠丸治疗郁证的医案也屡见不鲜。

有一个妇女，吃饭以后，不是腹胀就是吞酸，服用了枳实丸之后，吞酸更厉害了，饮食日益减少，胸膈满，腿酸痛，畏风寒。又服用了两剂养胃汤，腿痛加重、浮肿，月经不行。医生以为是郁结所致，脾虚湿热下注。于是早晨用"四君芎归二陈"，午后以前"汤送越鞠丸"，服用之后，病人"饮食渐进，诸症渐愈"。后来又服用了"归脾、八珍二汤"，月经也顺畅了（《薛氏医案》卷三《女科撮要》）。

一八岁小孩患病，"腹肿胀，脐突出，大便下血，粪亦似痢，小水短少，面目皆黄，两腮皆赤"，分析是食积伤脾，脾病则肺气虚，不能生肾水所致，于是"先消导其滞，遂用越鞠丸末，加三棱、蓬术三钱，以淡姜汤调和，入酒二匙，服之，腹中鸣动，二便顿利"（《薛氏医案》卷六《保婴金镜录》）。

还有一个妇女，饮食以后就"嘈杂吞酸"，医生分析是"食郁为痰"，就用六君子汤冲服越鞠丸，病情渐渐痊愈。后来因为发怒，又"两胁胀痛，中脘作酸"，医生先是用四君子汤冲服左金丸，病情渐渐稳定，又用六君子汤冲服越鞠丸，彻底痊愈（《薛氏医案》卷三十《妇人良方》）。

一个产妇产后泄泻并呕吐咽酸，面目浮肿，医生认为是脾气虚寒所致。于是先用"六君加炮姜为主，佐以越鞠丸而咽酸愈，又用补中益气加茯苓、半夏而脾胃康"（《证治准绳》卷七十《女科产后门》）。

一小孩患病，先是身体瘙痒起红晕，后脓水不止。医生先用归脾饮二剂，又用胡麻散治愈。谁知刚过几天，孩子又因受惊积食，又开始发热起红晕，于是医生用"越鞠丸一钱，枳术、蓬术末各五分，葱汤调服二次，又用消风散一服，赤晕顿消，又用越鞠丸而痊"（《续名医类案》卷四十八《小儿》）。

以上仅为明清时人用越鞠丸治疗郁证的几个实例，其他还有很多，兹不一一列举。

越鞠丸不光在古代受到医界青睐，就是在现代，其疗效仍是为人所公认，而且据当代医生考察验证，本方不仅治疗郁证有明显效果，还对其他病证也有明显的治疗作用，"从现代应用越鞠丸的情况来看，该方治疗所涉及的病种大致包括与中医脾胃有关和与中医肝脏有关两大方面"（钱俊华《朱丹溪越鞠丸方名渊源和现代应用考释》，载《中医药学刊》2002年第1期）。其中与中医脾胃有关的症状如腹部手术后痞胀、嘈杂、胃与十二指肠溃疡、新生儿腹胀症、功能性消化不良等症状，与中医肝脏病症有关的如偏头痛、带状疱疹后遗神经痛、乳腺增生、梅核气等，用以越鞠丸为主的方剂治疗，都取得了很好的疗效。钱氏曾以越鞠丸为主，加减其他药物治疗与中医脾胃有关疾病，得出的结果是：治疗腹部手术后痞胀20例，服药后治愈19例，有效1例。以越鞠丸为主治疗嘈杂166例，一疗程治愈134例，占治疗病人的80.7%；二疗程治愈24例，占治疗病人的14.5%；其他无明显效果的8例，占病人的4.8%；总有效率为95.2%。以越鞠丸为主治疗十二指肠溃疡，共治疗268例，其中治愈198例，取得明显效果的39例，有效14例，无效17例，总有效率93.65%。以越鞠丸为主药治疗新生儿腹胀22例，治疗5日，腹胀消失，无呕吐、能正常排便者15例；治疗10日，腹胀消失，但偶有呕吐、能正常排便者5例。经治疗无明显效果、外科确诊为肠闭锁者2例。治疗功能性消化不良病人120例，一个月为一个疗程，治愈36例，有明显效果55例，有效果23例，无效6例，总有效率达95%。治疗与中医肝脏有关的疾病方面，曾以越鞠丸为主治疗偏头疼50例，其中脑血流恢复正常者45例，病情好转者5例。治疗带状疱疹后遗神经病30例，治愈20例，有明显效果6例，有效3例，无效1例。治疗乳腺增生60例，治愈36例，有明显效果14例，好转7例，无效3例。治疗梅核气44例，治愈19例，总有效率95.45%。（引同上）。

不光是钱俊华对越鞠丸治疗郁证之外的疾病进行试验统计，申惠鹏对此也非常关注，他对越鞠丸的各种疗效进行试用研究后认为"现代研究证实，本方（越鞠丸药方）对功能性消化不良、慢性胃炎、胃及十二指肠溃疡、胆汁反流性胃炎、肠易激综合征等消化系统疾病有很好的疗效，对更年期忧郁症、神经官能症、精神失调症等出现中医郁证表现者有很好的疗效。对乳腺增生、梅核气、带状疱疹等妇科及外科疾病因痰郁所致者有很好的疗效"（申惠鹏《朱丹溪郁病证治及其代表方探析》，载《新中医》2008 年 10 月刊）。

从以上报道可以看出，越鞠丸已经超出了单纯治疗"郁证"的局限，其治疗范围已经扩大到和中医肝脏、中医脾胃、中医心脏等疾病有关的领域，而且治疗效果明显。相信随着时间的推移，越鞠丸的疗效将越来越多地被人们发现，其治疗范围也将不断扩大，其影响也将越来越大。

最后需要强调指出的是，当今社会，生活节奏紧张，工作、生活压力大，抑郁症已经成为困扰很多人的一大病证，已经受到全社会的关注。朱丹溪关于治疗郁证的思想和实践，或许可以给今天的人们以启迪和借鉴，值得重视。

（马雪芹）

浅谈郁证与"亚健康"

世界卫生组织（WHO）在关于健康的定义中指出："健康乃是人在躯体上和社会上的完美状态，而不仅仅是没有疾病的衰弱状态。"因此健康的要求是：①无器质性或功能性异常；②无主观不适感；③无社会不认可的健康行为。相对于健康，而亚健康状态通常是指机体虽无明显的疾病诊断，却以表现出自身生活能力降低，社会适应能力减退，且显现出各种身体不适的症状。

从中医角度来说，所谓"郁证"，有些是亚健康状态。《丹溪心法》尝谓："气血冲和，万病不生，一有怫郁，诸病生焉。故人生诸病，多生于郁。"戴元礼解释说："郁者，结聚而不得发越也，当升不得升，当降不得降，当变化者不得变化也，此为传化失常，六郁之病见矣。"丹溪还提出气、血、火、食、湿、痰六郁之说，创立了六郁汤、越鞠丸等有效方剂。越鞠丸解诸郁，又名芎术丸，方中香附辛香入肝，行气解郁为君药，以治气郁；川芎辛温入肝胆，为血中气药，既可活血祛瘀治血郁，又可助香附行气解郁；栀子苦寒清热泻火，以治火郁；苍术辛苦性温，燥湿运脾，以治湿郁；神曲味甘性温入脾胃，消食导滞，以治食郁。诸药配伍，共奏宣郁通滞之效，是治疗郁证的经世名方。

中医所说的"郁证"，有广义与狭义之分。广义的郁证是泛指外感六淫、内伤七情引起的脏腑机能失调，因而气、血、痰、火、食、湿等淤塞郁滞不得发越而导致的病症；狭义的郁证是单指情志郁结所致的病症。本文所讨论的"郁证"，是属后者。

现今社会，随着生活工作节奏加快，竞争加大，人们心理承受的压力也就越来越大，甚至由于情绪过度紧张引起失眠、心烦、焦躁、情绪抑郁等种种身体不适，而做各种相关的辅助检查却没有提示有明显的器质性病变。

据临床观察，由于多思多虑而引起的失眠最为常见，且患者的年龄趋于年轻化，这与生活工作压力增大息息相关。中医认为情志过极，损伤心神，是导致失眠的主要原因。治疗多从宣郁通滞，宁心安神着手。以下举二则案例予以佐证。

例1：李某，女，45岁，反复失眠一年余，难以入睡，伴有郁闷，心悸，烦躁，平素情绪较为紧张，多思多虑，每当情绪紧张而症状加重。舌红，脉弦细。经多项理化检查，未发现器质性病变，当属"亚健康"。处方予酸枣仁汤合越鞠丸加减：酸枣仁20克，甘草3克，知母10克，茯苓10克，川芎9克，香附10克，栀子10克，炒苍术10克，7剂。复诊诉睡眠时间增加，郁闷心悸烦躁较前稍有好转，原方去苍术，加枳壳10克，木香5克，病情大有好转。

按语：本例情志过极，多思多虑，以致神不安藏而出现失眠、情绪紧张、烦躁等症状，予以酸枣仁汤合越鞠丸加减。酸枣仁汤功在养血安神，清热除烦；越鞠丸善解郁滞，舒达情志，故用之有效。

例2：方某，男，57岁，反复脘胁部疼痛十余年，偶伴有胸闷脘痞，疼痛因情志喜怒而增减，无恶心呕吐，无嗳气泛酸，平素情志抑郁，舌红，苔稍黄腻，脉弦。经B超、胃镜及肝功能等检查，未发现实质性的病变，西医诊断"胃神经官能症"。处方予以柴胡疏肝散和越鞠丸加减：柴胡10克，芍药10克，炒枳壳10克，甘草6克，陈皮10克，香附6克，川芎9克，栀子10克，苍术10克，六曲10克，7剂。复诊，舌苔黄腻好转，原方再服数剂后，自诉症状较前大有好转。

按语：方中以柴胡疏肝；六曲、香附、陈皮、枳壳以助其行气消食解郁；川芎、芍药活血行气，养阴通络而止痛；栀子清肝泻火；苍术燥湿运脾，以治湿郁；甘草和中。合之共奏疏肝解郁，舒畅气血之功，故获良效。

最后需要指出的是，对于"郁证"而致的亚健康，药物固然有一定的疗效，但更主要的还应减轻工作压力和精神负担，保持乐观愉快的心情，乃是最直接和最有效的方法，这点必须明确。

（王文绒）

朱丹溪湿热观的启示

——兼谈倡建立中医湿热病学

元代医家朱丹溪曾提出"六气之中，湿热为患，十之八九"的观点，并对湿热病的证治作了很大发挥。朱氏认为湿热为患可涉及外感、内伤诸多病证，如《丹溪心法》认为痢的病因，"赤痢乃自小肠来，白痢乃自大肠来，皆湿热为本。"吞酸的病因，指出"吞酸者，湿热郁积于肝而出，伏于肺胃之间。"对黄疸病因，尝谓："疸不用分其五，同是湿热。"赤白浊的病因，认为"浊主湿热，有痰，有虚。"还强调指出："痿证断不可作风治而用风药"，其发病关乎"湿热"。诸如此类，不一而足。丹溪对于湿热病的治疗，《丹溪心法·中湿》有较详细的记述："《本草》云：苍术治湿，上下部皆可用。二陈汤中加酒芩、羌活、苍术，散风行湿。脾胃受湿，沉困无力，怠惰好卧。去痰须用白术。上部湿，苍术功烈；下部湿，宜升麻提之。外湿宜表散，内湿宜淡渗。若燥湿，以羌活胜湿汤、平胃散之类。若风湿相搏，一身尽痛，以黄芪防己汤。若湿胜气实者，以神佑丸、舟车丸服之；气虚者，桑皮、茯苓、人参、葶苈、木香之类。凡肥人沉困怠惰，是湿热，宜苍术、茯苓、滑石。凡肥白之人沉困怠惰，是气虚，宜二术、人参、半夏、草果、厚朴、芍药。凡黑瘦而沉困怠惰者，是热，宜白术、黄芩"；"去上焦湿及热，须用黄芩，泻肺火故也。又如肺有湿，亦宜黄芩"；"去中焦湿与痛，热用黄连，泻心火故也；如中焦有实热，亦宜黄连"；"若中焦湿热积久而痛，乃热势甚盛，宜黄连，用姜汁炒。去下焦湿肿及痛，膀胱有火邪者，必须酒洗防己、黄柏、知母、草龙胆。"又云："凡下焦有湿，草龙胆、防己为君，甘草、黄柏为佐。如下焦肿及痛者，是湿热，宜酒防己、草龙胆、黄芩、苍术。若肥人、气虚之人肿痛，宜二术、南星、滑石、茯苓。黑瘦之人，下焦肿痛，宜当归、桃仁、红花、牛膝、槟榔、黄柏。"已体现出根据湿重、热重及湿热并重及邪客部位、正气盛衰、兼夹证候等情区别而治，对后世处方用药颇有启发。这里尤其值得一提的是，丹溪创制的治湿热方剂二妙散（苍术、黄柏）及后人据此而衍化的三妙丸（苍术、黄柏、川牛膝）、四妙散（苍术、黄柏、川牛膝、薏苡仁）均是传世名方，足见其影响之深远。

受朱丹溪湿热观的启示，联系后世医家对湿热病证治的发挥和现代临床实际，我们认为完全有必要建立中医湿热病学。这是因为中医学术的发展，需要新学说、新学科的不断建立。当然这种新学说、新学科的建立，绝不是无根之木，无源之水，更不是凭空想象、主观臆断所能完成的。须知，任何重大科学成就都是在继承前人已取得的各方面成果的基础上发展起来的。研究综合前人有关成果，分析其已达到的水平及其存在的问题，是近代自然科学研究的重要手段之一。毫无疑义，中医湿热病学的建立，必须建筑在前人已取得成果的基础上，即对前人的经验和理论加以整理研究，推陈出新，把它提高到一个新的水平，使之成为更完善、更科学、更先进的学说和学科，以适应新时代的需求，这就需要我们作艰苦细致的创造性劳动，避免低水平重复。国家对中医学术的继承和发扬提出"继承不泥古，创新不离宗"的指导方针，显然是十分正确的。

建立中医湿热病学具备以下几个有利的条件和基础：

（一）古代文献内容丰富

祖国医学文献浩如烟海，其中有关湿热病的论述，极为丰富。早在《内经》这部经典著作中，就有"湿热不攘，大筋软短，小筋弛长"等记载，《难经》已将"湿温"列为广义伤寒的五种病证之一。此后，历代医家于此多有阐述，特别是前述朱丹溪的湿热观，起到了承前启后的重要作用，迨至明清时期，随着温病学说的发展和成熟，湿热病的研究有长足的进步，并有相关论著问世，如叶天士《温症论治》中有不少篇幅论及湿热（或湿温）；薛生白《湿热条辨》堪称湿热病的专著；吴鞠通《温病条辨》对"湿温"的论述更为详尽；雷少逸《时病论》"秋伤于湿"章列"湿热"、"湿温"两个病种，专题予以发挥。凡此，均为今天研究湿热病并建立中医湿热病学提供了极为丰富和宝贵的文献资料。

（二）湿热为患十分广泛

湿热病证，四时均可发生，尤以夏秋季节为甚。就地域而言，东南沿海一带，地处卑湿，气候温热，湿热为患更多。在朱丹溪"湿热为患，十之八九"观点的基础上，叶天士也提出"吾吴湿邪害人最广"。近年流行病学调查研究证实，湿病（包括湿热病）在人群中患病率高达10.55%~12.16%，且西北地区发病亦多。联系临床实际，不少疾病诸如流感、肠伤寒、痢疾、胃炎、肠炎、肝炎、关节炎、尿路感染、小儿夏季热、盆腔炎以及近年流行的传染性非典型肺炎（SARS）、人禽流感等，从中医病因学来分析，常与感染湿热病邪有密切关系，足见其发病之广，为害之大。更值得指出的是，现代自然环境和人们生活条件的改变，湿热病的发病率已有上升趋势，如工业废气排放污染空气，导致全球气候变暖；生活和工作场所普遍使用空调，使人汗液排泄不畅，热郁体内；不良的饮食习惯，如嗜食肥甘、酒酪、炙煿之物等，均易招致湿热病的发生。因此加强对湿热病的研究，建立中医湿热病学，从防治常见病、多发病，保障人类健康来说，意义是十分重大的。

（三）湿热理论特色鲜明

中医有关湿热病的理论，包括病因、病机、证候和辨治等，见解独到，如对湿热病邪缠绵难解的特性，病变重心在脾胃，辨证重视察舌，治疗须分离湿热，强调宣畅肺气、通利小便，等等，均富有特色，很值得深入研究。建立中医湿热病学，将有利于发扬中医在这方面的特色和优势。

（四）现代研究成果可观

现代对湿热引起的肝炎、菌痢、肠炎、尿路感染等疾病，各地有不少临床研究报道，其中不乏大宗病例疗效总结，充分显示了清化湿热、清热利湿等治法的显著效果。近年来有关湿热病证候规范化的研究亦有进展。在实验研究方面，湿热证动物模型业已建立，湿热病的微观病理变化逐渐被揭示，检测方法和指标亦有新的发现，特别是对治疗湿热病的有效方药，诸如茵陈蒿汤、五苓散、八正散等作了现代药理研究，探讨其作用原理，并取得了可喜成果，从而为建立中医湿热病学创造了有利条件。

基于上述，我们对湿热病进行了持久深入的研究，于21世纪初期由笔者主编了《中医湿热病证治》一书，该书分上、中、下、附四篇，上篇"绪论"对湿热病的定义与范围、学术源流、病因病机、诊断、辨证和治法，作了扼要的论述；中篇"病证各论"为切合实用，采用西医的病名，且所选病种，其发病常与湿热密切相关者；下篇"常用方剂"每方分列出处、组成、用法、功效、主治、方解、临床应用举例等七项予以叙述；附篇包括"历代名论名著选释""古今医案选按""现代实验研究进展"等内容，择其古代和现代精要文献，加以评论和综述，旨在融汇古今、展望未来。该书出版后受到读者的欢迎。当然，这仅是我们研究湿热病的开端，而建立中医湿热病学则是我们的最终目标。为此，我们正策划编著《中医湿热病学》，本书的编写方案包括源流探讨、治法阐要、病证各论、文献发微、医案评议、附现代实验研究概况等。旨在进一步彰显中医湿热病的特色和优势，使其上升成为独立的学科，促进中医学术的发展。

总之，读古人书，既要传承其精华，更要有所创新。我们既往在湿热病研究方面取得的成绩和今后创新的设想，主要得益于前人有关湿热病的理论和实践，特别是受朱丹溪湿热观的启示和影响。

（盛增秀　庄爱文）

朱丹溪治未病学术特色

"圣人不治已病治未病"，在成书于二千多年前的医学典籍《黄帝内经》中就明确提出了"治未病"的主张，昭示了"防重于治"的医学思想，其在世界预防医学发展史上无疑居于先进地位。后来历代医家对治未病思想也进行了继承和发扬。金元医家朱丹溪由儒而医，认真钻研《内经》《难经》诸书，对治未病学术思想进行了深入的研究，深得经典之要旨。本文对于朱丹溪"治未病"的思想，将结合朱丹溪的主要论述和特色从以下几个方面进行探析：

（一）治未病学术渊源

"治未病"一词，虽首见于《黄帝内经》，但其学术渊源可追溯到春秋乃至商代的多种文献。《商书·说命》中"有备无患"已看出夏商时代的祖先已经朦胧地认识到疾病预防的重要性，未病理论已初露端倪；《周易》云："君子以思患而预防之"。反映了防患于未然的思想；老子从事物由量变到质变的规律，提出了"为之于未有，治之于未乱"的思想；《黄帝内经》中除明确提出"治未病"概念外，还有一些隐含治未病思想的篇章，如《素问·四气调神大论》，其中心思想是教化人们顺应四时气候的变化，调养精神情志，从而达到健康防病的目的。此后，历代医家结合自己的医疗实践，从不同的侧面丰富和发展了"治未病"思想的内涵和外延。朱丹溪就是继承和弘扬"治未病"的名家，其治未病学术思想对《黄帝内经》预防医学的思想作了很好的发挥。

（二）对预防为主的发挥

朱丹溪在《丹溪心法》"不治已病治未病论"中提出预防为主的观点："尝谓备土以防水也，苟不以闭塞其涓涓之流，则滔天之势不能遏；备水以防火也，若不以扑灭其荧荧之火，则燎原之焰不能止。其水火既盛，尚不能止遏，况病之已成，岂能治欤？"其以取类比象的方法，生动形象地说明了"治未病"的重要性。可谓论述精辟，类比生动，并强调"法于阴阳""调于四气""食饮有节""起居有常"，可以说是"治未病"画龙点睛之处，集中而又深刻地反映朱丹溪"治未病"的学术思想。这与《素问·上古天真论》所言："上古之人，其知道者，法于阴阳，和于术数，食饮有节，起居有常，不妄作劳，故能形与神俱，而尽终其天年，度百岁乃去"所阐述的内容相一致。他认为"昔黄帝与天师难疑答问之书，未曾不以摄养为先"，"谆谆然以养身为急务者，意欲治未然之病，无使至于已病难图也。"寥寥数语，对《内经》预防医学的思想作了很好的发挥，也为现代预防医学提供了重要的理论依据和研究方向。

《丹溪心法》云："与其救疗于有疾之后，不若摄养于无疾之先，盖疾成而后药者，徒劳而已。是故已病而不治，所以为医家之法，未病而先治，所以明摄生之理。夫如是则思患而预防之者，何患之有哉？此圣人不治已病治未病之意也。"，朱丹溪认为"既病防变"是医家的治疗之法，"未病先防"才是圣人预防之道，反复告诫人们摄养预防是《黄帝内经》治未病的本义。"盖保身长全者，所以为圣人之道，治病十全者，所以为上工术"。所以治未病者为上医也，其不仅要具有卓越的施医救人技术，更有高尚的医德。

（三）朱丹溪治未病的主要论述和特色

朱丹溪"治未病"学术思想在其论著中均有充分体现，如"阳有余阴不足论""相火论""慈幼论""养老论""茹淡论""倒仓论"等，并提出诸多将养方法，影响深远。

1. 阳有余阴不足论 朱丹溪明确指出："人之一身，阴不足而阳有余"，从而倡导"阳有余阴不足论"的新说，是他的学术思想的重要体现。对于人体衰老，朱丹溪有较为深入的认识，将衰老的原因归于肾阴之亏，精血俱耗，认为"人身之阴，难成易亏，六七十后，阴不足以配阳"。其论从"天人相应"的角度，论述了人身"气常有余，血常不足"，指出"人身之阴气，其消长视月之盈缺"。同时指出，在生命的生长壮老已过程中，阴气难成易亏，四十岁以后，"阴气过半"；而"人之情欲无涯"，又往往受诸多外界因素的影响，"温柔之盛于体，声音之盛于耳，颜色之盛于目，馨香之盛于鼻"，种种物欲的刺激，人心往往难以克制而妄动，"心动则相火亦动，动则精自走，相火翕然而起，虽不交会，亦暗流而疏泄矣"。据此，朱丹溪强调，"阳有余阴不足"是生理之必然，病理之转归，保养大法在于收心养心，宜避一年之虚、一月之虚、一日之虚，以及病后之虚，保全天和。

2. 相火论 "相火论"是朱丹溪的主旨性的学术观点之一，其与"阳有余阴不足论"是紧密相连、互为补充的。朱丹溪在《相火论》中对内生火热的发病机理有创造性地论述：相火寄于肝肾，源于精血，火易亢盛妄动，火妄动为贼邪，必伤耗阴精，阴伤会变生各种病证，"火起于妄，变化莫测，无时不有，煎熬真阴，阴虚则病，阴绝则死"。人之虚在阴，阴之伤在火，火之起在动，其论环环相扣，细致缜密。对于疾病谱发生变化，精神心理因素日以为烈的今天，朱丹溪之说，于临床施治、于养生保健，其现实意义不可小视。

3. 慈幼论 《慈幼论》强调，人十六岁以前，血气俱盛，唯阴长不足，肠胃尚弱，要注意养护。如稠黏干硬，酸咸甜辣，一切鱼肉、木果湿面、烧炙煨炒，但是发热难化之物，皆宜禁绝。他还重视乳母的饮食对小儿的影响，如他说："儿之在胎，与母同体，得热则俱热，得寒则俱寒，病则俱病，安则俱安，母之饮食起居，尤当慎密。"其理，乳子之母，饮食下咽，乳汁便通，情欲动中，乳脉便应，病气到乳，汁必凝滞。儿得此乳，疾病立至，或生热，或吐泻，或疮痍，为口糜，为惊搐，为夜啼，为腹痛，种种不一。他强调要细察小儿病证表现，调节好母亲饮食，母安则子亦安，病证消弭。

4. 养老论 朱丹溪在《养老论》指出："人生至六十、七十以后，精血俱耗"，阴气亏虚，而致它证丛生，"目昏目眵，肌痒溺数，鼻涕牙落，涎多寐少，足弱耳聩，健忘眩运，肠燥面垢，发脱眼花，久坐兀睡，未风先寒，食则易饥，笑则有泪，但是老境，无不有此。"十分生动地描述了人体衰老的病态表现，也充分说明精血亏虚是人体衰老的重要原因。如果善于摄养保存阴气精血，就可以延缓衰老，故丹溪极为重视阴精的摄养之法和延缓衰老的作用，提出慎色欲以保其精，健脾胃以养其阴等法。还特别针对老年人指出："夫老人内虚脾弱，阴亏性急，胃热则易饥而思食，脾弱难化则食已而饱，阴虚难降则气郁而成痰。"因此，宜多食"谷菽菜果，自然冲和之味，有食入补阴之功。"这与丹溪创立"阳常有余阴常不足"之说相一致，并由此确立了"滋阴降火"的治则，倡导滋阴学说，这与养生有着密切的关系。

5. 茹淡论 《格致余论·茹淡论》："味有出于天赋者，有成于人为者。天之所赋者，若谷、菽、菜、果自然冲和之味，有食之补阴之功"；"人之所为者，皆烹饪调和偏厚之味，有致疾伐命之毒。"指出，茹淡饮食是天所赋的自然冲和之味，最有养阴之功，以补人体之阴精，而助人长寿。联系到具体事物，他说，"安于冲和之味者，心之收，火之降也"，"天之所赋者，若谷菽菜果，自然冲和之味，有食入补阴之功，此《内经》所谓味也。"至于"大麦与栗之咸，粳米、山药之甘，葱、薤之辛之类，皆味也。"其中粳米最有补阴之功。"彼粳米甘而淡者，土之德也，物之属阴最补者也。"强调茹淡，节制饮食，以自然五味补养阴精。

6. 倒仓论 朱丹溪别开生面地提出"倒仓论"，并以此法治愈其师许谦罹患多年的痿证。《格致余论·倒仓论》记载，"肠胃为市，以其无物不有，而谷为最多，故谓之仓，若积谷之室也。倒者，倾去积旧而涤濯，使之洁净也……其方出于西域之异人，人于中年后亦行一二次，亦却疾养寿之一助也。"现代认为"倒仓"，又称为"清肠""清仓"，是通过清理胃肠道积滞而预防、治疗疾病的方法。人体的肠胃就像一个粮仓，在贮存营养物质的同时，也产生了大量有害物质，若不及时加以清理，有害物质就会越积越多，损害人体健康。因此，所谓"倒仓"，就是及时排除肠道的糟粕浊物，推陈出新，保持胃肠道清洁。任汉阳等认为便秘是一种常见的老年病，便秘可影响整个机体的功能而变生诸病，进而影响寿命，便秘和衰老具有一定的相关性。治疗和预防便秘，加快体内废毒物的排泄，减少有害毒素的吸收，是保健延寿的有效方法。遵循中医以通为补的理论，重视古老"倒仓法"的研究，是中医防病养生、延寿抗衰老的一条新途径。

除此之外，学习研究其医学理论时，深感朱丹溪对"节养"二字的重视，如《格致余论》中开篇即列《饮食色欲箴序》，明确指出养生之道在于节饮食，戒色欲。"传曰：饮食男女，人之大欲寸焉。予每思之，男女之欲，所关甚大，饮食之欲，于身尤切，世之沦胥陷溺于其中者，盖不少矣。苟志于道，必先于此究新焉。因作饮食、色欲二箴，以示弟侄，并告诸同志云。"朱丹溪重视"节养"，跃然纸上。

总之，朱丹溪"治未病"的思想，贯穿在他的学术见解和临床实践中。治未病理论中的防微杜渐和既病防变认可了疾病是永恒的存在，衰老是自然规律，而养生中善于使用这些方法，可以达到健康长寿的目的。这种未雨绸缪、防患于未然的预防思想，迄今仍具有十分重要的指导意义，如何治未病更是值得我们深入研究。

（庄爱文　王英　李晓寅）

"滋阴学说"的原理底蕴剖析

"道、气、理、器",这是中国传统"儒教思想"中"修心养性"的行为准则,被至尊为天地万物生化的"四大元素"。

所谓"道",指宇宙万物的本体、本原,"一阴一阳之谓道";"气",指构成万物的本原。朱熹认为气是由精神派生出来的,称之"人欲";"理",条理、准则,指精神的本原。儒教指的是"三纲五常",程朱理学谓"天者理也",即"天理";"器",指有形的具体事物,与道相对。

朱丹溪从医之前,曾经师事理学大师朱熹的四传弟子许谦门下,认真研读过道德生命学,尤是对程颢、程颐兄弟的"理气学说"及相关的"天地五行说"有过深入研究,这些为朱丹溪晚年著述《格致余论》,创立"滋阴学说"奠定了思想基础与理论基础。

解读程朱理学的灵魂,就是解证"天理"与"人欲",即突出"存天理,灭人欲"的中心思想。剖析理学的理论基础,以笔者综合,体现在三个层面:

其一,天理。程颢、程颐说:天理"在天为命,在义为理,在人为性",即"天地之性"与"气质之性"。即是说自然的"天地阴阳"与人体的"气血阴阳",具有相类的可比性。

其二,人性。朱熹把人性分为"天地之性"与"气质之性",认为这两者都体现"人心"。他说:"心,主宰之为也;无心则无以见性。"

其三,道心。朱熹说:"人只一心,知觉从耳目之欲上去,便是人心;知觉从义理上去,便是道心。"他又说:"道心者,天理也;人心者,人欲也。"(以上引自《闲话中国·儒教的思想和修养方法》)

正是这三个方面的"理学理论",诱发了朱丹溪的医学睿智,促成他

《格致余论》的成功著述。

据考订，程朱理学对"天地阴阳"作如是论述："天地阴阳之运，升降盈虚，未尝暂息。阳常盈，阴常亏。"朱丹溪在其《阳有余阴不足论》与《相火论》等专论中，就是以此"天地阴阳"比类于人体，他说，"气常有余，血常不足。"同时，他又以"日实明于月，月缺禀日光"，认为人体"阳常有余，阴常不足。"分析朱丹溪这个"阳有余阴不足"理论及《格致余论》相关内容可知，所谓"阳有余"，就是指人体情欲因受外在因素的引诱，气血就要妄动，导致体内相火炽盛而发生各种病患。因此，朱丹溪提出"滋阴泻火法"，并逐步形成"滋阴学说"，创立了中医重要学术流派——滋阴学派。

不仅如是，朱丹溪以"医疗养生"为立足点，从人体生命、成长状态、发展过程；人体健康、生命质量、生活习性；人体机理、气血脏腑、情欲戒律；四时变化、五行相生、环境地理等等变化上切入研究，提出了一系列中医养生的科学理念与理论。

1. **人生气理**　朱丹溪说："人受天地之气以生，天之阳气为气，地之阴气为血，故气常有余，血常不足。"（《阳有余阴不足论》）这话告诉我们，人体的生命要素在于"阴阳之气"的和谐相生，互补共济，相依为命。"气"对人来说是一个非常重要的理念。气在中医养生中被视为人体生长发育，脏腑运转，体内物质运输、传递和排泄的最基本的能源。人们在日常生活中说的"断气"，就证明了"气"对生命的重要性。断气就意味着一个机体或一个生命的死亡，没了气就没了命。庄子在《知北游》中说："人之生也，气之聚也，聚则为生，散则为死。"指的生命原理就是这个"气"字。气是精，是灵，是魂，也是神！故从特定意义认知，养人之气，即是养生。

2. **生命机理**　朱丹溪说："人之生也，男子十六岁而精通，女子十四岁而经行。是有形之后，犹有待于哺乳水谷以养，阴气始成，而可与阳气为配，以能成人……可见阴气之难于成。"（《阳有余阴不足论》）朱丹溪的这个理念告诉我们，由于人体生命活动的需要，以及人体本能的恣情纵欲等原因，势必不断地消耗精神、气血等物质，因此，人的"阴气"易亏于后，造成阴虚阳足，制约人体成长与健康。

3. **病机源理**　朱丹溪说，人体养生，"气阳血阴，人身之神，阴平阳秘，我体长春。"（《色欲箴》）朱丹溪的这个病源气理，妙在穷根格致。它告诉我们：人类要健康养生，必须深情关注两大生命要素：①气血通和；②阴阳平衡。其意是说，人身上的气血必须处于一种平衡、协调、通畅、有序的通和互冲状态，就能保持人体的精力充沛，身心舒畅，体魄强健；只有持久保持生命的气血平和，才能益寿延年。与此同时，当人体感到身不适，气不顺，心抑郁时，就常常是"气血不足，阴阳失衡"之时，就应当知道病机之源在于"阳足阴虚"，是"气足而血亏"造成的，要及时补血，使阴平而阳秘。补血就是滋阴，补阴气；阳秘，则阳不化火，阳不克阴。

4. 适时调理　朱丹溪说："天地以五行更迭衰旺而成四时，人之五脏六腑亦应之而衰旺。"（《格致余论》）解读朱丹溪这话的意旨，是启迪人们结合春夏秋冬或寒热阴阳不同变化，做到适时养生。原文的意思是说，天地间因为五行的相生相克而有了四季的变化，人体内的五脏六腑也随着四季的变化而有旺盛和衰弱的时候，春夏秋冬容易使人相火妄动；因此，人要依四时变化而养生，以调节、适应、维持人与自然变化的和谐与统一。

5. 和谐性理　朱丹溪说："唯人之生，与天地参，坤道成女，乾道成男。配为夫妇，生育攸寄，血气方刚，唯其时矣。"（《色欲箴》）辨析这话的理念所在，指的是运用天地五行理念，解读天地阴阳与夫妻之间和谐性生活，解读人体健康养生与传宗接代的关系。

性，是爱的最强的生命信息。黎巴嫩著名的哲学家、文学家纪伯伦曾经说过，"性爱，连悲哀者本身都变得欢乐了。"英国著名的哲学家罗素也曾说过，"爱情能使生命更新，正如天旱后的甘露之于植物一样。"用这些经典的理念来解释、正义、辨析朱丹溪"性爱养生论"，我们可从中获得三点养生文化的启迪：①和谐性爱，揭示阴阳平衡，男女平等，夫妻相敬，心心相印的感情生活，大写了人生的生命与幸福的本质；②和谐性爱，能滋阴气，调阴阳，顺情感，润肌肤，直如春风沐甘霖，加快人体新陈代谢，让人精神抖擞，既能让女人美容养颜，又能提高家庭生活质量；三是和谐性爱，能让夫妻在满足快感，释放欲望，松弛精神，既攸寄生育，传宗接代，又生活美满，后继有望，家庭欢乐，延年益寿。

上述解证的五个"阴阳间性"的理念与实践，足以印证朱丹溪在中医养生上的"标新立异"，就是把"养阴抑阳"作为首要的举措。正是基于这个理论，朱丹溪主张幼年不宜过饱过暖；青年晚婚节欲；老年饮食宜茹淡食，才能达到"保全天和、却病延年"的目的。朱丹溪的这些睿智和经典，有别于金元时期的刘河间、张从正、李东垣的学术观点，使丹溪的"滋阴学说"独树一帜，影响深远。

（李世升　刘勇　葛海有）

浅述朱丹溪与胃气论

朱丹溪的学术思想，最为著名的是"阳常有余，阴常不足"论，所以后世有人认为朱氏的主要学术贡献在于提出了阳有余阴不足论和相火论，在治疗上创立了滋阴降火大法，完善了火热证的治疗，丰富了内伤火热的内容。同时，他又以气血痰郁为纲，论治杂病，故后人亦称他为杂病大家。其实他也十分重视中焦脾胃，临证用药处处突出顾护脾胃之气，可以说顾护胃气乃朱丹溪学术思想的又一个重要方面，尤其在治疗方法与疾病预后的判断上，占据了中心位置，这同样是很值得我们进一步研究和探讨的，兹将其胃气论的有关内容整理如下。

（一）从生理、病理方面阐述了胃气的重要性

人之一生，从生理上来说，生、长、壮、老、已是不可更改的自然规律，这一过程，实质上也就是气血由盛而衰而亡的过程。脾胃为后天之本，气血的充盛，有赖于水谷精微的滋养。而水谷之滋养气血，又与脾胃的运化息息相关。他认为："胃气者，清纯冲和之气，人之所赖以为生者也。"又说："人之生也，男子十六岁而精通，女子十四岁而经行。是有形之后，犹有待于乳哺水谷以养，阴气始成而可与阳气为配，以能成人，而为人之父母。"意即是说，人生之后，必赖后天胃气的滋养，才能成长发育，由少及壮。因此，后天胃气，实关乎人体生命活动的全过程，须加以高度的重视。如论及小儿，虽"血气俱盛，食物易消，故食无时，然肠胃尚脆而窄"，不能纵口，不能姑息，需要保护胃气，才能正常的生长发育，这就是"慈幼"之道。他在《格致余论》中指出："人之

阴气，依胃为养""言胃弱者，阴弱也，虚之甚也""阴之所生，本在五味""若谷菽菜果，自然冲和之味，有食人补阴之功"，阴气既生，则阴得以配阳，阴阳自然调和。尤其是老年之人，"阴不足以配阳，孤阳几欲飞越，因天生胃气尚尔留连，又藉水谷之阴，故羁縻而定耳"。此时更宜重视保护胃气，使脾易化而食味进，则下焦的虚衰，亦可得到胃气的滋养而逐渐回复，并提出"补肾不如补脾"的著名论点。在朱氏看来，生、长、壮、老的生理过程，每个环节都与脾胃密切相关。

生理如此，病理亦然。既然朱丹溪认识到了脾胃为清纯冲和之气，具有养阴配阳之功，在人生之中具有重要作用，故凡脾胃受邪，损伤了清纯冲和之气，则可导致受纳、运化失常，而失却养阴配阳的作用，阴阳失调，疾病由是而生。朱丹溪有句名言，曰："气血冲和，万病不生；一有怫郁，诸病生焉。"可见，在病理上，他也非常重视气血的畅达与否。气血是否畅达与五脏功能关系极为密切，而他尤其强调脾胃所具有的关键作用。他指出："脾具坤静之德，而有乾健之运，故能使心肺之阳降，肾肝之阴升而成天地交之泰"。脾胃健运，则阳降阴升，天地交泰，自然气血冲和。若脾胃虚弱，则"气血两亏，痰客中焦，妨碍气机，不得运行，以致十二官失其职"。至于脾胃之气受损的原因，诸如"谋虑神劳，动作形苦，嗜欲无节，思想不遂，饮食失宜，药饵违法，皆能致伤"。又胃居中属土，喜容受而不能自运，故"人之饮食，遇适口之物，宁无过量而伤积之乎？七情之偏，五味之厚，宁无伤于冲和之德乎？"伤之后，当用调补，若反而"恣意犯禁，旧染之证尚未消退，方生之证与日俱积，吾见医将日不暇给，而伤败胃气，无复完全之望，去死近矣"。临证所见，因脾胃受损，运化失职而致病者比比皆是，如鼓胀，往往症重且变化多端，但究其所由，总因脾胃之虚使然。诚如朱丹溪所述："七情内伤，六淫外侵，饮食不节，房劳致虚，故脾土之阴受伤，转运之官失职，胃虽受谷，不能运化，故阳自升，阴自降，而成天地不交之痞，清浊相混，隧道壅塞，郁而为热，热留为湿，湿热相生，遂成胀满。"这里尤其值得指出的，丹溪不仅认为脾胃运化失职，斡旋气血乏力是导致诸多疾病的关键，而且还认为疾病的转归亦决定于胃气的强弱与否。如"痎疟"之病，丹溪指出：病之初"胃气尚强，全不自觉"，至病久"恣意饮食，过分劳力，竭力房事，胃气大伤，其病乃作，深根固蒂，宜其难愈"。他还强调指出："有胃气也，病虽重可治，反此者逆。"由此可见，不论是生理抑或病理，疾病的发生还是转归，朱丹溪都很重视脾胃在其中的作用。

（二）临证处方，处处顾护胃气

朱丹溪的学术主导思想是"阳动损阴"，故其治疗以泻火滋阴为主亦属自然。但他的治疗又有一大特点，就是处方用药重视调理脾胃，这在其医案中得到充分体现：①病邪虽实，但胃气伤者，不可妄攻。他认为："大凡攻击之药，有病则病受之，病邪轻而药力重，则胃气受伤。夫胃气者……唯与谷、肉、菜、果相宜。盖药石皆是偏胜之气，虽参、芪辈为性亦偏，况攻击之药乎？"②病后当节食，不可恣意犯禁，嗜欲无节，虽病者当禁，亦医者之责任也，不可不告之。诚然，朱丹溪反对《和剂局方》滥用香燥温补药，然症若确属脾虚，他也善用温补以益气健脾。至于胃肠实滞壅塞，不能自运者，气机不畅，中焦运化失调者，朱丹溪或消导和胃，或疏达气机，健运中土。其对于调理脾胃，斡旋气机之法，堪称运用自如。下面所举朱丹溪的医案，均是运用顾护脾胃理论治疗而愈。

1.扶正祛邪，攻补兼施

案1：永康吕亲，形瘦色黑，平生喜酒，多饮不困。年近半百，且有别馆。忽一日，大恶寒发战，且自言渴，却不饮。予诊其脉大而弱，唯右关稍实略数，重取则涩。遂作酒热内郁，不得外泄，由里热而表虚也。黄芪一物，以干葛汤煎与之。尽黄芪二两，干葛一两，大得汗，次早安矣。"（《格致余论·病邪虽实胃气伤者勿使攻击论》）。

按：此案寒战大发，渴而不饮，朱丹溪认为是酒热内郁不得外泄，但病者形体消瘦，脉大而弱，则是胃气已败，如果处方时重发其汗，恐汗不得出；如果清泄其酒热，恐胃气受伤。汗之不可，下之亦不可，遂用黄芪配葛根，健脾助汗，汗出而邪去，邪去则正安。此案给我们的启发是，邪气虽实，而胃气伤者，可扶正祛邪，攻补兼施，药宜轻灵，味宜冲和，黄芪配葛根，辛凉味甘，益气透表，养胃生津，毫无伤胃之弊，真可谓平淡之中见奇功也。

2.先补后攻

案2：叶先生名仪，尝与丹溪俱从白云许先生学，其记病云：岁癸酉秋八月，予病滞下，痛作，绝不食饮，既而困惫不能起床，乃以衽席及荐，阙其中而听其自下焉。时朱彦修氏客城中，以友生之好，日过视予，饮予药，但日服而病日增，朋游哗然议之，彦修弗顾也。浃旬病益甚，痰窒咽如絮，呻吟亘昼夜。私自虞，与二子诀，二子哭，道路相传谓予死矣。彦修闻之曰：吁，此必传者之妄也。翌日天甫明，来视予脉，煮小承气汤饮予，药下咽，觉所苦者自上下，凡一再行，意泠然，越日遂进粥，渐愈。朋游因问彦修治法，答曰：前诊气口脉虚，形虽实而面黄稍白，此由平素与人接言多，多言者中气虚。又其人务竟已事，恒失之饥而伤于饱。伤于饱，其流为积，积之久，为此证。夫滞下之病，谓宜去其旧而新是图，而我顾投以参、术、陈皮、芍药十余帖，安得不日以剧？然非浃旬之补，岂能当此两帖承气哉！故先补完胃气之伤，而后去其积，则一旦霍然矣。众乃敛衽而服。（《古今医案按·卷三·痢》）

按： 此案为下痢证，里急后重甚迫，与承气汤泻之必伤胃气，恐痢不止而中气伤，形成坏病，所以先补后攻，分步治之，果见效验。朱丹溪在治疗方法上，首重脾胃，此乃《伤寒论》以来最基本的治疗原则，可知朱氏对于张仲景学说具有深刻的理解。案中云："前诊气口脉虚，形虽实而面黄稍白，此由平素与人接言多，多言者中气虚。又其人务竟已事，恒失之饥而伤于饱。伤于饱，其流为积，积之久，为此证。"其重视脾胃损伤在发病学的意义，于此可见一斑。

3.培补正气，养正邪自去

案3：一人年六十，禀壮味厚。春病疟，先生教以却欲食淡，不听。医与劫药三五帖而安。旬后又作又与，绵延至冬，求治先生。知其久得汗，惟胃气未完。时天大寒，又触冒为寒热，非补不可。以一味白术为末，粥丸，与二斤。令其饥时且未与食，取一二百丸，热汤下，只以白糜粥调养。尽此药，当大汗而安，已而果然。如此者多，但药略有加减耳。（《丹溪治法心要·卷一》）

按： 本例重用一味白术，以健脾益气，力专效宏，正气得复，则疟邪和寒邪随汗出而自消散。"如此者多，但药略有加减耳"，说明此类治法是朱丹溪经常使用的方法，虽然药物略有加减，但大法不变，就是培补正气，养正邪自去的治疗原则。

4.病后慎节饮食，以护胃气

案4： 予族叔，形色俱实，痎疟又患痢，自恃强健能食，绝无忌惮。一日召予曰："我虽病，却健而能食，但苦汗出耳。汝能止此汗否？"予曰："痎疟非汗出不能愈也。可虑者正在健与能食耳。此非痢也。胃热善消，脾病不化，食积与病势已甚矣。此时节择饮食以养胃气，省出入以避风寒，候汗透而安。"叔曰："世俗谓无饱死痢，我今能食，何谓可虑？"余曰："痢而能食者，知胃气未病也，故言不死，非谓恣食不节择者。"不从所言，恣口大嚼，遇渴又多啖水果。如此者月余后，虽欲求治，不可着手矣，淹淹又月余而死。《内经》以骄恣不伦于理为不治之病，信哉！又周其姓者，形色俱实，患痢善食而易饥，大嚼不择者五日矣。予责之曰："病中当调补自养，岂可滋味戕贼！"遂教之只用熟萝卜吃粥，且少与调治，半月而安。（《格致余论·大病不守禁忌论》）

按： 此二案说明了饮食禁忌、顾护胃气对于疾病预后的重要意义。前者初起无胃虚之象，而是胃热善消，虽自恃能食，但下痢不止，乃脾病不化，食积与病势均重，唯有节食以保胃气，使脾运化津，才能助汗透表祛邪，可病者不听劝阻，果数月而死。后者听劝阻，调补自养胃气，半月而愈。以两者作为对比，丹溪用心良苦地告诫后学，治病当以胃气为本，应注意饮食禁忌，否则可治之病，有可能变为不治之症。笔者临床体会，临证当问饮食二便，以知胃气之强弱，以预知疾病之预后。无论新病、久病，能食者，或为胃素蕴热，或其平素胃气强健，均易痊愈，乃脾胃为后天之本故也。又凡治病，无论外感、内伤，投方后无论其本病减轻否，若纳进知饥者，多有向愈之机，否则，或为药证不符，或为预后不良之兆。

5.胃气对预后的判断

案5： 一妇人，年四十余，面白形瘦，性急。因有大不如意，三月后，乳房下肋骨作一块，渐渐长掩心，微痛膈闷，饮食减四分之三，每早觉口苦，两手脉微短而涩。予知其月经不来矣，为之甚惧，勿与治，思至夜半，其妇尚能出外见医，梳妆言语如旧，料其尚有胃气。遂以人参、术、归、芎，佐以气药，作一大服，昼夜与四次。外以大琥珀膏贴块上，防其块长。得一月余，服补药百余帖，食及平时之半。仍用前药，又过一月，脉渐充，又与前药，吞润下丸百余粒。月经行不及两日而止，涩脉减五分之四。时天气热，意其经行时必带紫色，仍与前药加三棱，吞润下丸，以抑青丸十五粒佐之。又经一月，忽块已消及一半。月经及期，尚欠平时半日，饮食甘美如常，但食肉不觉爽快。予令止药，且待来春木旺时，再为区处。至次年六月，忽报一夜其块又作，比旧又加指半。脉略弦，左略怯于右，至数平和。自言饱食后则块微闷，食行却自平。予意必有动心事激之，问而果然。仍以前药加炒芩、炒连，以少木通、生姜佐之，去三棱，煎汤，吞润下丸，外以大琥珀膏贴之，半月经行气块散。此是肺金因火所烁，木稍胜土，土不能运，清浊相干，旧块轮廓尚在，皆由血气未尽复也。浊气稍留，旧块复起，补其血气，使肺不受邪，木气伏而土气正，浊气行而块散矣。（《丹溪治法心要·卷七》）

按：本案乃朱丹溪以胃气对其预后进行判断及用药的又一经典之病案。该患者面白形瘦为气血虚弱之体，而性急则为肝火素旺之人。肝旺气虚，脾气受制者最畏土败，也最易土败。今饮食大减，脉微短而涩，胃气颓弱之势已成，化源将绝，故断言"月经不来矣"，且"为之甚惧"，其预后全在胃气存亡与否。若无胃气，攻伐之法将无以施其技，病必不治。丹溪归后，思其妇尚能外出求医，日常行动如常，料想其尚有胃气，于是与人参、白术、当归、川芎等补气、补血、理气之剂，日夜兼服，服药一月余，饮食渐增至平时之半，是胃气渐复也。又经一月，脉复渐充，再加润下丸，以和胃化痰消块等。再经一月，块已消去一半，待胃气复而病自愈也。《素问·平人气象论》："平人常气禀于胃，胃者，平人之常气也。人无胃气曰逆，逆者死……人以水谷为本，故人绝水谷则死，脉无胃气亦死。"在《内经》的启示下，历代医家强调顾护胃气，仲景《伤寒论》如是，李东垣《脾胃论》更如是，朱丹溪亦不例外。现代医学治疗亦难离胃气，目前危重病患者非常强调早期行肠内营养，此实为保胃气之举措也。

（三）养生保健，补肾不如补脾

朱丹溪之代表作《格致余论》，其《饮食篇》谆谆诚人饮食须节择，忌大嚼大饮，肥甘厚味，辛燥煎炙，并提倡茹淡饮食，认识到了饮食对于人体健康的重要性。饮食得当，则有益养生，反之则足以致病减寿。其所谓茹淡饮食，实即是主张食物天然素净，清淡而避免烹饪，从而以养胃中纯和之气。他还认为，淡食而徐饱者大有益于脾胃，而恣食贪饮，徒伤脾胃，以致"比及五十疾已蜂起，气耗血竭，筋柔骨痿，似此等纵于口味，必首伤脾胃，以所养转为所害，如此何以能避疾长寿？"所以朱丹溪强调，人欲却病长生，首宜保养脾胃，而欲使脾胃强健，则首宜调适饮食。除此而外，朱氏还专作《慈幼论》与《养老论》，针对小儿、老人脾胃的特点，详述了二者保养脾胃的意义、方法等。如其论小儿曰："人生十六岁以前……肠胃尚脆而窄，养之之道，不可不谨"。注重养生之道的关键是保养脾胃，因小儿"血气俱盛，食气难消"，胃肠发育尚不完善，脾胃尤宜受损。因此，在饮食上若"黏稠干硬，酸咸甜辣，一切鱼肉、木果、湿面、烧炙、煨炒，俱是发热难化之物，皆宜禁绝。"如不能"忌口以自养，则必多病，迨至成人，亦筋骨柔弱"，所以小儿不可"惟务姑息，无所不与"，而伤其娇嫩之胃肠。他对于老年病的防治贯穿了胃气论思想，强调养老也需保护胃气。"老人内虚脾弱，阴亏性急，内虚胃热则易饥而思食，脾弱则难化则食已而再饱，阴虚难降则气郁而成痰，至于视听言动，皆成废懒，百不如意，怒火易炽"。基于此，他主张老人宜少食或不食"物性之热者，炭火制作者，气之香辣者，味之甘腻者"，以免"爽口作疾，厚味措毒"。若图一时之快因纵口味，积久必为灾害。他认为"脾得温则易化而食味进"，从而提出了"补肾不如补脾"的观点，对后世影响深远，厥功甚伟。

总之，朱丹溪真不愧为一代宗师，其师事罗知悌，为刘河间再传弟子，学术上他不仅发挥河间学说，开创滋阴学派，注重先天阴精之保护，同时还吸收了李东垣《脾胃论》的思想，兼采戴人之说，十分重视后天脾胃之调养，并对脾胃学说有所阐扬。所以，朱丹溪既长于滋阴降火之法，又善于调理脾胃之气；既精于苦寒泻火，又妙于温中补土。我们研究其学术思想，不能以偏概全，当窥其全貌，既要注重其特色，又要进行全面的继承，这样，才能在此基础上进一步的提高。

（余丹凤）

生活习惯与生命质量——丹溪养生文化研究

丹溪养生文化的核心是："以理精医，虽医亦理"；"以理辨症，源亦究理"。其所论所究之理，皆养生之理、生化之理。鉴此，朱丹溪的医理、病理、药理之源，辩证地告诉我们：人的生命质量，取决于生活习惯，直如"性格决定命运"之经典，人体的健康与疾病，皆在"动静理气"的生命之行中。

（一）对"动静理气"与"正人习性"的研究

研究朱丹溪的临床实践，从本质意义认知，是治病救人，养生活命，提升人的生命质量。是研究生命元素的"动静理气"之行。

1."动静理气"对"中医流派"的影响　以笔者管见，丹溪医理之源的核心与灵魂，即是"动静理气"。

朱丹溪倡导的中医施治与养生，其临床病理与病机的探索，功在对"动静理气"的研究，这是"滋阴学说"的立本之源。由于后来丹溪学派传承者的不断深化，开创了一个中医养生的全新时代。其间，尤是在中医病机理论挖潜与开发上，丹溪学派的许多骨干人物成为明清诸多学派和学科领域的学术带头人，也开创了中医历史的新纪元。

在国内，最有典范的代表有三：①汪机继承发展了丹溪中医养生的气血论，成为新安医学的开山鼻祖；②王履为温病学说的独立奠定基础；③赵献可根据王纶学说与丹溪滋阴说，提出"滋阴降火论"，构成命门学说的中心内容。其中，薛己则创命门温补派之先河。

在国外，公元15世纪，丹溪学说由日本僧人月湖、田代三喜等传入日本，成立"丹溪学社"等机构进行研究，发展成为日本汉方医学最早的流派"后世派"，深化了朱丹溪命门学理与滋阴学说，将朱丹溪尊称为"医圣"，现代在医学养生与人体健康研究上实现了新的突破，尤是在营养食疗养生、病毒自由基研究、水素发明等方面，取得显著成就。

2. "动静理气"对"相火命门"的影响

（1）君火主相火。君火即心火。从社会学名位诠释，君尊主位；宰相守位。朱丹溪即以此"君臣司职"而论"君火与相火"。何为君火？他说："火内阴而外阳，主乎动者也。以名而言，形气相生，配于五行，故谓之君"，是谓君火。何为相火？他说，火之动"守位禀命，因其动而可见，故谓之相"，即是相火。

朱丹溪的这个"相火定义"，可以给我们三点启示：①动是生命活力所在。这既是对君火与相火的命名和定位，也是对人体生命活力和活动能量的解证。②动的主因是能量。此话的内在意思揭示：火是物质的燃烧，燃烧才能产生热能，有能量方能促进运动。这就从人体本质意义上表明供给身体热能的营养物质与热能的关系。③动即阴阳相生。这话也形象说明火燃烧的特征，火燃烧时内阴外阳，火气、火光亦内弱外强，这就表明在内燃烧的物质属阴，在外发挥作用的火属阳，它们是互为对应的。

考证丹溪这"君火以名，相火以位"的医理命名，最早始于《素问·六元纪大论》。对此，孙一奎在《医旨绪余》作如下注疏："夫君火以名者，盖以君虽属火，然至尊无为，惟正火之名，故曰君火以名。相火以位者，盖相宜行火令而守位禀命，故曰相火以位，犹之宰相奉行君令，为职位之宜然也。"剖析这个"名位关系"，能启悟的养生之道亦有三：①君为心之尊，心为人之尊，君火即心火，人体靠心火主政。平常说人好，总说心好，源理如是。②相火是对君火而言，是听命而动的，故前者正名，后者正位，所谓名正、位正、心正，渊源亦此。③相火主位主政，足见其在人体生命活动中的重要地位与重要意义。生活工作中，所谓人在其位，各谋其政，不在其位，不谋其政，理出同一。此亦可为心术人道之正，其越位而用心者，盖其心不正，其行必出轨，此亦为人养生立身之道也！

从人体器官定位而认知，相火对人体养生、健康，作用异常重大。朱丹溪说：人"其所以恒于动，皆相火之为也。"他又说："人非此火不能有生"。究其"相火之位",丹溪认为寄于"肝肾二部",其"肝肾之阴悉具阳火"。不仅如是,他还认为,相火与胆、膀胱、心包络及三焦都有极密切的关系。因为"胆者,肝之腑;膀胱者,肾之腑;心包络者,肾之配;三焦以焦言,而下焦司肝之分,皆因而下者也。"故生活中有人言,"心火者亦肝火也"。

(2)相火生理气。朱丹溪说:"天主生物故恒于动,人有此生亦恒于动,其所以恒于动,皆相火之为也。"这话的意思是:人的生命之源,缘于相火之动,是物质燃烧的结果;相火就是人体的动气,造化之气,生命之气。相火既是生命的枢机,亦是理气的源泉。人有血气,六经通理,顺而有序;人体有相火之动,即有热能,有能即温百骸,滋养脏腑,让理气通达九窍,从而生元阳、真阳、真火。与此同时,丹溪认为"人心听命于道心",人之相火运动听命于心火支配。若心火安宁,则相火"动皆中节",本于五脏之火皆动,发挥它的正常机能。

朱丹溪的上述理念启示我们三点养生之道:一是养生要养心,要用遵道主静的思想养生、养身;二是养生要节制,要以理学家周敦颐倡导的"中正仁义而主静",朱熹崇尚的"使道心常为一个身之主"的理念来节制自我的情欲,保证静心正欲;三是养生不妄动,这指的是要防止相火因情欲,或物欲的煽动而妄动,要在温补、平和中养生。丹溪后人所发展的温补派与中医诸名流所谈的"命门之火",即由此演发而朱,扬名而赤。

3."理气动静"对人体病机的影响

(1)理气生动静。程朱理学家认为,运动是事物"气"的本性与表证,万物由运动变化而生,一切疾病亦为动静转化而生。《张载集》说:"太和所谓道,中涵浮沉,升降动静,相感之性,是生氤氲相荡,胜负屈伸之始。"朱丹溪即以"气生万物"与"动则相火"来解释"病机病理"的成因。他认为天地为万物之母,人之有形,也是由"气"的运行而化生,"疾"之生发是人常恒动,由动静转化,故人体气血运动和盈虚犹如"日常实,月常缺"一样,亦是"阳常有余,阴常不足",一切病因由此而生发。

(2)动静生邪正。程朱理学中主导"人道"的核心,就是"动静"两字。理学家认为,"动"与"静"有别,"静"是善的、诚的;而"动",

则是两重性的，既正又邪，既善又恶。而动邪便是私欲，便是心妄。其善之动与诚相符，其不善之动便是妄邪之为。由于一切好坏、吉凶皆生于动，善与不善、正与邪，都关系重大。

朱丹溪即以此"动静邪正"之说，来解剖人体动静及其病理之因果。他认为，"动"在人体便是"相火"，"其所以恒于动，皆相火之为也"。相火也具有两重性：①相火之常是人体阳气正常流布的动力，关乎生命所系。他说，"人非此火不能有生"，"相火惟有裨补造化，以为生生不息之运用耳，何贼之有？"这便是相火之"善于正"的一面。②相火的另一面，如果"相火妄动"则为贼邪，为元气之贼，可导致一系列疾病的发生。对此，朱丹溪在《房中补益论》中说："《传》曰：吉凶悔吝生乎动，故人之疾病亦生于动，其动之极也，病而死矣。"

此外，在病机"生发诱因"的剖析上，丹溪又在其《相火论》中提到："岐伯历举病机一十九条，而属火者五，此非相火之为病之出于脏腑者乎……又《原病式》曰：诸风掉眩属于肝，火之动也；诸气郁病痿属于肺，火之升也；诸湿肿满属于脾，火之胜也；诸痛痒疮病属于心，火之用也；是皆火之为病，出于脏腑者然也"。由此可见，人的种种不良生活习惯，都是导致相火妄动的根本导因，也是引发种种疾病的主要动因。

总之，人的不良习性、各种邪欲，皆在"人欲"为害，相火"妄动"为灾。是欲望诱相火，相火引妄动，妄动生灾难。正因如是，丹溪善用滋阴降火之药物，以制病体妄动之相火，以达到治病救人，保健养身与养生之目的。

（二）对"起居无常"与"引发病魔"的剖析

审视丹溪学派的掌门理念，审察其中医的"病机病理"研究的实践，经剖析、梳理、综合，他的独有见地的"滋阴学说"的病理创新，突出展示在"气血痰郁"四伤疾病的施治上，体现在对"五脏六腑"的病机发现上，启示在对"日常生活"的科学养生上。

常人没有养生习惯，生活没有规律，起居无常，寝食无度，喜怒无制，四季无别；或暴食暴饮，或酒色过度，或操劳过度，或失睡过量等各种不良生活习惯，常会引发人体的种种疾病缠身。诸如头痛、头晕、目眩、痛风、痛腰、痛经等各种男女病症。下面便从"痰郁病理""气血虚理""食色性理"三个层面剖析，人体疾病的发生与养生的关系：

1. 对"痰郁病理"研究的养生启示　以笔者从病理研究出发，解读朱丹溪的"气、血、痰、郁"四者的相互关系，即是丹溪"四伤学说"的灵魂所在，也是日常生活细节中可以获取更多养生知识的关键所在。

"气、血、痰、郁"的病理变化，在于"自气成积，自积成痰，痰挟瘀血，遂成窠囊。"导致津之亏耗，真阳不足，阴虚火旺，诸痰相生。下以头痛、头晕、中风为例，简作剖析，从中悟养生之理。

（1）痛晕病理：朱丹溪说："头痛者多主于痰"，"无痰不作眩，痰因火动"，其"眩晕嘈杂乃火动其痰"。可见其将头痛、眩晕归咎于风、痰、火、气、血虚、六经气滞等。又说："有风有痰者，多风痰结滞，痛甚者火多，火曰炎上。血虚头痛者，亦多血不上荣，诸经气滞亦头痛，乃经气聚而不行也。"

中医之"痰"，是作为一种病理产物而存在的，或有形或无形，或在咽喉，或在胁下，或在四肢，或在皮里膜外等，人体各处都能到。通常分热痰、湿痰、结痰、顽痰几类。朱丹溪强调分类辨证而治。

对于痰病的防治，丹溪认为平时要克痰养身，当从两个方面努力：首要"保脾胃防凉袭"，不让身当风；次要"治痰必先顺气"。究其本因，丹溪认为，首先，脾胃是"水谷之海"，主运化水液，痰之发生，无不因脾土不健运，聚湿而成。所以，治痰之根本在于实脾土，燥脾湿。其次，"善治痰者，不治痰而治气，气顺则一身之津液亦附气而顺"，"故调气必先豁痰，如七气汤"。鉴此，平时头痛、头晕、目眩时，服用香附、陈皮、枳实、姜汁、苍术、白术或二陈汤、七气汤，都有利治痰养生而健身。

对于头痛之根治与养生，以笔者所悟与解证，当以"心治、神治、药治"三结合为要。心治，外在"制欲"；神治，内在"静心"；药治在内外结合，"对症下药"。

（2）中风病理：中风，现代医学称"脑溢血""脑血栓形成"等病症，这是中老年"三高群体"（高血压、高血糖、高血脂）多发性疾病。朱丹溪对此病因论述，强调人为因素和地域、环境因素。

朱丹溪说："中风大率主血虚有痰。"又说："案《内经》已下，皆为外中风邪，然地有南北之殊，不可一途而论。唯刘守真作将息失宜，水不能制火，极是！由今言之，西北二方发亦有真为风所中者，但极少尔。东南之人，多是湿土生痰，痰生热，热生风也。邪之所凑，其气必虚。"这是说，引发中风病因有五：①内虚积痰；②外中风邪；③不良生息；④湿热有过；⑤地域影响。太阴经用苍术；少阴经用细辛；厥阴经用吴茱萸。

以笔者悟丹溪之医理与养生药物，品其人体养生之道，启示亦有五点：①检点嘴舌，淡味淡欲，少摄油盐，绝不纵口；②心理平衡，五志不激，顺气化痰，有序将息；③若罹病三高，放开心窍，准时用药，确保睡眠；④适应时令，因地服饰，防范慎细，免受邪寒；⑤若中风卒倒，急先治标，治痰为先，活血殿后。

2.对"气血虚理"研究的养身启示

（1）痛风病理：朱丹溪说："彼痛风者，大率因血受热已自沸腾，其后或涉冷，或立湿地，或扇取凉，或卧当风。寒冷外挂，热血得寒，瘀浊凝滞，所以作痛。"这是说，痛风是一种"类似于热痹之实热型"之病，其痛有常处，痛处常肿灼热，或浑身壮热、剧痛等。究其病因、病机，皆源于不良生活习惯，病在不知养生或图一时之体快。其引发病症主要有二：一是"四肢百节走痛"，谓之"白虎历节风"，即如虎咬之状，昼静夜剧；二是"两腿痛甚"，谓之"叫号撼邻风"。

据笔者相关医著考证，丹溪所言"痛风"，即属现代中医学之"风湿性关节炎"，或"类风湿性关节炎"。这与现代医学所言"痛风"有本质区别。前者，是人体不注意生活养身，不适应自然生活环境等引发人体自身免疫功能亢进而致；后者，是一种由于血中尿酸盐含量高而引发的代谢失常性病痛。

据现代中西医药理研究表明：中药采用生地、白芍等补阴药有抑制免疫功能亢进的作用；西医则用西药以治。

（2）痛经病理：女人痛经之病，朱丹溪剖析，其病机与病理主因有三：一是气血错经妄行；二是月经病属热者过多；三是脏腑损伤而崩漏。对此，朱丹溪分别解证如下：①经血妄行而痛者，其成因又细分为三：一是妇人不懂经期、不会养生。丹溪说，"妇人以血为主，血属阳，易于亏欠，非善调摄者，不能保全"，此指血亏气盈，阳足阴虚。究其成因为"血与气配，气热则热，气寒则寒，气升则升，气降则降"。二是妇人月经异常，往往反映气血之虚、实、寒、热及其瘀滞之病。故丹溪说，妇人"见有（血）成块者，气之凝也；将行而痛者，气之滞也；来后作痛也，气血但虚也；色淡者，亦虚也；错经妄行者，气之乱也"。三是痰聚体内，引气血为病，导致月经不调。对此，丹溪作病机解读为"过期淡色来者，痰多也。"他又说，"肥胖、饮食过度之人而经水不调者，乃是湿痰。"②月经病多属热。丹溪说："妇人性执而见鄙，嗜欲加倍，脏腑缺阳之火，无日不起，非热而何？若夫风冷，必须外得，设或有之，盖千百而一二者也。"与此同时，丹溪又说：若"妇人经水过期血少也……经水不及期而来者，血热也……过期紫黑有块，亦血热也。"究其因，乃"紫者，气之热也，黑者，热之甚也。"对痛经及其热病的治法，丹溪善用四物汤加减，气血俱虚者，加参、术；有热者，加黄芩；有寒者，加干姜；气血瘀滞者，加桃仁、红花、香附；挟痰者，去芍药、熟地，加二陈汤（详见《丹溪心法·妇人》）。③脏腑损伤而崩漏。女人经期崩漏之病，多为脏腑损伤，影响冲任，不能约束其经血所致。对此，朱丹溪作如下病理解读："夫妇人崩中者，由脏腑损伤，冲任二脉血气俱虚故也。二脉为经脉之海，血气之行，外循经络，内荣脏腑，若气血调适，经下依时；若劳动过极，脏腑俱伤，冲任之气虚不能制约其经血，故忽然而下，谓之崩中而下。"

对妇人"崩漏"的治法，丹溪主张"大补气血之药举养脾胃，微加镇坠心火之药治其心，补阴泻阳，经血自止矣。"

3.对"食色性理"研究的养性启示

（1）水肿病理：朱丹溪说："夫人之所以得全其性命者，水与谷而已，水则肾主之，土谷则脾主之，唯肾虚不能行水，唯脾虚不能制水。胃与脾合气，胃为水谷之海，又因虚不能传化焉，故肾水泛滥，反得以浸渍脾土，于是三焦停滞，水渗于皮肤，注于肌肉而发肿矣。"

丹溪此话告知我们：水肿其病因所在，是肾之水不行，脾之水不制，胃与脾合气，造成三焦停滞而肾水泛滥，渗出肌肤而致。由此可悟养性护肾启示有三：①肾乃性之命，补肾养性贵在自爱自制，食色不过，房事节制，醉饱不行，夏冬少行，学会藏精。②知识病症病理，学会自防自护。丹溪说，医治、防范水肿之病，当以"阳水"与"阴水"分类而治。阳水之治：丹溪说："若遍身肿，烦渴，小便赤湿，火便闭，此属阳水"，谓"阳病，水兼阳症者，脉必沉数"。阴水之治：丹溪说："若遍身肿，不烦渴，大便溏，小便少，不湿赤，此属阴水"，谓"阴病，水兼阴症者，脉必沉滞"。③知病理懂药理。治肾疗水肿，丹溪认为"当以参术补脾，使脾气得实则自健运，自能升降运动其枢机，则水自行……"；与此同时，"宜补中行湿利小便，用二陈汤加白术、人参、苍术为主，佐以黄芩、麦冬、炒栀子润肝清肺……随病加减，必须补中行湿"。

于此，补充一点必说的是：作为"先天之本，生命之根"的肾，对女人同样是重要的。人们常说"男怕伤肾，女怕伤肝"，事实上，女人肤色不够粉嫩滋润；面色萎黄或苍白，口唇淡白；头发缺少光泽，并且易断易脱落；肌肤干燥等问题让女性离美丽越来越远，究其原因都是气血衰的表现，与肾有多多少少的关联。专家指出，女性要想拥有娇美的容颜，甚至延缓衰老，关键秘诀在于养血和补肾。朱丹溪所以强调"妇女以养血为本"，指的就是气血对全身各脏腑组织器官起着营养和滋润作用。它是女性美容很重要的物质基础，气血使皮肤颜色红润，若气血充足，则皮肤健美，容颜难老。女性如果不善于养血养肾以养性，就容易出现面色萎黄或苍白，口唇淡白，心悸少眠，肌肤枯涩，头晕眼花，眼睛干涩，脱发或毛发干枯易断。严重贫血者，肾衰者，还极易过早发生皱纹、白发、脱牙、步履蹒跚等早衰症状。

（三）对"纵味有过"与"奢欲多灾"的解证

自古道，百善孝为先，万恶淫为首。此语亟言"淫"之过，指的便是过度奢侈、纵欲、娱乐、吃喝、嫖赌、痴情等，指的是人欲的各种奢望而无节制，并非单指色情。

中医方家程钟龄在其《医学心悟·火字解》中曾对丹溪之"相火说"作如是评说："夫实火者，六淫之邪，饮食之伤，自外而入。虚火者，七情色欲，劳役耗神，自内而发，势犹子也。"这指的是人体内外超量、过度的吸收与亏耗，是产生疾病，影响健康，妨害养生的本源所在。

审视朱丹溪"病机病理"研究的实践，他富有生命底气的"养生理念"，重中之重，体现在"淡欲养性"与"淡欲节食"的"制欲"文化研究上。

1. 人欲之奢，百病之源　　程颢、程颐在其《二程集》指出："甚矣，欲之害人也。人之为不善，欲诱之也；诱之而弗知，则至于天理灭而不知反。故目则欲色，耳则欲声，以至鼻则欲香，口则欲味，体则欲安，此皆有以使也。"这是说，人世间但凡动心、动眼、动耳、动鼻；金银珠宝、酒色钱财、吃喝玩乐、偷嫖赌抢等，都是人欲所企盼奢望的。

在传统理学的思想意念里，人欲是万恶之源，故理学倡导"存天理，灭人欲"。人欲和物欲是对立的，在人的生活环境中处处受物欲与情欲的包围，人心不固，一旦诱之，便会失控成奢，淫而无度，无法节制，不能自我。鉴此，中华国学传承美德，崇尚"主静无欲"的精神修养为境界；儒教以心、佛教以仁、道教以性，无论孝忠、仁义，还是入禅、无为，其内在一统的即是"制心抑欲"，过则为"淫"！

人体之百病，其实亦是"纵欲成奢"之故，此亦谓之"百病之源"。就养生而言，笔者审察朱丹溪诸多病理纵论，比照生活实践，管见微言，"养心之悟"有五：

（1）制心节欲：即是说人生应该注重自我"心理素质"的培养，善于自我调控。养心，才是养生最重要的做法。丹溪说："心，君火也。为物所感则易动，心动则相火亦动，动则精自走，相火翕然而起。"此指人体相火一妄动，则实火生，心火怒，虚火起，精火走，郁火旺，痰火瘀，人体各职能司职都会"火"，阳盛阴虚，疾病齐发。这便启悟我，控制心火妄动，凡事不生气，诚为养心之首要。

（2）制郁怡情：即是说凡人不烦，任何大事小事，都想得开，拿得起，更要放得下。究其缘由，直如朱丹溪所说，"气血冲和，万病不生，一有怫郁，诸病生焉"。这足以说明，人体五脏六腑中，气血痰郁四者之中又以"郁症"最为普遍，人为因素最多，易发条件最多，不为注重最多。人体稍不顺心，压抑便生，一有抑郁，情绪即变，心态即坏，气就不顺，血就不顺，经络就不通和，气、血、痰、火、湿、食，六郁即互为影响，诸病即生。鉴此，制郁而宽心，实为养生之首选。

（3）制劳养神：朱丹溪说："怒伤肝，为气逆，悲治怒……喜伤心，为气缓，恐治喜……悲伤肺，为气消，喜治悲……惊伤神，为气乱，习治惊……劳伤血，为气耗，逸治劳……思伤脾，为气结，怒治思……恐伤肾，为气不行，思治恐。"这里说的是人体心理的七种情绪变化，是情绪多变引发"精神过劳"的现象，丹溪叫它"七情症"。

笔者以为人心，无论哪种情绪，一旦有过，就易发生诸如"乐极生悲"的情况。其间，伤之至要是"神劳、神耗"，故此"劳"是"思虑过多、用心过度"之劳。上述"悲治怒"、"喜治悲"等，这实际指的是"精神养生"的疗法，《素问》中在"阴阳应象大论"里便有"五志相胜"的论述，有类于心理现象的五行说，相克而互制。故以"逸神养心"而制劳，亦是治心病之常法。

（4）禅心以静：朱丹溪说："若谋虑神劳，思想不遂……皆能致伤"；他又说，"烦而扰，扰而烦，阳也，为热之轻者；烦躁谓先烦而渐至躁也，躁为愤躁而躁阴也，为热之重者。"这是说，当人体用脑过度伤力、伤神、伤心之时，人会想不通，不通则烦，烦而生躁，躁而生火。一切皆心烦而导致阴虚和阳火妄动。

这种心理与生理上烦躁，能诱发各种病证：诸如头痛、头晕、心悸、不寐、健忘、胃脘痛、脏躁，乃至癫狂等等。

如何转化这种心理压力？功在制烦以静，入禅以心，稳以情志，平以心态，方能佛注禅定，六神而安。

2. 淡欲节食，健康之本　素食，本身就是文化。淡欲节食，是时尚的养生之法，健康之本。

如今风靡的养生文化，是全球性的时尚标识，是一种新的、健康的、阳光的生活方式。

据笔者考证，其实朱丹溪就是元代卓有名望的养生专家，尤在素食养生研究上，可谓开山大斧，独辟蹊径。他对此还专门写了一篇有关素食的养生论著，命名为《茹淡论》。他说："凡人饥则必食，彼粳米甘而淡者，土之德也，物之属阴而最补者也，唯可与菜同进。经以菜为充者，恐于饥时顿食，或虑过多，因致胃损，故以菜助其充足，取其疏通而易化，此天地生化之仁也。"这是说，粳米、蔬菜这些素食，在人体饥饿时是最好的补充食物。对此，以笔者管见，至理的养生与美容之道有四：①素食是维生素、麸酸、纤维的"富矿"，是促进肠胃消化有机流通的好媒介，而肉食不易消化。②素食可美容养颜。素食是肠胃最有效、最根本的内服"美容"的圣品，它可使人体血液里的乳酸大为减少，将血液里有害的污物清除掉。③素食不会损害皮肤。人体过多食用肉类、鱼类、蛋类，使血液中的尿酸、乳酸量增加，乳酸随汗排出后易停在皮肤表面，富有油性、酸性、黏性，既易侵蚀皮肤表面细胞，又易粘附外尘，使皮肤失去张力，失去弹性，极易产生皱纹与黑点，使皮肤变黑。尤是女性，少吃肉食，多吃素食，有利美容养颜。

其四，素食不会生痰郁气。由于素食促进消化，促进气血运行，血行经通气顺，利排泄，不易便秘，不易积痰郁气。

（四）对"中宫清和"与"养生养胃"的正义

朱丹溪说："胃为水谷之海，多血多气，清和则能受，脾为消化之气，清和则能运。"他又说："若谋虑神劳，动作形苦，嗜欲无节，思想不遂，饮食失宜，药饵违法，皆能致伤。"他还说："其有胃热易饥，急于得食，脾伤不磨，郁积成痛。"朱丹溪的这三条生理病理真言，前者，是对人体脾胃的生理功能解读。其意是说，脾胃是脏腑气化升降的枢纽，是人体养生、维系生命能量供给的气血生化之源，是生命生存的后天之本，是人体"器官部落"中的大人物。后两者，是对影响脾胃健康的诸多病因解读。其意是说，过度的精神与体力支出、生活放纵、奢侈无度、精神刺激，或暴食暴饮，或服药错误等，都能对脾胃带来伤害。所以，人要养生，保养脾胃是极为重要的大事情。

当今时尚现代化、快节奏的生活中，由于工作压力大，运动量过少，生活环境恶化，心态过于浮躁，食物过于精细，导致人体五脏六腑功能日减，各种疾病频发，糖尿病、高血压、高脂血症等成为常见性疾病，究其本因，就在于"脾胃"这个"大人物"的生理功能失调。鉴此，如何从精神心态、饮食、环境卫生、生活习惯、科学活动等方面加以改善，讲究科学养生，才能有效提高生命质量。

据笔者调研和分析，运用丹溪养生理念，针对脾胃气血生化，当从五个方面进行护养：

1. 怡情养胃　中医认为：思可伤脾，乐可养神。其意是说，思虑过度，易伤脾胃；心情愉快，精神怡乐，人的心态情绪就会好。为此，情绪怡乐的养生之道，当从以下三点作出努力：

（1）莫愁肠：人有忧愁或悲伤，情绪不好，精神不悦，对脾胃就有影响。严重的会因此食不甘味，日不顺心，寝不安眠，甚至不思饮食，引起消化、吸收、运化不畅等障碍，使脾胃功能失衡。

（2）莫伤肝：人体不能过度为某事、某人、某种奢望过度用心、操劳，引发失眠、少睡；或者看书、电影、电视过量，让肝火过旺，从而伤及脾胃。久之，气血生化不足，让人体神疲乏力，心悸气短，健忘失眠，造成形体消瘦，导致经衰弱、胃肠神经官能症、溃疡病等等发生。

（3）莫烦恼：即是注意培养良好的心态。必须随时注重性格、情操与道德、理想、信仰的修养，做到心胸豁达，待人和善，遇事不斤斤计较，更不对身外之物多费不良心思；尽量避免不良情绪的刺激和干扰，经常保持平和的心境和乐观、豁达的心态，这是保养脾胃、祛病延年的好妙方。

2. 素食养胃　素食主要包括植物蛋白、植物油及维生素食物，诸如面粉、大米、五谷杂粮、豆类及其制品、蔬菜、瓜果等。于此，以我个人切身感悟与体验，当在三个层面上注意养生：

（1）日常饮食以清淡、不油腻为习惯，以便清理肠胃，保持中宫清和，气血顺和。

（2）每日、每餐进食适当，不过热也不过凉，不过饱过量；早晚有别，四季有分，保持七分饱为佳。因为热伤黏膜，寒伤脾胃，饱伤气血，均可导致脾胃的运化失调。

（3）尽量少食质硬、质黏、煎炸、油腻、辛辣、变质等食品，减少脾胃刺激与虚火过盛。

3. 酒枣养胃　不要烟酒过度，以免损伤脾胃。烟酒等刺激性物质过量吸收，易导致脾胃生化功能减弱。故从丹溪病机理论来解读，可以获得三点养生启迪：

（1）过则引病。如果烟酒久而过量，轻则腹胀不消，不思饮食；或者引发慢性病症，导致人体面色无华，色泽晦暗，乃至肌肤粗糙、干燥、斑点增多。重则引发呕吐不止，乃至休克死亡。其间，烟酒过度，尤以影响女性美颜为最。

（2）适量养神。中医认为，少量饮酒，能刺激胃肠蠕动，以利消化，亦可畅通血脉，振奋精神，消除疲劳。

（3）气血养胃。人要养生，重中之重是气血生化。适时适量服用红枣、枸杞、黄芪、茯苓等有助脾胃生化血气，达到养护目的。

4. 运动养胃 积本人退休十年的养性感悟，适当的运动可促进消化，增进食欲，使气血生化之源充足，精、气、神旺盛，脏腑功能不衰。鉴此，男女养生，犹是老年养生，都要因人而宜，因人之长，个性而别，选择合适的运动量与运动方式。以笔者所历练，感悟三种运动是不论男女、老壮都是实际可行的：

（1）短途观光旅游。既陶冶情操，又支付适量体力，不妨乐为之。

（2）养花养草，适量娱乐活动。诸如晨昏广场舞、交谊舞、太极拳、书画、地书等，既怡情而乐，又耗一定体力，不失好形式。

（3）散步，这是和缓自然，又随处可行的体育活动。既可使人体精神得到休息，又可使肌肉放松，气血调顺，帮助脾胃运化，并借以祛病防衰，养身养心还养性！

5. 茹淡养胃 朱丹溪说："眷彼味者，因纵口味，五味之过，疾病蜂起。"笔者的理解是：人的情志、色欲、厚味，都是诱发人体多种疾病产生的主要原因。食用口味重的食物，容易导致人的相火妄动，不仅影响人体健康养生，还会毁人容颜，损害肌肤，引发各种疾病。同时，也告诉我们，清淡饮食，不仅能滋阴，供给人体所必需的营养素，还具有护肤、养颜、美容、祛病的作用。

正因如是，朱丹溪还专门著述了有关素食的《茹淡论》，同时指出："彼粳米甘而淡者，土之德也，物之属阴而最补者也。"他还说，"以菜助其充足，取其流通而消化，此天地生化之仁也"。这里说的就是，唯素食才是人体吸收最好的补品；唯素食才是脾胃动能保养最好的食物。

丹溪这个著名养生理念，不但为元朝后历代中医所推崇，而且为当今众多时尚明星奉为经典。著名模特兼影星萧蔷说："吃素可以让人心情平静。""我吃了一整年的素菜，不但皮肤变好了，心情也非常平静，到现在每天还吃5种蔬果保养。"茹素九年的名人孟庭苇也说："生活越简单，愈朴素，反而愈快乐"。她觉得比吃肉时更年轻，更加充满活力！

什么是"清淡食物"？以笔者直观的生活体验，结合朱丹溪的素食理念，"清淡食物"应有如写实的内涵和意义：

（1）"味道清淡"的食物：即指食物含盐成分低而淡的食物。

（2）"营养平衡"的食物：有机矿物质浓度低而平衡的食物。一般是指富含蛋白质，易消化吸收，又能通便的植物纤维类新鲜的食物。诸如水果、青菜、牛奶、鱼蛋类、豆制品、米面等等。

（3）"单一素食"的食物：即纯单一的全素食物。

（4）"营养全面"的食物：指的是符合人体全面合理需求的食物。朱丹溪指的饮食清淡，既不完全排斥肉类、鱼类、鸡肉、牛肉等，也不单纯指吃青菜、萝卜、水果、大米饭等；是一切服从实际需要和保证营养吸收为目的食物。凡有利健康，抗老防衰的食物，概不排斥。

（李世升　葛海有）

三、诊治经验阐发

朱丹溪治疫 "宜补宜散宜降" 发挥

中医治疫，源远流长，回顾中医药学的发展历史，从某种意义上来说，她也是一部与疫病做斗争并积累了宝贵经验的历史。借鉴古人有关疫病的理论和治疗方法，这对今天防治急性传染病无疑有着重要的作用。元代医家朱丹溪提出的 "宜补、宜散、宜降" 治疫三大治法，对指导临床治疗疫病具有重要参考价值。

《丹溪心法》载："瘟疫，众人一般病者是，又谓之天行时疫。治有三法，宜补、宜散、宜降。热甚者，加童便三酒盅。入方：大黄、黄连、黄芩、人参、桔梗、防风、苍术、滑石、香附、人中黄。右（上）为末，神曲糊丸，每服六七十丸。分气血与痰作汤使，气虚者四君子汤，血虚者四物汤，痰多者二陈汤送下，热甚者童便下。" 此方《医学入门》称其为 "人中黄丸"，谓主治 "春夏秋冬疫疠"；《张氏医通》也说治 "温疫诸热毒"。此外，《济阳纲目》《杂病源流犀烛》等书亦引用本方治疗瘟疫，足见其影响之深远。对其方义，《张氏医通》解释说："此方专以伊尹三黄，大解湿热疫疠之邪；其奥妙全在人中黄一味，以污秽之味，同气相求，直清中上污秽热毒；合滑石益元之制，则兼清渗道；用苍术、香附者，宣其六气之郁也；用桔梗者，清其膈上之气也；用防风者，开其肌腠之热也；十味去邪散毒药，不得人参鼓舞其势，无以逞迅扫之力也；用神曲为丸者，取其留中而易化也。" 笔者认为，人中黄丸是朱氏治疫 "宜补、宜散、宜降" 治法在制方上的具体运用，突出体现了扶正与祛邪是治疫的两大法门，尤其是将 "给邪以出路" 理论和经验贯穿在本方之中，很值得效法和研讨。

朱氏所说的 "宜补"，诚然是建立在《内经》"邪之所凑，其气必虚""正气存内，邪不可干"预防医学名论基础上的，同时还有鉴于疫病演变过程中正邪相争所出现的正胜邪退、正不胜邪等病理变化，于是将扶正固本放在重要地位，这是不无道理的。再者，朱氏又吸取了前贤治疫名方如《小儿药证直诀》人参败毒散（柴胡、前胡、川芎、枳壳、羌活、独活、茯苓、桔梗、人参、甘草）等的组方特点，创制了人中黄丸。方用人参者，意在扶助正气，并能促进祛邪之药发挥作用，诚如上引《张氏医通》所说："十味去邪散毒药，不得人参鼓舞其势，无以逞迅扫之力。"可见其组方之严谨，用药之奥妙。当然，若疫邪炽盛而见纯实之证时，鄙意人参似可不必，以免犯"虚虚实实"之弊。

再说"宜散、宜降"，这是禀承《内经》"其有邪者，渍形以为汗；其在皮者，汗而发之""其实者，散而泻之""其高者，因而越之；其下者，引而竭之"的旨意，指导疫病的治疗。笔者以为，"散"与"降"两法，集中体现了丹溪治疫高度重视祛除病邪，目的在于给邪以出路。试观人中黄丸，方中既有防风、桔梗之宣散，使邪从汗解；又有滑石之渗利，俾邪随小便而出；更有大黄之泻下，导邪由大便而泄，以冀疫毒表里上下分消。用苍术、香附、神曲者，乃取法于越鞠丸，宣通郁滞，为疏散疫邪创造条件。至于方中黄连、黄芩、人中黄，功在清热解毒，是治疗温疫的重要一环，自不待言。

朱氏"散""降"的治疫大法，给后世启发良多。如明代治疫大家吴又可所著《温疫论》，强调"客邪贵乎早逐"，对攻下逐邪尤有丰富的经验，提出"急证急攻""因证数攻""凡下不以数计"等独特见解。他还对下法的作用作了详尽的阐发，认为："诸窍乃人身之户牖也。邪自窍而入，未有不由窍而出。"在分析邪热与结粪的关系时指出："因邪热而致燥结，非燥结而致邪热。"断言"邪为本，热为标，结粪又其标也"。因此，应用攻下之法，旨在攻逐邪热，给邪以出路，所谓"承气本为逐邪而设，非专为结粪而设也"。深刻地阐明了通便仅是下法的一种手段，而逐邪才是目的。他还盛赞大黄之类攻下药物在消除实热、导邪外出上的显著功效，尝云："得大承气一行，所谓一窍通，诸窍皆通，大关通而百关尽通也。向之所郁于肠胃之邪，由此而下，肠胃既舒，在膜原设有所传不尽之余邪，方能到胃，乘势而下也。譬若河道阻塞，前舟既行，余舟连尾而下矣。至是邪结并去，胀满顿除，皆借大黄之力。"逼真的记述，形象的比喻，如绘地说明了下法的作用，主要是在于开通人身窍道，使邪气有径可泄。下法如是，汗法、吐法，莫不皆然。例如他治疗温疫发黄，制订茵陈汤，其药味虽与《伤寒论》茵陈蒿汤基本相同，但君药茵陈易大黄，意在增强通里泻下之力，显然受丹溪"宜降"治法的启迪。

继吴又可之后，清代医家杨栗山著《伤寒温疫条辨》，究其治疫之法，同样强调"给邪以出路"，观其治疫主方升降散，方以僵蚕为君，蝉蜕为臣，姜黄为佐，大黄为使，米酒为引，蜂蜜为导，诸药合用，共奏宣泄三焦邪热，升清降浊之效，用治温疫郁热为主之证，"升清可以解表，降浊可以清里，则阴阳和而内外彻矣。"杨氏在疫病流行之际，屡用此方，救人甚众。后世运用此方治疗温病收效亦佳，至今仍有较高的实用价值。

清代温病学家王孟英治疗瘟疫，亦力主"散""降"。尝谓："暑湿热疫秽恶诸邪，皆由口鼻吸入，直伤气分，而渐入营分，亟宜清凉疏瀹，俾气展浊行，邪得下走，始有生机。"着力于祛邪，其义昭然。

现代名老中医蒲辅周认为：温病（含温疫）"最怕表气郁闭，邪热不得外达，更怕里气郁结，秽浊阻塞"，主张及时宣郁破壅，善用升降散及其加减方治疗温病，多获卓效，同样体现了注重"散""降"以祛除病邪。

综观上述，丹溪"宜补、宜散、宜降"的治疫方法，既有其学术渊源，又反映了他的临床经验，对后世医家治疗温疫有很大的启迪和指导作用，值得深入研究。

（盛增秀　庄爱文　李晓寅）

略论丹溪对老年医学的贡献

我们在整理校勘丹溪著作、学习研究他的医学理论的时候，深感丹溪对老年医学甚为关注，在《格致余论》一书中，著有《养老论》《茹淡论》《阳有余阴不足论》《饮食色欲箴序》等篇，阐述老年养生和论治心法，对后世研究老年医学影响颇大。现就丹溪对老年医学的贡献和影响略作探讨。

（一）摄生为先治未病

摄生，又称养生，即为保养生命。"治未病"是中医养生的重要特征。《黄帝内经》把养生防病作为主导思想，倡导"上工治未病"，提出"圣人不治已病治未病，不治已乱治未乱"。丹溪素来崇尚摄养，他基于"黄帝与天师难疑答问之书，未曾不以摄养为先"，且"惜齐晋之侯不知治未病之理"，在《不治已病治未病》中力主"与其救疗于有疾之后，不若摄养于无疾之先"，将预防保健思想放在首要位置。丹溪将防治疾病喻为"备土以防水""备水以防火"，涓涓细流及时堵住，就不会形成难以遏制的滔天大水；荧荧之火及时扑灭，就不会具有不能控制的燎原之势。故认为起病后再用药物治疗，效果却难以令人满意，是"徒劳而已"，倘若医者着力于治未病而"明摄生之理"，就能起到事半功倍的效果。丹溪系统总结了《内经》治未病的学术思想，认为养生首先要保养先天之真气，其次顺应四时的生化作用和规律来调摄精神，要法于阴阳、调于四气、饮食有节、起居有常，以免"已病难图"。同时丹溪对老年养生尤其饮食养生颇有见地和发挥。根据"因纵口味，五味之过，疾病蜂起"；年老之人，精血俱耗，内虚脾弱，阴亏性急等特点，倡导养老"饮食尤当谨节"，依胃为养，节择饮食以养胃气的思想。告诫"物性之热者，炭火制作者，气之香辣者，味之甘腻者"，皆不宜食用。指出平素以淡食为宜，气味厚重的食物是"多不如少，少不如绝"，防止"爽口作疾，厚味措毒"之弊端。患病或康复时则喝粥以养胃中清纯冲和之气，如白术粥、熟萝卜粥等，否则就会出现"旧染之证尚未退，方生之证与日聚积"。足见丹溪摄生治未病理论在当今老龄化社会颇具养生防病的现实意义。

（二）保养阴精延衰老

衰老是人类生理过程的必然趋势，寻求有效的延缓衰老方法以期达到健康长寿是人们所渴求的美好愿望。中医学衰老学说可谓众说纷纭，主要有肾虚衰老说、脾胃虚弱衰老说、津液不足衰老说、血瘀衰老说、肠胃郁滞衰老说等。"阳常有余，阴常不足"，是丹溪对人体生理功能、病理活动的总体概括，是他的学术思想的重要体现。对于人体衰老，丹溪有较为深入的认识，将衰老的原因归于肾阴之亏，精血俱耗，认为"人身之阴，难成易亏，六七十后，阴不足以配阳"。人的阴精在青壮年期处于充盈状态，"男子十六岁而精通，女子十四岁而经行"，但旺盛时间较短，"男子六十四岁而精绝，女子四十九岁而经断""阴气之成，止供给得三十年之视听言动"，大部分时间里处于不足的状态。基于这一基本观点，丹溪在《养老论》指出："人生至六十、七十以后，精血俱耗"，阴气亏虚，而致它证丛生，"目昏目眵，肌痒溺数，鼻涕牙落，涎多痰少，足弱耳聩，健忘眩运，肠燥面垢，发脱眼花，久坐兀睡，未风先寒，食则易饥，笑则有泪，但是老境，无不有此"。十分生动地描述了人体衰老的病态表现，也充分说明精血亏虚是人体衰老的重要原因。如果善于摄养保存阴气精血，就可以延缓衰老，故丹溪极为重视阴精的摄养之法和延缓衰老的作用，提出慎色欲以保其精，健脾胃以养其阴等法。而对于阴亏血少的老人，强调防风、半夏、苍术、香附之药不敢多用，乌附丹剂更是"不可妄用"。并根据五行相生相克的原理，提出不同时节的养阴大法。如五月属午，是火旺之时，火克金，故肺金虚衰，而六月属未，是土旺之时，土克水，土旺则水衰。所以，夏月正当"火土之旺"，强调保养肾水和肺金以补其不足。因此，丹溪有关阴精与衰老的论述为延缓衰老提供了很好的研究思路。有学者从肾阴虚是人体衰老的根本原因出发，研究滋肾阴中药对老年人常见的神经退行性疾病的防治作用，发现滋阴药有一些共性，它们都不属于单纯的对症治疗，而是能改善神经退行性病变，而且都和调动机体抗病能力有关，为临床应用滋养肾阴延缓衰老提供了实验依据。

（三）痰湿为患治其本

痰湿是由于水液内停而凝聚所形成的病理产物，丹溪提出"百病中多有兼痰"的观点。他认为其成因"或因忧郁，或因厚味，或因无汗，或因补剂，气腾血沸，清化为浊"，并进一步提到"痰客中焦，妨碍升降，不得运用，以致十二宫各失其职"，强调痰浊主要是通过影响全身气机而致病，而气机的升降浮沉，是以脾胃为枢纽。老人大多脾胃虚弱，脾不升清则不能转输水谷精微和水液，胃弱不降则不能使饮食下行，将初步消化后的水谷精微物质移交小肠，而导致痰湿内生。同时老年人"阴亏性急，内虚胃热则易饥思食，脾弱难化则食已而再饱，阴虚难降则气郁而成痰"，更易致使痰浊内生。《丹溪心法》记载，诸多老年常见疾病，如中风、眩晕、头痛、积聚、内伤、咳喘、耳聋、手木、伤食等，其发生演变均与痰浊有密切联系。丹溪认为，治痰的根本是节制饮食，奉养脾胃。在内伤疾病夹痰时，是"以补元气为主，看其所夹之病而兼用药"，"夹痰以补中益气汤，多用半夏、姜汁以传送"，必用"人参、黄芪、白术"，"治痰法，实脾土、燥脾湿，是治其本"。推荐用二陈汤，"脾虚者，清中气，二陈加白术之类，中焦有痰与食积，胃气赖其所养，卒不便虚，若攻之尽则虚矣"。《养老论》记有医案一则：丹溪的母亲七十岁时，虽然素有痰饮内盛，但因自己比较重视调养，身体一直还较健康。但时常有大便燥结的症状，将牛奶、猪油和入糜粥中一起服食，多能暂时觉大便滑利易下，但终究还存在腻物积于体内太多的情况。所以，第二年夏天就突然发作胁疮，一连几天都不好。丹溪看到母亲生病非常痛苦，苦苦思索如何节养脾胃，后得一方。以参、术为君，牛膝、芍药为臣，陈皮、茯苓为佐。春加川芎；夏加五味、黄芩、麦门冬；冬加当归身，倍生姜。主要通过用参术等补养脾胃以生气血，并随天气变化而加减，后来其母就渐渐大便通畅，面色光泽，胁疮痊愈。

（四）六郁致病重调气

人体的阴阳升降、血脉的运行、营卫的转运、五脏六腑的相生相养，都来源于气的运动。丹溪源于《素问》等经典论著，提出"气血冲和，万病不生，一有怫郁，诸病生焉"，而创立"六郁"学说，即气郁、湿郁、热郁、痰郁、血郁、食郁。他创制了越鞠丸以统治六郁，方中用香附治气，川芎治血，栀子清火，苍术治痰湿，神曲治食。郁者，滞而不通，"郁证"理论的提出对老年病的防治具有重要指导意义。老年人素有脾胃虚弱，水谷精微运化失司而内生痰湿，成为湿郁、痰郁；痰湿蕴积日久化热，或阴亏阳亢，或胃虚食冷物，抑遏阳气而生热，或感受外界火热之邪，则成热郁；劳倦内伤，胃气亏虚，饮食不节，食积停滞胃肠，则成食郁；耗伤心脾，气血不足，静坐少动，血行迟缓，则成血郁；易伤七情，肝气郁滞，则生气郁。以上所述，皆可为老年人"六郁"发病的基本根源。此外，由于老年患者气血精液已亏，病性复杂多变，病势常迁延缠绵难愈，导致气郁、湿郁、痰郁、热郁、血郁、食郁这"六郁"间相互胶着为病，相互传变，难舍难分。故老年人"六郁"致病，有病情多变、寒热错杂、虚实夹杂、经久不愈的众多特点。针对"六郁"致病的复杂性，丹溪指出通过治气、调理脾胃气机来把握论治核心。他认为"善治痰者，不治痰而治气，气顺则一身之津液亦随气而顺矣"。而中焦脾胃气机的失常是"郁证"的重要原因之一，"凡郁在中焦，以苍术、抚芎开提其气以升之"。脾胃受纳运化功能正常，升降相宜，能从整体上调节脏腑气机运动，保全周身。《古今医案按》记载丹溪医案一则：丹溪治一个老妇人，她平素心情抑郁多怒，大便下血十多年，饮食减少，形体困倦，心悸，脸色比较暗像烟熏，早上起床时脸有点浮肿。脉左浮大虚甚，久取涩滞不匀，右脉沉涩细弱，寸沉欲绝。丹溪认为该患者是心情抑郁多怒，导致气郁生痰，阻塞脉道，心血亏虚不能荣养所致，认为"非开涩不足以行气，非气升则血不归隧道"。首剂用二陈汤加红花、升麻、黄芪、当归、黄连、青皮、贝母、泽泻、酒芍药、附子治疗。四天后，便血止而病愈。

综上所述，丹溪对老年医学的发展颇有贡献，其诸多的养生防衰的理论观点和治疗老年疾病的临床经验仍然具有很大的实用价值和借鉴作用，值得我们进一步深入挖掘和研究。

（陈勇毅　王翰）

朱丹溪"倒仓法"探析

"金元四大家"之一朱丹溪在杂病的治疗上，博采众长，独树一帜，故有"杂病宗丹溪"之称。丹溪在《格致余论》中提出过"倒仓论"，并以此法治愈其师许谦罹患多年的痿证。然而，后世对"倒仓法"鲜有研究，目前临床也很少运用。在环境污染、食品安全问题日趋严重的今天，重新审视倒仓法，将会给人新的启迪。本文兹就朱丹溪"倒仓法"作一探析。

（一）何谓"倒仓法"

"倒仓"，又称为"清肠""清仓"，是通过清理胃肠道积滞而预防、治疗疾病的方法。朱丹溪认为："肠胃为市。以其无物不有，而谷为最多，故谓之仓，若积谷之室也。倒者，倾去积旧而涤濯，使之洁净也。"人体的肠胃就像一个粮仓，在贮存营养物质的同时，也产生了大量有害物质，若不及时加以清理，有害物质就会越积越多，损害人体健康。因此，所谓"倒仓"，就是及时排除肠道的糟粕浊物，推陈出新，保持胃肠道清洁，以利水谷的纳运。

（二）"倒仓法"由来

据朱丹溪《格致余论·倒仓论》记载，"其方出于西域之异人"。

（三）"倒仓法"适应证

其一，顽痰瘀血郁结而成的怪病，如瘫痪、劳瘵、蛊胀、癫疾、无名奇病。其二，中年之后，养生却病。"人于中年后亦行一二次，亦却疾养寿之一助也"。

（四）"倒仓法"制作、具体服用方法及注意事项

以黄牡牛，择肥者买一二十斤，长流水煮糜烂，融入汤中为液，以布滤出渣滓，取净汁，再入锅中，文火熬成琥珀色，则成矣。每饮一钟，少时又饮，如此者积数十钟。

寒月则重汤温而饮之。病在上者，欲其吐多；病在下者，欲其利多；病在中者，欲其吐下俱多。全在活法，而为之缓急多寡也。须先置一室，明快而不通者，以安病患。视所出之物，可尽病根则止。吐利后，或渴不得与汤，其小便必长，取以饮病者，名曰轮回酒。与一二碗，非惟可以止渴，抑且可以涤濯余垢。睡一二日，觉饥甚，乃与粥淡食之。待三日后，始与少菜羹自养，半月觉精神焕发，形体轻健，沉疴悉安矣。其后须五年忌牛肉。

（五）"倒仓法"的作用机理

牛，坤土也。黄，土之色也……肉者，胃之乐也。熟而为液，无形之物也。横散入肉络，由肠胃而渗透肌肤、毛窍、爪甲，无不入也。积聚久则形质成，根据附肠胃回薄曲折处，以为栖泊之窠臼，阻碍津液气血，熏蒸燔灼成病。自非剖肠刮骨之神妙，孰能去之？又岂合勺铢两之丸散，所能窍犯其藩墙户牖乎？窃详肉液之散溢，肠胃受之，其浓皆倍于前，有似乎肿，其回薄曲折处，非复向时之旧，肉液充满流行，有如洪水泛涨，其浮陈朽，皆推逐荡漾，顺流而下，不可停留。表者因吐而汗，清道者自吐而涌，浊道者自泄而去。凡属滞碍，一洗而定。牛肉全重浓和顺之性，益然焕然，润泽枯槁，补益虚损，宁无精神焕发之乐乎？

（六）重视"倒仓法"研究的现实意义

1.时代背景

（1）生态环境的变化：现代工业的发展，带来的是废水、废气、废渣等污染物的肆意排放，现代农业的发展，带来的是化肥、农药的过度施用，现代交通的发展，道路的不断拓宽延长，带来的是森林绿化面积的不断减少，现代生活的日益发达，手机、电脑、电视、微波炉、电磁炉等电器的大量使用，带来的是辐射物的大量释放，环境及食物的严重污染正向全人类敲响警钟。

（2）社会环境的变化：随着城市化水平的不断提高，都市人口日益密集，交通紧张日趋加剧，生活、工作节奏不断加快，竞争日益激烈。家庭生活的稳定性受到了影响，给人们精神、心理造成了巨大压力。

（3）生活方式的变化：农业社会中，一般人遵循日出而作，日落而息，生活方式相对简单。现代文明社会，物质、精神高度发展，人们出现了一些不良的生活方式：吸烟、酗酒、膳食不平衡、运动过少、娱乐过度、睡眠不足等等。

（4）疾病谱的变化：在生态环境、社会环境、生活方式改变等因素的作用下，人类的疾病谱也发生了改变。研究表明，心血管疾病、恶性肿瘤、精神疾病等慢性疾病已成为居民的三大死因。目前，我国确诊的慢性病患者已超过 2.6 亿人，其死亡率占 85%。

这些资料表明，以往以伤寒外感、内伤杂病为常见病，而现在，慢性疾病已成为影响现代人健康的重要因素。

2.对大肠"传导之官"的再认识

王晓君认为在当今人体诸"毒"充斥的情况下，选"传导之官"的大肠为研究对象，有其现实意义。

（1）肠道是排毒器官：体内代谢废物和有害物质主要通过四大排泄系统——大肠、皮肤、呼吸道和泌尿道排出。其中，大肠是极重要而又最易被忽视的一个系统。作为排泄"糟粕"的大肠，是排出内毒的重要通道，不仅排泄水谷残渣，更重要的是排出污染人体内环境的各种毒物，保持人体内环境清洁、稳定。现代研究发现，肠腔内细菌可达 500 种以上。大便积聚在大肠超过 12 小时会产生至少 22 种毒素及致癌物质，其中包括硫化氢、氨气以及一些对人体有害的重金属盐类。人体内毒素积存已成为人类健康的主要"杀手"。

（2）肠道功能失调是致病之源：肠道黏膜是人体重要的免疫器官。若肠道出现便秘或腹泻，可破坏此免疫屏障，进而影响全身免疫功能。免疫学家凯洛博士曾说：保护您心脏的畅通与保护您肠道的健康同样重要。

（3）防衰健体需护肠：汉代王充《论衡》中说："欲得长生，肠中常清，欲得不死，肠中无滓"。晋代葛洪《抱朴子》也谈到："若要衍生，肠胃常清。"说明大肠传导正常，肠中清洁，腑气通畅，有益于健康长寿。丹溪主张用"倒仓法"的意义，就在于及时排出肠胃中的糟粕留毒，保持肠胃的清洁，从而减少疾病，延缓衰老。正如《灵枢·天年》中说："六腑化谷，津液布扬，各如其常，故以长久。"

3.运用"倒仓法"的原则

（1）预防为先：通过对生活方式的调节，减少"肠毒"的产生、滞留和吸收。

（2）顾护正气：攻击宜详审，正气须保护。

（3）身心并重：气血冲和，万病不生。精神内守，病安从来？

4.运用"倒仓法"的方法

丹溪"倒仓法"带给我们的启迪是：重视排废，顾护正气，恢复平衡，祛病延年。

（1）饮食"倒仓"：丹溪《格致余论·茹淡论》云："味有出于天赋者，有成于人为者。天之所赋者，若谷、菽、菜、果自然冲和之味，有食之补阴之功。""人之所为者，皆烹饪调和偏厚之味，有致疾伐命之毒。"因此，多吃新鲜蔬菜水果，少吃荤腥油腻之品。可适量选用下列食物，润肠通便：蜂蜜、核桃、芝麻；清肠解毒：海带、绿豆、黑木耳、动物血、胡萝卜、茶叶、花粉等。解放军总医院赵霖教授认为：海带具"软坚散结、清热利水"之功，其所含的褐藻酸能抑制放射性元素锶的吸收，并可将其排出体外，同时，还有排出重金属镉的作用。绿豆"解金石、砒霜、草木诸毒"，绿豆蛋白对重金属、农药中毒及其他各种食物中毒均有防治作用。黑木耳则有涤垢除污功能，可解毒和净化血液，被称为肠道的"清洁夫"。动物血中的血浆蛋白被消化酶分解后，可产生一种具有解毒和润肠作用的物质，能和进入肠道的有害粉尘、微粒结合，将其排出体外。松花粉具有"润心肺、益气、祛风止血、养颜益寿"之功，含有大量木质素，对改善习惯性便秘有益。

（2）情志"倒仓"：丹溪主张静心节欲，"正心、收心、养心"。"君火不妄动，相火魏有禀命守位而已，焉有燔灼之虐焰，飞走之狂势也哉？"说明了意识上的宁谧，精神上的清静，可避免"心毒"的产生。

（3）运动"倒仓"：运动可增加胃肠蠕动，同时，耐力锻炼会加强膈肌、腹直肌、提肛肌的张力，促使粪便的排出。戚正本认为体育健身运动具有排毒、解毒、抗毒及解除"心毒"即心理障碍等特殊功能，适度运动还可使人体释放内啡肽，使人产生愉悦感。

（4）规律排便"倒仓"：要养成规律排便的习惯，提倡早晚两次排便。一方面降低毒物产生，同时及时清除粪毒，减少重新吸收。有医家提出："欲长寿，饮水加大黄"，就是清晨饮一杯清水（约250毫升）后慢跑锻炼，使清水在胃肠中晃动，起到洗刷胃肠的作用，同时，常用大黄少许泡茶代饮，可促成一天早晚两次排便。

（5）药物"倒仓"：实证：火热病邪致病宜用大黄、芒硝、番泻叶等攻下药，痰饮水湿致病宜用甘遂、大戟、芫花等逐水药；虚证：阴虚者宜用火麻仁、郁李仁、柏子仁等润肠药或沙参、麦冬、生地黄、熟地黄等养阴药，阳虚者可用肉苁蓉、补骨脂、锁阳等温阳通便药，血虚者可用当归、何首乌、熟地黄、桑椹子等补血通便药。

（七）运用"倒仓法"的思考

1. 维护人体微生态　近十年来，人体微生态研究成为国际热点，李兰娟院士领衔的中国973计划"肠道细菌微生态与感染和代谢研究"清楚表明，正常肠道微生态具有肠道屏障、免疫调节、营养、定植抗力、降低胆固醇、降血氨等重要生理功能。而抗生素滥用、免疫抑制剂治疗、手术（介入治疗、器官移植等）、肿瘤放化疗、感染、慢病、癌症等，均会导致肠道正常菌群破坏，微生态严重失衡。因此，从健康出发，注重菌群平衡，维护整体功能，成为当今感染防治新策略。该策略与丹溪的"倒仓法"不谋而合。许振国等认为"倒仓法"通过吐、利方式，排出致病菌，关键在于牛肉汤、"轮回酒"（病人自身的尿液），相当于在人体肠道内建立了细菌培养基，促进细菌的生长和发育，从而恢复正常菌群，故"倒仓法"即清理肠胃，荡涤留毒，"去宛陈莝"，恢复平衡。人到中年以后，高血压、高血脂、高血糖、高尿酸、肥胖等代谢障碍疾病增多，难免有留毒积聚的可能，应用"倒仓"方法，清洁胃肠、祛腐生新，攻邪而不伤正，扶正而不助邪，对于中老年人和久病之人养生保健，无疑开拓了新思路。

2. 以通为补抗衰老　任汉阳等认为便秘是一种常见的老年病，便秘可影响整个机体的功能而变生诸病，进而影响寿命，便秘和衰老具有一定的相关性。治疗和预防便秘，加快体内废毒物的排泄，减少有害毒素的吸收，是保健延寿的有效方法。遵循中医以通为补的理论，重视古老"倒仓法"的研究，是中医防病养生、延寿抗衰老的一条新途径。

（朱近人　成志俊）

朱丹溪对针灸学理论及临床应用发挥

朱丹溪对针灸学理论和临证方面也做出了重要的贡献，最主要的就是增补了十二经见证、合生见证和对针灸补泻理论的阐述和临床应用。

（一）十二经见证和合生见证，增补十二经病候

朱丹溪既精于方药，亦通于针灸，对经络学说颇有研究，在《丹溪心法》开篇即提出"十二经见证"，在临床实践的基础上，丰富了经络病候。比如足太阳膀胱经见证中增补"脐反出，便脓血，肌肉痿，小腹胀痛，按之欲小便不得"等；足阳明胃经见证中增补"不能食，胸傍过乳痛，髀不可转，遗溺矢气"等证候；手阳明大肠经见证中增补"耳聋辉辉焞焞，耳鸣嘈嘈，皮肤壳然，坚而不痛"等证候；足太阴脾经见证中增补"五泄注下五色，不嗜食，不化食，足胕肿若水，九窍不通，皮肤润而短气，肉痛"等证候；足少阴肾经见证中增补"脐左、胁下、背、肩、髀间痛，大便难，腹大颈肿，脊中痛，腰冷如冰及肿，脐下气逆，小腹急痛，泄，下踵，足胕寒而逆，阴下湿，四指正黑，冻疮，善思"等证候；足厥阴肝经见证中增补"头痛，耳无闻，颊肿，目赤肿痛，四肢满闷，挺长热，暴痒，足逆寒，节时肿，便难，眩冒，转筋，阴缩，两筋挛，善恐，胸中喘，骂詈"等证候；手太阴肺经见证中增补"善嚏，脐右、小腹胀引腹痛，溏泄，皮肤痛及麻木，洒淅寒热"等证候；手少经心经见证中增补"两肾内痛，腰背痛，浸淫，善笑，善恐善忘，上咳吐，下气泄，眩仆身热而腹痛，悲"等证候。

朱丹溪对十二经脉病候的增补，既充实了经络理论，又对经络的临床

运用有一定的指导意义。如手太阴肺经增补"皮肤痛及麻木"，临床上治疗皮肤病常以"理肺"为治本之法；足厥阴肝经增补"暴痒""头痛""目赤肿痛""眩冒""转筋"等症状，临床有用行间、太冲治疗皮肤瘙痒证，对巅顶头痛、目赤肿痛、眩晕、抽搐等症，也大多以治肝为主；足太阴脾经增补"不嗜食，不化食""五泄注下五色""足肿若水"等症状，临床上对纳差、泄泻、水肿，主要从脾治；足太阳膀胱经增入"便脓血"，目前临床有用承山穴治疗便血证。

所谓"合生见证"，指几条经脉受病后出现的同一症状，或者说，同一症状，可能与几条经脉有关。朱丹溪提出的合生见证，共有头顶痛、面赤、鼻衄衄、咽肿、嗌干等33条，多数合生见证出现在关系密切的经脉上，由数条经脉循行通过某一部位所致，共计20条，如"鼻衄衄，手足阳明、太阳"；有些合生见证则与相应脏腑的功能失调有关，共计8条，如"少气、咳嗽、喘渴上气，手太阴、足少阴"；还有一些合生见证与经脉循行、脏腑功能都有关系，共计5条，如"心痛，手少阴、厥阴、足少阴"。目前临床上报道针刺太溪、太冲等穴治疗咽喉肿痛，就是足少阴、厥阴合生见证的临床应用。

（二）针法重泻轻补，灸法有补有泻

《丹溪心法·拾遗杂论》认为："针法浑是泻而无补，妙在押死其血气则不痛，故下针随处皆可。"而认为："灸法有补火、泻火。若补火，艾焫至肉；若泻火，不要至肉，便扫除之，用口吹风主散。"

所以丹溪毫针与火针的用法也多与攻邪有关。《丹溪心法·腰痛》载"腰曲不能伸者，针人中妙"。《丹溪手镜·心下满不治证》载"脏结……宣刺关元。"《丹溪手镜》提到"治瘰疬可用火针刺其核上"。《脉因证治·瘰》则去瘰疬未破溃者可用火针，补充了适应范围。另外《脉因证治·心腹痛》还详述肾心痛等5种心痛的针刺取穴等，都是针法的应用，刺之以行气通气。在针法中，丹溪善用三棱针刺络放血，疏通经络，以治疗热证、急证。如《丹溪心法》中用三棱针刺委中出血治疗瘀血腰痛"血滞于下，委中穴刺出血妙"。《脉因证治》中刺气冲出血治吐血，刺少商出血治喉痹。《格致余论·痛风论》载痛风病案，"刺委中出黑血近三合而愈"。

丹溪在运用灸法方面独具匠心，别开生面，认为灸法有补火、泻火，积累了丰富的临床经验。江瓘的《名医类案》、魏之琇的《续名医类案》以及《局方发挥》《格致余论》《丹溪心法》等文献收录了不少丹溪针灸医案，其中多用灸取效。比如《丹溪心法》载"中风灸风池、百会""咳嗽灸天突、肺俞""泄泻灸百会""腰痛仍灸肾俞、昆仑尤佳""痈疽、乳痈、乳房肿硬灸其患部，瘰疬灸核上，初起灸曲池，以口中觉烟起为度，脓尽即安""疝痛灸大敦"等。《续名医类案》也记述了一则疝痛患者，丹溪用此法治愈的医案。《脉因证治》衄血灸大椎、哑门。《续名医类案》记载了丹溪灸肺俞、大椎、合谷、水分治愈一例水肿。《丹溪手镜》治少阴病，但厥无汗，灸脐下千壮。《丹溪心法·瘟疫》载"火病虚脱，本是阴虚，用灸丹田，所以补阳，阳生则阴长也。"

朱丹溪倡导"阳有余阴不足"论，按照仲景学术观点，凡阳证热证，本不宜用灸法，然而丹溪把灸法用于阳热证，《丹溪心法》治脚气冲心灸涌泉及用坠子末调敷涌泉等，是引热下行作用。《脉因证治》热证之下载"两手大热，为骨厥，如在火中，可灸涌泉五壮立愈"。《续名医类案》载丹溪治一鼻流臭涕，脉弦小，右寸滑的痰郁火热证，为灸上星、三里、合谷等加服清热祛痰之剂以取散火祛痰作用。《续名医类案》称一壮年咳嗽咯血、发热肌瘦患者，丹溪为灸肺俞五次而愈，此灸之以滋肺阴，清虚热之义。丰富了热证用灸的观点，被后世医家沿用至今。

另外就是丰富了隔物灸法，《脉因证治》《丹溪手镜》均述及隔甘遂、大蒜头灸法，用二味捣成饼，或加葵子、发灰，安脐孔令实，上置艾灸三十壮，治小便淋闭。《丹溪心法·淋》载："灸法治小便淋涩不通，用食盐不以多少，炒热，放温填脐中，却以艾灸七壮，即通。"《丹溪心法·痔疮》曰："大蒜一片，头垢捻成饼子，先安头垢饼于痔上，外安蒜艾灸之。"《丹溪心法·漏疮》曰："外以附子末津唾和作饼子，如钱厚，以艾灸，漏大炷大，漏小炷小。但灸令微热，不可使痛，干则易之，则再研如末作饼再灸，如困则止，来日再灸，直至肉平为效。亦有用附片灸，仍用前补剂作膏贴之尤妙。""附子破作两片，用人唾浸透，切成片，安漏孔上，艾灸。"《丹溪手镜》载治疗风入肺管，逆气痰咳，将南星、雄黄、款冬花、鹅管石等为末加入艾中，放姜片上置于舌面施灸，令患者吸烟入喉，以多为妙。此法亦见《丹溪心法·咳嗽》。由此可见，丹溪详细指出了隔蒜灸、隔盐灸、隔姜灸等多种间接灸的具体操作方法，为后世的临床治疗提供了参考。

朱丹溪作为一代大家，其学术思想和流派对中医学的发展有深远的影响，其对针灸学的贡献，也值得我们进一步深入发掘与研究。

（江凌圳）

朱丹溪的痿痹分论观

痿证与痹证，在《黄帝内经》中即有专题论述，但隋代《诸病源候论》统以"风"来概括；唐宋时期盛行服食风，人们好用温燥，《局方》沿其弊，痿痹不辨，概用温燥，贻害匪浅。朱丹溪论治痿痹，设立了痿证专论，以"痛风"来命名痹症，治痿重用泻火养阴，治痹注意凉润滋养以治本，兼用温通以治标，标本兼治，颇多创见。

（一）设立痿证专论

由于痿证主要表现为肢体手足的痿软不随，与痹的病在手足症状相类，许多医著不设痿专论，将其与痹证并列，从"风"立论。如《诸病源候论》"风身体手足不随候"论述的是痿证，但冠以"风"；《千金要方》"诸风"门，设"偏风""风痱""风懿""风痹"等，虽有手足不随的痿证论述，但所归属的乃是"风"；《太平圣惠方》论"身体手足不遂"也冠以风寒湿痹，立"治风寒湿痹身体手足不遂诸方"等，痿痹不分，概以风赅之，造成了认识上的混乱，用药上的错乱。

丹溪《局方发挥》《格致余论》有痿证专题论述，对《和剂局方》痿痹不分，混同为风而用温燥药物的观点，给予了有力的抨击：《局方》于治风之外，又历述"瘫痪𤸷曳，手足筋衰，眩晕倒仆，半身不遂，脚膝缓弱，四肢无力，颤掉拘挛，不语，语涩，诸痿等证，悉皆治之……何《局方》治风之方，兼治痿者十居其九，不思诸痿皆起于肺热，传入五脏，散为诸证，大抵只宜补养，若以外感风邪治之，宁免实实虚虚之祸乎？"《丹溪心法》《金匮钩玄》《丹溪治法心要》中均设痿一节，专题发论。综观其论，痿的主要病证是四肢不能为用，表现在四肢不能、肢纵不任地、宗筋弛纵、痹而不仁、足不任身，病因有热、痰湿、湿热、血虚、气虚、瘀血等，主要病理是阴虚火旺，肺失所养，不能管摄一身，脾受伤四肢不能为用，治法当泻火养阴。丹溪创立了大补丸、大补阴丸、加味四物汤等治痿方剂，调摄上提出了忌燥热、淡厚味、慎欲事的主张。

丹溪对痿证概念、病因、病理、治疗、调摄方面的创造性认识，在当时乃至对后世产生了重要的影响。《医学纲目》《赤水玄珠》《玉机微义》等书不但设立痿证专论，还大段引录丹溪原文，大加表彰。《明医指掌》说："古方多以治风之药通治痿，何其谬也。至丹溪始辨之，以风、痿二证另立篇目，源流不同，治法迥别，此开千古之弊也。"程充在《丹溪心法·痿·附录》中指出："五痿等证，特立篇目，所论至详。后代诸方，独于此证盖多缺略。考其由，皆因混入中风条内故也。丹溪先生痛千古之弊，悯世之罹此疾者，多误于庸医之手，有志之士必当究其心焉。"

（二）确立痛风病名

痹证作为病名应该是无可非议的，但由于丹溪之前，医家将痹证与痿证混同于"风"中，造成了认识和治疗上的偏差，丹溪弃痹证之名不用，创立痛风病名，《格致余论》中设立"痛风"一节，《金匮钩玄》《丹溪心法》《丹溪治法心要》等书中均有"痛风"专论。

痹证与痿证的重要辨识标准在于痛与不痛，丹溪以"痛风"名痹，突出了"痛"这一痹与痿的鉴别指征。在痹的病证表现上，强调"四肢关节走痛""夜则痛甚"。论病因，认为有痰、风热、风湿、血虚。谓其发病，是因人常阴亏火盛，血自沸腾，阳气相对偏盛，复因涉水遇寒，或居处潮湿，或当风受凉，风寒湿之邪外侵，热血得以郁遏，阳热内盛，肢体作痛而成痹。至于痰瘀，多因病久气血周流不畅，血停为瘀，湿凝为痰，阻闭经络，而成痹证。丹溪对痹证的论述，尤其对发病机理的认识，较之前贤有很大的进步，于临床实际有重要的指导作用。

对于痹证的治疗，丹溪提出了鲜明的主张，他重视养血补虚，补养不足之阴血；注意温行流散，藉以祛除困束之寒湿；反对燥热劫阴，以免阴血愈加亏损，加重病情；注重活血行瘀，以祛除留滞隧道之痰瘀。他创立了上中下痛风方、二妙散、加味四物汤等名方，治疗痹证颇有疗效。在调摄上，他力倡忌温燥，淡厚味，慎欲事，不失为痹证康复的摄生要法。

在丹溪之前的文献中，尚乏痛风的记载，丹溪以"痛风"命名可谓独树一帜。从现今观点来看，痛风已是痹证中的专有病名，痛风不能概括痹证。但在金元时期，丹溪用痛风来替代痹证，其意痹与痿有别，不能混同于风，而痹证也不能概从风论治用温散之剂，这对于人们认识痹证，确切论治，是有历史贡献的。

（三）治痿重泻火养阴，治痹凉润兼温通

丹溪论治痿证，倡用泻南补北大法。所谓泻南，就是清炎上之火；补北，即补养阴精。他认为，从五行属性分析，水、木、金、土其性各一，唯火有二，阳常有余，阴常不足。肺金体燥而居上，主气畏火；脾土性湿而居中，主四肢畏木，火性炎上，若嗜欲无节则水失所养，火寡于畏而侮所胜，肺金得火邪而热；木性刚急，肺受邪热，则金失所养，木寡于畏而侮脾土，得木邪而伤。肺热则不能管摄一身，脾热则四肢不为用，诸痿之疾由此而发生。泻南方肺金清，东方不实，无脾伤之有；补北方心火降，西方不虚，无肺伤之有。故阳明实则宗筋润，能束骨而利机关，痿证自可向安。

其治痿立有大补丸，谓去肾经火，燥下焦湿，治筋骨软。用药有两个不同的配方，一方用单味黄柏，另一方用黄柏、知母、熟地黄、龟甲、猪脊髓。两方用药有异，但都用了黄柏，其意在于取其性寒味苦，寒以清火，苦以坚阴，泻火以保阴。这一用药方法虽非直接凉润，但其着眼点在于阴。至于配用了知母、熟地黄、龟甲、猪脊髓，即大补阴丸，更有直接的滋填阴精的效用。

痹证，有风痹、湿痹、寒痹、热痹之分。既然病痹，必有其内在缘由。丹溪认为，其主要的病因是血受热已自沸腾，治法重在清郁热，凉润清养。丹溪治痹名方上中下痛风方、二妙散，均用了黄柏，其意是黄柏"有泻火为补阴之功"，侧重于清郁热。值得注意的是，丹溪十分重视补阴来制火，看重其内热之由，滋补阴血之亏虚。《格致余论·痛风论》中所记载的三个病案，均用了四物汤，即是此意。

至于发病，涉冷水、立湿地、扇风取凉、睡卧当风都是重要的诱发因素，故此，采用温通之剂来解除困束之寒湿，其法有效。但总是权宜之计，不能作为常法。丹溪告诫说，温通流散，不能补养亏少之阴血，功在燥湿，病证轻浅者，湿痰得燥则开，热血得热则行，毕竟只能暂时取效，若病深血亏甚者用之，则有燥热之弊，会使阴血愈加劫耗，病情愈加深重。因此，临床使用温通之剂，应掌握用药的时机和用药的力度，不能反客为主，燥热过度，反成其害。

（四）学宗河间戴人，功传后世，有裨当今临床

　　丹溪论治痿痹的主张，与他的学术思想是一脉相承的，基之于《内经》，并能吸收刘河间、张戴人、李东垣之所长。

　　他承袭医经，痿痹各立篇目，其中论痿的阳常有余阴常不足观点，是对《内经》"一水不胜二火"说法的很好注脚；论治上的"泻南方则肺金清，而东方不实，何脾伤之有，补北方则心火降，西方不虚，何肺伤之有"，是对"治痿独取阳明"的发明。

　　《内经》之后，已不见痿之专篇论述，但刘河间、张戴人、李东垣在有关论著中均有相关的论述。刘河间《原病式·五运主病》说："手足痿弱，不能收持，由肺金本燥，燥之为病，血液衰少，不能营养百骸故也。《经》曰指得血而能摄，掌得血而能握，足得血而能步。故秋金旺则雾气蒙郁而草木萎落，病之象也。萎，犹痿也。"张戴人侧重于肺痿的论治，至于四肢痿弱不能为用，也归结肾水不能胜心火，心火上烁肺金，肺金受火制，六叶皆焦，皮毛虚弱，急而薄著，则生痿躄。治法上不能骤用温燥，当以胃气为本。李东垣论痿突出湿热内盛，肺阴受邪，他创制了清燥汤，着眼于清致燥之根源，预清湿热，不使化燥，保存肺津胃液以润养宗筋。诸如此类，各家的论治观点，丹溪都能充分吸收，为我所用，并加以发扬，自有创见。林珮琴在《类证治裁》中对四家有评述：河间论痿，主血衰不能荣养百骸。子和谓痿必火乘金，病多作于五六七月（午为少阴君火之位，未者湿土，庚金伏火之地，申者少阳相火之分），故病痿者，脉浮大。戴人主肾水衰，则骨髓枯竭，直言痿病无寒。丹溪云：泻南方则肺金清，而东方有制，土不受戕；补北方则心火降，而西方有养，金不苦

燥。凡痿证不可作风治而用风药。

对于痹证，三家中张戴人颇多阐述，尤其是痹与痿的鉴别上，有"指风痹痿厥近世差玄说"专论，他指出：风、痹、痿、厥四证本自不同，四末之疾，动而或劲者为风，不仁或痛者为痹，弱而不用者为痿，逆而寒热者为厥。至于痹与痿，痹证是风湿寒相合，麻木不仁，旦剧而夜静，或痛或不痛，或仁或不仁，或筋屈而不能伸，或引而不缩；痿是水亏火旺，而见脚膝痿弱，难于行步。这种见解对丹溪痿痹论治学术观点的形成，无疑产生了重要的影响。其他如对黄柏的应用，丹溪取名为大补丸，常配合四物汤等用治痹证，反映了他对三家经验的吸取。

丹溪论治痿痹的学术观点形成后，因确有普遍的指导意义，得到了医界的认同。首先是其弟子的热心传播，如《医学正传》即设立"痛风""痿证"，引录丹溪语录，介绍丹溪方法。此后的医学文献中，大多引录或讲述丹溪痿痹论治精要，虎潜丸、二妙散、上中下痛风方、加味四物汤、大补阴丸等多有载录。尤其是丹溪对痿痹的分别论治，深受后世首肯。

清·怀远《医彻》论痿痹说：痹之与痿，二者近似而实不同，盖痹者从外而入，《经》谓风寒湿三气杂至合而为痹是也。痿者自内而出，《经》谓诸痿皆生于肺热是也。痹从外入，则风寒湿之三气，由皮肤而筋骨，而脏腑。其留皮肤间者易已，其流连筋骨间者疼久，其入脏者殆。然风寒湿之中，又分风胜为行痹，则走注疼痛，风自火出也。湿胜为著痹，则重著而关节不利也。寒胜为痛痹，则周身疼痛无已时也。三者之邪既以杂合而至，即以杂合治之。又云：痛属火，肿属湿，尤须察其所胜。而散风之中间以清火，除湿之内间以养血，理气之中兼以豁痰，丹溪不一其治，殆深得病情者欤。

（施仁潮）

朱丹溪论治痿证探要

《黄帝内经》对痿证提出了"肺热叶焦"等发病机理，以及"独取阳明"的治疗大法。但由于其证与风、痹相类，后人多混同论治。尤其是宋代，《和剂局方》书出，更是风、痿不辨，"以治风之药通治诸痿"（《局方发挥》），人们因其书为官方修订，每多效尤，遂成时弊。丹溪有感于此，在《局方发挥》《格致余论》《金匮钩玄》等书中设立专论，对痿证的病因病理、辨证治疗，及其调养，作了深入地论述。皇甫中《明医指掌》说："古方多以治风之药通治痿，何其谬也？至丹溪始辨之，以风、痿之证另立篇目，源流不同，治法迥别，此开千古之弊也。"

（一）以五行生克制化析病机

丹溪《局方发挥》说："肺金体燥而居上，主气畏火者也；脾土性湿而居中，主四肢畏木者也。火性炎上，若嗜欲无节则水失所养，火寡于畏而侮所胜，肺得火邪而热矣。木性刚急，肺受热则金失所养，木寡于畏而侮所胜，脾得木邪而伤矣。肺热则不能管摄一身，脾伤则四肢不能为用，而诸痿之病作。"由此可见，丹溪论痿重视各脏器的互相影响，从五行生克制化理论剖析病机，尤其注重肺脾功能失调在痿证发病中的作用。

肺主气属卫，居上焦，具宣发之功，但其脏最娇，惟得清肃，才能发挥其用，宣五谷味，熏肤，充身，泽毛，若雾露之溉，五脏六腑、四肢百骸得以润养；反之，肺热失清，宣发不力，敷布失司，不能管摄一身，则痿证由生。即如《内经》所说：五脏因肺热叶焦，发为痿躄。

痿证由于肺热叶焦，肺热由于火气熏灼，而火之偏胜咎在水亏不济。

丹溪说的"若嗜欲无节则水失所养，火寡于畏而侮所胜，肺得火邪而热矣"，即是指此而言。细究水亏火胜之由，丹溪谓"五行之中，唯火有二，肾虽有二，水居其一，阳常有余，阴常不足，故《经》曰一水不能胜二火。"二火者，心之君火，肝肾之相火也。肾居下焦，内寄相火，肾阴下亏，既不能上济于心，心火焰旺，又能使相火失于蛰藏，妄动暴虐，肺金受刑，失却宣发，皮肉筋脉，因此而痿。

脾胃为水谷之海，气血生化之源，主润筋脉。脾运健旺，化源不衰，气血充沛，脏腑经脉，皆得输润，若运化乏健，后天不充，肢体失滋，痿证由生。同时，脾虚运馁，又能聚湿酿痿，即丹溪说的"有湿多者"。脾病不能转输精微，筋脉反受湿淫，犹如生物之濡润有余反成水涝，没有不成痿者。且湿蕴久便生热，湿热又为成痿之一端。《内经》云："湿热不攘，大筋软短，小筋弛长，软短为拘，弛长为痿。"《格致余论》释云："湿郁为热，热留不去，大筋软短者，热伤血，不能养筋，故为拘挛，小筋弛长者，湿伤筋，不能束骨，故为痿弱。"《金匮钩玄》《丹溪心法》论痿，就列有湿痰、湿热证治。临床所见，饮食不节，蕴湿积热，或湿邪积久不去，郁而化热，均可浸淫经脉，影响气血运行，变生痿证。

从五行生克制化观点出发，丹溪论脾病致痿，还注意到肝木和肺金的影响。即其所说的"肺受热则金失所养，木寡于畏而侮所胜，脾得木邪而伤矣。"脾伤由于肝木横逆，而木之胜在于肺金不清。肺金司降，肝木主升，两相制约，升降有度，则有裨脾运，即所谓金能制木，木能疏土。若肺失肃降，金不制木，则肝气横逆，克伐脾土，碍及脾运，化源不济，而肢体痿废。

（二）本泻南补北宏旨立大法

痿证之成，病在肺脾，肺脾之所以病，根由水亏火旺。丹溪遵照《难经》"泻南方，补北方"宏旨，倡用泻南补北大法。尝云："泻南方则肺金清而东方不实，何脾伤之有？补北方则心火降而西方不虚，何肺热之有？故阳明实则宗筋润，能束骨而利机关矣。"（《局方发挥》）泻南，法在制火，立足于清金保脾；补北，法在壮水，着眼于降火保肺。既顾及"肺热叶焦"病理特点，又不悖"独取阳明"治痿大旨，水壮火制，肺热无生，脾自健旺。

东垣治痿，立有清燥汤，以黄连、黄柏泻火为主，功在清热燥湿，适用于湿热郁蒸，肺金受烁，肾水失资而成痿，正合泻南之意，颇为丹溪赏识。丹溪尝以此方为基础，剔除温燥动火之柴胡、升麻、陈皮，以及渗利伤阴之猪苓、茯苓、泽泻，改以知母、芍药养阴，杜仲、牛膝益肾，易名加味四物汤，用治"诸痿四肢软弱，不能举动"（《医学正传》），变清热利湿为清热养阴之剂。较之东垣方，泻南之意犹存，而立法更精，用药尤妙，更能切合痿证病机。日人丹波元坚所编《杂病广要》治痿篇中，首列此方，足见其对丹溪的推崇。

《续名医类案》载：张三锡治一苍瘦人，每坐辄不能起，左脉微弱，右关独弦急无力，用丹溪加味四物汤，不二十剂而愈。症情深重，痿废已成，非药证相符，难能速效如此。笔者曾治一青年教师，由于备课紧张，伏案终日，劳神过度，渐觉眩晕失眠，焦虑不安，记忆力减退，腰膝酸软，四肢痿弱，梦交遗精。日前因挪动课桌，自觉左侧腰腿呈放射性痛，且见两足发颤，不胜任地，步履艰难。面色㿠白，瘦削无华，精神萎靡，脉细而涩，苔白腻而干，舌质淡红。窃思气血亏虚，阴精耗损是其本，法当补养，少佐疏利以兼顾伤损。方以八珍双补气血，麦冬、五味子养心，知母、黄柏、川连泻火，杜仲、牛膝补肾，配当归、川芎活血利气。进药五剂，腰痛大减，肢弱胫软亦大为好转，遗精未再发生，唯夜寐时有梦扰。原方去茯苓、川芎，加红枣，陈皮，调治月余，诸症悉除，体健力增，步履有力。立法用意，实循丹溪，所用药物，即加味四物汤之属。

本补北大法，丹溪创制了补阴丸（侧柏、黄柏、乌药、龟甲、苦参、黄连、黄芩），龙虎丸（白芍、陈皮、锁阳、当归、虎骨、知母、熟地、黄柏、龟甲），大补丸（黄柏、知母、熟地、龟甲、猪脊髓），虎潜丸（大补丸加陈皮、白芍、锁阳、虎骨、干姜）等许多著名方剂，为后世治痿提供了成熟的效验方。其中虎潜丸，用知母、黄柏降火清源，龟甲、熟地滋水培本，芍药、锁阳益阴养血，又佐干姜、陈皮温中理气，既能制阴柔药凝滞之性，又能助脾健运，发挥药效。综观全方，功擅滋阴壮水，降火制妄，强健筋骨，用治阴虚火盛，筋骨痿软者，颇为有效。徐灵胎评价：痿证皆属于热，经有明文，此方最为合度。

丹溪治痿，力倡制火保阴，好用黄柏。考诸《丹溪心法》《金匮钩玄》

等书对痿证施治，虽分湿热、湿痰，气虚、血虚，食积、死血，区别从事，但每型必用黄柏，独具一格。所载大补丸，《丹溪心法》谓"去肾经火，燥下焦湿，治筋骨软"，仅用单味炒黄柏，水丸服之。细味其意，黄柏"走手厥阴，而有泻火为补阴之功"（《本草衍义补遗》），以黄柏泻有余之火，即所以补不足之阴。盖肾欲坚，急食苦以坚之，黄柏味苦，"能清自下泛上之阴火，火清则水得坚凝，不补而补也"（《得配本草·卷七》）。唐容川说："苦寒之品能大伐生气，亦能大培生气，盖阴虚火旺者，非此不足以泻火滋阴。"（《血证论·卷七》）黄柏苦寒泻火，不但能够坚阴，还能保养肺金，终止刑金之源。

　　丹溪还常取苍术与黄柏同用，所制二妙丸，即是此二药组成，用于治疗"筋骨疼痛，因湿热者"。二药一清热一燥湿，清热能泻火保肺，燥湿能资运助脾，既能清金又能扶土，颇合泻南补北大旨，证诸临床，效多灵验。笔者姑妈，素好酒，诉秋收时节，奔波于田亩，辛劳有加，多吃酒肉补养身体。秋后见两脚痿软，不任站立，微有肿胀，肢体困重，渐至饮食不香，下肢消瘦，卧榻不起。诊时但见形体瘦弱，面容憔悴，语微气短，胃脘痞塞，不思纳谷，口苦且干，尿赤而少，脉濡细而数，苔薄黄且腻。辨证湿热浸淫筋脉，气血运行不利，病久本虚，脾弱运迟。治用黄柏、黄芩清热，苍术、苡仁、木瓜、蚕沙除湿，益以怀牛膝、川断、豨莶草、当归益肾强筋，活血和络，合陈皮、扁豆健脾开胃。服药14剂，能下榻扶杖活动。继将原方去黄芩、蚕沙，加北沙参、干地黄、太子参，嘱其再服一月，继以二妙丸、虎潜丸交替服用。三月后来信，能弃杖小走，料理家事。

（三）守制火保阴法度倡调摄

　　《局方发挥》说："虽然药中肯綮矣，若将理失宜，圣医不治也。"主张淡厚味，断欲事，忌燥热，顾护脾胃，承制相火，保养阴津，以冀早日复康。

　　1. 淡厚味　淡厚味即所以保护脾胃后天之本。进食清淡，无碍脾运，使气血生化源源不断，痿证方有转机。反之，若酒食肥甘，脾胃损伤，纳呆运迟，则易滋生湿热，更益其疾。《局方发挥》告诫说："患痿之人，若不淡厚味，吾知其必不能安全也。"如何淡厚味？丹溪在《格致余论·养老论》里说："人生六十、七十以后，精血俱耗……至于好酒、腻肉、湿面、油汁、烧炙、煨炒、辛辣、甜滑（滑：指菜肴柔滑的作料），皆在所忌。"所忌之理，在于老人阴虚多火，胃弱脾馁，移至痿证调理，亦为切用。

2.断欲事 《临证指南医案·痿》邹滋九按云："盖肝主筋，肝伤则四肢不为人用，而筋骨拘挛。肾藏精，精血相生，精虚则不能灌溉诸末，血虚则不能营养筋骨。"纵欲，表现为阳的亢奋，其结果则是肝肾阴精的亏耗。倘不知自节，房劳过度，则阴精益亏而火益升，枯痿有加而难疗。邹氏此按，可资佐证。

《格致余论·恶寒非寒恶热非热病论》载：司丞叔，平生脚自踝以下常觉热，冬不可加棉于上，常自谓禀质壮不怕冷。丹溪曰：此足三阴之虚，宜早断欲事，以补养阴血，庶乎可免。叔笑而不答，年方五十，患痿半年而死。纵欲之害，由此可见一斑。

3.忌燥热 香燥温热属阳，易助亢奋之火，与痿证病机相忤逆，故丹溪对燥热颇为审慎。《局方发挥》尝云："诸痿皆起于肺热，传入五脏，散为诸证，大抵只宜补养，若以外感风邪治之，宁免实实虚虚之祸乎！"

《格致余论·涩脉论》载：一中年患者，素嗜厚味，形丰体胖，性多忧怒。春患痰气，医以燥热香窜之剂，至四月间，两足痿弱，饮食减退。丹溪谓：热郁脾虚，发为痿厥，本属可治，但药邪太盛，又当夏令火旺之时，实难求生。一月后果死。丹溪载录此案，详叙燥热之弊，正是为了引起人们的高度重视。大凡痿证只宜清养，慢慢疏瀹，从缓图治，绝非温烈劫剂所宜。

综上所述，丹溪论治痿证，颇多特色，所倡调摄规范，既能愈疾，又能防患于未然，对痿证诊治贡献突出，厥功甚伟。张景岳是丹溪"阳常有余"论的反对者，但对其论痿的评价是充分肯定的，他说："痿证之义，《内经》言之详矣。观所列五脏之证，皆言为热，而五脏之证又总于肺热叶焦，以至金燥水亏，乃成痿证，如丹溪之论治，诚得之矣"。

（施仁潮）

朱丹溪调治痹证特色

朱丹溪在痹证的调治方面曾提出鲜明的主张，其论述对于临床治疗调养都是大有裨益的，本文特作简要探讨。

（一）确立疏通法则

丹溪时代，《局方》盛行，于痿于痹，均主温燥。为纠时偏，丹溪设立了痿证专论，而于痹证则避用其名。其有关痹证的论述，更多地体现在他对痛风的论治上。

丹溪论治痹证，确立了"重在疏通"的治疗法则。对于阴血亏耗，内热已盛的，强调养血补虚；血亏内热，寒凉外困的，重视温行流散；讲究活血祛瘀，反对燥热劫阴，颇有见地。

1.重视养血补虚 丹溪认为，痹证的主要发病因素在于阴血亏耗，内热已盛，故治疗的根本在于养血清热。"痛风论"载录了三个病案，其中两个案例明显地提到了四物汤，另一案用潜行散，据《医学正传·痛风》所录《丹溪心法》介绍，潜行散系黄柏一味，酒浸曝干为细末，煎四物汤调下，还是配合采用了四物汤，这充分体现了丹溪的养血补虚治疗思想。

2.重视温行流散 丹溪认为，痹证病变之本在于血亏内热，涉冷水、立湿地、扇取凉、坐卧当风等因素是其标，寒凉外困，热血由于寒困而瘀滞凝涩，促成痹证的发生。所以治疗中，在补养的同时，重视温通，藉以解除困束之寒湿，其所说的"治法以辛热之剂，流散寒湿，开发腠理"，意即在此。

3.反对燥热劫阴 治痹虽说宜辛热流散，但痹证发病的主要因素在于"血受热已自沸腾"，故"辛热之剂"乃是权宜之计，绝非燥热劫药所宜。丹溪在"痛风论"中设答问形式，指出燥热之药，功能燥湿，病症轻浅者湿痰得燥则开，热血得热则行，可暂时取效，但燥热不能补养亏少之阴血，故病深血亏甚者，用燥热会使阴血愈加劫耗，病情愈加深重。虞抟《医学正传·痛风》中介绍的"丹溪曰"一段话也进一步表述了丹溪这一见解。原书谓："因湿痰浊血流注为病，以其在下焦道路远，非乌附气壮不能行，故用为引经，若以为主治之，非惟无益，而有杀人之毒。此病必行气流湿舒风，导滞血，补新血，降阳升阴，治有先后。"此外，痹证病在血分经隧，病情顽固，治在迂缓，不能图速而燥热猛投。

4. 注重活血行瘀　痹证的发病在于"血受热已自沸腾"也罢，"热血得寒瘀凝涩"也罢，其病已深入血分，故丹溪在治疗上重视活血祛瘀的应用。所载三个医案中，傅案提到了"补血温血"，以四物汤为基础，加用了桃仁、牛膝；朱案立法"和血疏气导痰"，以潜行散为基础，加用了桃仁、牛膝；鲍案是因"恶血入经络"，"留滞隧道"，以四物汤为基础，加用了桃仁、红花、牛膝。三案桃仁、牛膝及红花之用，体现了其活血祛瘀的治疗主张。在《丹溪心法》卷四《痛风》中载有趁痛散一方，方中除桃仁、红花外，还用了乳香、没药、五灵脂，活血行瘀之力尤显，更具体地反映了丹溪治痹活血化瘀的学术特色。

在《格致余论·涩脉论》中，丹溪在论涩脉之理中，阐述了痹阻的发病机理。他说，呼吸定息，脉行有定数，反映了人之血气运行。二十四脉，其状不一。涩脉多虚寒，亦有痼热为病者。其原因，"或因忧郁，或因厚味，或因无汗，或因补剂，气腾血沸，清化为浊，老痰宿饮，胶固杂糅，脉道阻涩，不能自行，亦见涩状"。由此可见，各种原因均可引起气血痹阻，出现诸如涩脉的症状表现，所以，治法在于疏通。

《丹溪治法心要·臂痛》论臂痛治疗，认为其病是上焦湿横行经络，治用二陈汤加苍术、香附、威灵仙、酒黄芩、南星、白术，用生姜煎服；病在左，属风湿，用柴胡、川芎、当归、羌活、独活、半夏、苍术、香附、甘草；病在右，属痰湿，用南星、苍术之类。强调了"湿"在痹证发病中的影响，以及祛湿的治疗作用。

在后人整理、冠以丹溪的《丹溪手镜》和题为丹溪撰写的《脉因证治》中，有痹证专篇。两者均承袭了《内经》论痹观点，从风、寒、湿立论，强调祛风寒，行痹阻。如《丹溪手镜·痹》：风寒湿三气合而成之，寒气胜为痛痹，寒则阴受之，故痛而夜甚；湿气胜者为着痹，着于肌肉不去；风气胜者为行痹，风则阳受之，走经而且甚。脉迟则寒，数则热，浮则风，濡则湿，滑则虚。治风寒痹用附子汤，治五痹拘挛用忍冬藤膏。

（二）创立有效名方

在《丹溪心法·痛风》中，有上中下痛风方、二妙散、趁痛散等治疗痹证处方，颇多效验，为古今医家推崇的千古名方。

上中下痛风方。本方在《丹溪心法》《金匮钩玄》《丹溪治法心要》等书中均有记载。该方由苍术、南星、黄柏、防己、川芎、羌活、白芷、威灵仙、桂枝、桃仁、红花、龙胆草、神曲组成，功效在于祛风湿，化痰瘀。丹溪立论，痛风是因血热而又感外寒、湿邪，血凝气滞，经络不通，以致四肢百节、上中下走痛。方以苍术、黄柏清热燥湿，防己除湿行水，羌活、威灵仙祛百节之风，桂枝横行手臂、温经通络，白芷祛头面风，川芎引血中之气，桃仁、红花活血行瘀，南星祛经络骨节之痰，龙胆草泻肝经之火，神曲理中焦脾胃之气。诸药相合，既能散风邪于上，又能泻热渗湿于下，还可以活血化痰，消滞和中，对上中下之痛风病证颇为有效。《当代名医临证精华·痹证专辑·刘赤选》说：痹证的论治，风寒湿痹者不离祛风、散寒、利湿、通络，风热湿痹者当疏风、清热、利湿通络；病延日久不愈，要注意调补气血，或补肝肾健脾，或祛痰化瘀，总的治则是补助真气，宣通络脉，使气血流通，则痹自愈。着痹当除湿通络，以上中下痛风方加减。肯定了其方对痹症的治疗作用。

二妙散。《丹溪心法·痛风》："二妙散治筋骨疼痛因湿热者，有气加气药，血虚者加补药，痛甚者加生姜汁，热辣服之。黄柏（炒）、苍术（米泔浸，炒）。上二味为末，沸汤入姜汁调服。二物皆有雄壮之气，表实气实者，加酒少许佐之。若痰带热者，先以舟车丸，或导水丸、神芎丸下伐，后以趁痛散服之。"丹溪所说的"筋骨疼痛因湿热者"，实际上就是湿热痹证，强调了二妙散的治疗作用。湿热致痹，多由风寒湿三邪郁久化热或因素体热盛，感邪后邪从热化，常见症状有关节疼痛、灼热红肿、发热、口渴、烦闷不安、小便短黄、苔黄燥、脉滑数等，治疗上当以清化湿热为主。二妙散由黄柏、苍术二药组成，方中黄柏苦寒，寒以清热、苦以燥湿；苍术苦温，善能燥湿，二药相伍，合而成清热燥湿之剂，最宜于采用。丹溪弟子虞抟在二妙散的基础上，加牛膝，命名三妙丸。牛膝能领诸药下行达病所，对治疗下焦湿热之证较适宜。三妙丸的基础上益以薏苡仁，即四妙丸，清热利湿的作用更强，于湿热痹证尤为相宜。

趁痛散。其方见《丹溪心法·痛风》，由乳香、没药、桃仁、红花、当归、地龙（酒炒）、牛膝（酒浸）、羌活（酒浸）、甘草、五灵脂（酒淘）、香附（童便浸）等组成，使用时，或加酒芩、炒酒柏。一并为末，酒调服二钱。与上中下痛风方比较，都用了桃仁、红花、羌活、黄柏，注重活血行气；差异在于，本方加用了乳香、没药、当归、地龙、牛膝、五灵脂等大队活血药，并以酒送服，祛瘀之功显著，适宜于痹证日久，血分瘀阻者；上中下痛风方则配用了南星、苍术、川芎、白芷、防己、龙胆草、桂枝等祛湿行气药，理气之功偏长，适宜于痹症气血兼病而偏于气分，经络之气阻滞者。《倡导养阴的朱丹溪》评价：趁痛散功能活血化瘀止痛，主治痛风、历节痹痛，证属血瘀兼见热象者。其方乳香、没药、桃仁、红花、五灵脂、牛膝活血消瘀，当归和血，香附理气，地龙通络，羌活胜湿，甘草和诸药，或加芩、柏清热，合为活血化瘀、理气清热止痛之剂，对痛风、历节痹痛，痛久瘀阻络道者，用之甚合宜。

（三）倡导合理调养

丹溪对痹证的调养，从其"血虚受热，其血已自沸腾，或加之涉水受湿，热血得寒，瘀浊凝滞，不得运行"的发病机理来认识，以及"更能慎口节欲，无有不安"的告诫来分析，可以概括出避寒湿、慎饮食和节色欲的三大调养特色。

1. 避寒湿 "涉水受湿，热血得寒"，是痹证发病的重要诱因，既已病痹，就当注意避免寒邪、水湿的伤害，以免加重病变，不利康复。为避免寒邪、水湿伤害，患者要密切注重天气变化，随时增添衣服以防受寒，勿坐卧湿地，勿当风露宿。居家逢湿度高时，注意除湿，可用石灰洒于墙边屋角，以吸收潮气。天晴时宜打开门窗，以通风祛湿。在潮湿环境工作者，要及时擦干身体，还要勤换干燥衣服，并宜按摩肌肤，以祛寒湿。

当然，从现今角度来看，除湿机、空调器能起到有效的除湿作用，均可采用。

2. 慎饮食　在饮食方面，丹溪强调了慎食肥甘厚味。《医学正传》卷之四《痛风》记载的丹溪语录就指出，不可食肉，肉属阳，能助火。素有火盛者，小水不能制，若食肉厚味，下有遗溺，上有痞闷，须将鱼腥、面酱、酒醋皆断去。这是因为肉类厚味性热助阳，会加重"血虚受热"这一痹症病机，于康复是不利的，故力倡忌口。还有一个原因，肉类厚味会伤害脾胃运化功能，脾运失健，食而不化，不惟水谷精微难以吸收，还会酿生湿热，壅阻气机，变生遗溺、痞闷病证。肉、鱼，只是举例而已。针对痹证"血虚受热"的发病机理，举凡性热的红参、鹿茸、附子等药物和大蒜、葱、韭菜类食物，均以不吃或少吃为好。其他如阿胶、熟地黄、桂圆肉、甲鱼、鳗等，滋腻壅补药物、食物，以及坚硬、生冷食物，会妨碍脾胃的运化功能，也应慎食。

3. 节色欲　节色欲的意义，在于精神内守，保养真气，使精血充盈，肌肉经脉筋骨得以充养。丹溪在"相火论"中指出，心为君火，肝肾内寄相火，外物感之，情欲内起，肝肾相火翕然而起，暗自走泄。声色感于心，会耗损肝肾阴精，戕伤真气。而房事不节，竭精而战，更会直接造成精血的损伤，加重"血虚受热"病机，于痹症的康复是大为不利的。故此，痹症患者，要特别注意收心养性，节制色欲，尤其是急性发作期，以暂远房帏为好。

（施仁潮）

朱丹溪噎膈证治心法

朱丹溪对噎膈的认识和诊治比起前辈医家有长足的进步。

（一）病因病机

丹溪基于其气血痰郁火的理论认识噎膈的病因病机。无论内伤外感，俱可使气血运行失常，"或因些少饮食不谨；或外冒风寒；或内感七情；或食味过厚，偏助阳气，积成膈热；或资禀充实，表实无汗；或性急易怒，火炎上以致津液不行，清浊相干，气为之病"。尤其火热之伤，"气得炎上之化，有升无降，熏蒸清道，甚而至于上焦不纳，中焦不化，下焦不渗，辗转传变"，以及"气血两亏，痰客中焦，妨碍升降，不得运用"，"痰挟瘀血，遂成窠囊"，均可酿生噎膈。丹溪详细阐述了噎膈病机特点："其始也，胃液凝聚，无所容受；其久也，脾气耗散，传化渐迟；积而久也，血液俱耗，胃脘干槁。其槁在上，近咽之下，水饮可行，食物难入，间或可入亦不多，名之曰噎；其槁在下，与胃为近，食虽可入，难尽入胃，良久复出，名之曰膈，亦曰反胃，大便秘少，若羊矢然。名虽不同，病出一体"。概括而言，积热挟痰，瘀血凝滞，津血枯槁，是噎膈的基本病机，《金匮钩玄》称膈噎乃反胃之渐，分血虚、气虚、有热、有痰四种证型：血虚者，脉必数而无力；气虚者，脉必缓而无力；气血俱虚者，则口中多出沫，但见沫大出者，必死；有热者，脉数而有力；有痰者，脉滑数。这也是判断预后的重要依据。《金匮钩玄》言："粪如羊屎者断不可治，大肠无血故也。"就是依此来判断预后。

（二）治法方药

据此病机认识，养血润燥就成为本病首要治法，《局方发挥》提出，"夫噎病生于血干。夫血，阴气也，阴主静，内外两静，则脏腑之火不起而金水二气有养，阴血自生，肠胃津润，传化合宜，何噎之有？"血虚用药以四物汤为主，加陈皮、桃仁、红花、甘草；兼气虚者，则以四君子汤为主。

其次是理气导痰，《金匮钩玄》"有气滞结者，通气之药皆可用也。"导痰用二陈汤为主，无论血虚、气虚、有热，兼痰必用童便、竹沥、姜汁、牛羊乳。《丹溪心法·翻胃》则用"韭菜汁二两，牛乳一盏，用生姜汁半两和匀，温服效"，以韭菜汁消膈下瘀血，牛乳润燥补虚，佐以姜汁下气化痰和胃，配合甚为得当。

《金匮钩玄》还载有验方二则，可资参考。治反胃方：马剥儿烧灰存性一钱重，好枣肉、平胃散二钱，温酒调服，食即可下。然后随病源调理，神效。又方：茱萸、黄连、贝母、瓜蒌、牛转草，牛转草为牛反刍到口腔中的草料。

以上病机认识也决定本病禁忌燥热，《金匮钩玄》云："大不可用香燥之药，服之必死。"此外必须谨身调养，《局方发挥》引用张鸡峰的话：噎当是神思间病，唯内观自养可以治之，病人必须谨身自爱。《金匮钩玄》则提出："宜薄滋味。"

（三）医案举隅

东阳王仲延遇诸途，来告曰：我每日食物必屈曲自膈而下，且硬涩作微痛，它无所苦，此何病？脉之，右甚涩而关尤沉，左却和。予曰：污血在胃脘之口，气因郁而为痰，此必食物所致，明以告我。彼亦不自觉。予又曰：汝去腊食何物为多？曰：我每日必早饮点剁酒二三盏逼寒气。为制一方：用韭汁半银盏，冷饮细呷之，尽韭叶半斤（《名医类案》作二斤）而病安。已而果然。（《格致余论》）

丹溪治一人，咽膈间常觉有物闭闷，饮食妨碍，脉涩稍沉，形色如常。以饮热酒所致。遂用生韭汁，每服半盏，日三服，至二斤而愈。（《名

医类案·噎膈》)

按：二案均饮酒致病，脉涩而胸膈满闷，饮食不利，断为污血在胃脘之口，《名医类案》云："皆滞血致病，而涩脉应之，乃噎膈之渐也"。《本草衍义补遗》谓：韭"研取其汁，冷饮细呷之，可下膈中瘀血，甚效。"《金匮钩玄·心痛》谓，"凡治病必须先问平日起居如何。假如心痛有因平日喜食热物，以致血流于胃口作痛。轻者用韭汁、桔梗，能开提气，血药中兼用之。"可结合看待。噎膈之渐，病轻而药简功专，故收效甚捷。

台州一匠者，年近三十，勤于工作，而有艾妻，且喜酒。其面白，其脉涩，重则大而无力。令其谢去工作，卧于牛家，取新温牛乳细饮之，每顿进一杯，一昼夜可饮五七次，尽却食物，以渐而至八九次，半月大便润，月余而安。然或口干，盖酒毒未解，间饮甘蔗汁少许。（《名医类案·噎膈》）

按：同为涩脉，因重按大而无力，且勤于工作又有艾妻，故从虚着眼，专用牛乳濡泽枯槁，养血润肠而愈。前引《丹溪心法·翻胃》治法有用韭菜汁、牛乳、生姜汁和匀温服的。案1、2即以韭菜汁消膈下瘀血，而本案则以牛乳润燥补虚，各有所重。

一人不能顿食，喜频食。一日，忽咽合壅塞，大便燥结，脉涩似真脏脉。喜其形瘦而色紫黑，病见乎冬却有生意。以四物汤加白术、陈皮浓煎，入桃仁十二粒研，再沸饮之，更多食诸般血以助药力。三十帖而知，至五十帖而便润，七十帖而食进，百帖而愈。（《名医类案·噎膈》）

按：民间有以鹅、鸭血治噎膈者，取其推陈致新、养血润肠的作用，丹溪以"诸般血以助药力"，正取法于此。余药则养血化瘀、益气理气之常规。

（刘时觉）

朱丹溪治疗儿科疾病经验浅说

　　中国古代儿科医生，首推宋代钱乙，他一生行医，救活幼儿无数，成为中国古代中医儿科的重要代表人物，其所著《小儿药证直诀》也成为我国中医儿科的奠基之作。朱丹溪虽然不像钱乙那样是专门的儿科医生，但他在长期的行医实践中，非常重视对儿童疾病的观察、治疗和总结，形成独特的治疗思想和治疗方法。本文从以下四个方面探讨朱丹溪关于中医儿科的治疗思想和方法。

（一）从孕期做起，防患于未然

　　朱丹溪认为，孩子的健康状况如何，和孕育期间母亲的身体及饮食状况有极为密切的关系，"儿之在胎，与母同体。得热则俱热，得寒则俱寒，病则俱病，安则俱安"，所以母亲在怀孕期间的"饮食起居尤当慎密"。（《格致余论·慈幼论》）

　　在这一"胎教"思想的指导下，朱丹溪在诊治幼儿疾病的时候，很注意询问母亲在怀孕期间的饮食及身体健康状况。

　　东阳张进士的第二个儿子两岁的时候，忽然满头生疮，后来，疮又自动平复，随后孩子就患上了痰喘病。别人都是就病论病，认为孩子痰喘是伤风感冒引起，主张用解利之药，使之排泄消病。朱丹溪看了以后认为这是胎毒所致，千万不能用解利之药。其他人听了他的话，非常惊愕，觉得不可思议：胎毒怎么能在孩子两岁时才发作呢？但朱丹溪毫不动摇，仔细询问了孩子的母亲怀孕时的饮食喜好，得知她怀孕时候一直喜欢吃辛辣等性热之食物，于是给孩子用了人参、连翘、黄连、生甘草、陈皮、芍药、木通等药，煎好之后再加入竹沥，服用数日，病症消除。后有人问朱丹溪怎么能知道孩子痰喘是由于胎毒，朱丹溪说他看到病儿"精神昏倦，病受得深"，就判断绝对不是外感而是胎毒所致。

朱丹溪的二女儿身体消瘦性格急躁，身体患有热证。怀孕三个月的时候，正是盛夏，当时口渴难忍，不停地喝冷水，后来身体时不时发热。朱丹溪教她用四物汤加上黄芩、陈皮、生甘草、木通等煎服，并坚持服用一段时间。但女儿服了几剂以后，懒于煎药，就停止服用。结果孩子出生后未见异常，到了两岁多的时候，遍身生疮，过了几天，疮痍自动痊愈，却引发了痎疟，病情严重，女儿急求朱丹溪诊治。朱丹溪说：这是胎毒，因你在怀孕期间的饮食习惯所致。如果当初听我的话，再坚持用我开的方子服用一段，孩子哪里会有今天的病证。（《格致余论·慈幼论》和《名医类案》卷十二《胎毒》）

朱丹溪的族妹苦于难产，所以一怀孕就设法堕胎。朱丹溪对族妹的情况十分同情，对她进行了观察和分析，觉得她体型肥硕，不爱活动，又勤于女工，怀孕期间也是长时间地坐着做女工。朱丹溪思考再三，终于悟出族妹难产的原因是怀孕期间活动不足所致。体型肥硕的人本来就气虚，久坐不动，气更虚弱。所以当补孕妇之气，这样母亲气足，则"儿健而易产"，自然就不会再有难产之事了（《名医类案》卷十一《难产》）。说的虽然是母亲生产的事，但母亲气虚气足和胎儿的健康与否也有直接的关系。

还有一个孩子，生下来 7 个月的时候得了淋病（非今天性病中的淋病），发作的时候"大痛，水道方行下如漆和粟者，一盏方定"，其脉"轻则涩，重则弦"，其形"瘦而长"，（其色）"青而苍"，朱丹溪看了孩子的情况，就怀疑与父病的遗传有关。后来经过询问，果然是小孩的父亲在妻子怀孕前一直患有燥热之病，所以"遗热在胎，留于子之命门而然"，于是朱丹溪根据病情进行治疗，"遂以紫雪和黄柏末丸梧子大，晒极干，汤下百丸。半日，又下二百丸，食压之。又半日，痛大作，连腰腹水道乃下行漆和粟者碗许，痛减十之八。后与陈皮一两，桔梗、木通各半两，又下合许而安"。通过对这一患儿的治疗，朱丹溪认为"父得燥热，尚能病子，况母得之者乎"？（《名医类案》卷十二《胎毒》）

还有一个姓陈的女孩，八岁的时候得了癫痫病，一遇阴雨、惊吓就会发作，发作的时候"口出涎沫，声如羊鸣"，朱丹溪看了以后，认为是在胎中受惊所致。他说这个病根深蒂固，治疗起来很难，需要有一定的耐心，于是经过半年时间的调治，终于根除。(《格致余论·慈幼论》)

母乳对出生以后婴儿的健康也是至为重要的。因为母亲乳汁的质量会直接关系到孩子的健康状况，"饮食下咽，乳汁便通，情欲动中，乳脉便应，病气到乳，汁必凝滞。儿得此乳，疾病立至。不吐则泻，不疮则热。或为口糜，或为惊搐，或为夜啼，或为腹痛"。母亲饮食不当对幼儿的影响还可以通过调节母亲饮食来纠正，还不算是太大的事情。而母亲"禀受之厚薄，情性之缓急，骨相之坚脆，德行之善恶"对幼儿的身体和品德的影响就不像是母亲饮食习惯那样容易纠正了。因为"胎孕致病，事起茫昧"，一般易为人所忽视，这也是人们感到婴幼儿疾病难以医治的一个重要原因。母婴关系，血浓于水，千丝万缕，不可分割。所以治疗婴幼儿疾病一定要注意对父母亲身体尤其是母亲生活习惯和身体的观察和了解。(《格致余论·慈幼论》)

随着生活条件的不断提高，今天的人们对于胎教也越来越重视，从怀孕开始母亲就注意听音乐、适当活动，以便养成孩子良好的习惯。但往往在食物问题上不加节制，想吃什么吃什么，能吃多少就吃多少，认为只要母亲吃得好，胎儿就一定健康。朱丹溪关于母体对胎儿健康的影响和相关论述，或许能对今天那些年轻的孕妇们提一个醒：怀孕期间不但要吃好吃饱，而且一定要有选择的吃。千万不能纵一时之口欲，遗无尽之烦恼。

（二）注意对儿童生活习惯的培养

朱丹溪在《格致余论·慈幼论》中说："人生十六岁以前，血气俱盛，如日方升，如月将圆，唯阴长不足，肠胃尚脆，而窄养之道，不可不谨。"这里所谓的"窄养"，可以理解为就是今天所说的"贱养"，也就是说孩子小的时候不能太娇贵。在朱震亨之前，就有"童子不衣裘帛"的说法，为什么呢？因为裘（皮毛）、帛（丝绸）作为衣料，穿起来远比布要温软舒服，儿童穿上裘、帛做的衣服，身体就会感到柔软温暖，非常舒服。习惯了这种温暖舒服的衣服，抵抗力就会慢慢减弱，因为人的下体主阴，"得寒凉则阴易长，得温暖则阴暗消"，就是在这种温暖舒服的情况下，不知不觉人体的阴气就慢慢消除了。所以"下体不与帛绢夹厚温暖之服，恐妨阴气，实为确论"。若血气旺盛，容易消化，食量就会大增，不时要吃东西。但这时候儿童的肠胃还没有发育成熟，"尚脆而窄"，照理是"稠黏干硬、酸咸甜辣，一切鱼肉、木果、湿面、烧炙、煨炒，俱是发热难化之物"，都应该禁绝不吃，只是吃一些干柿、熟菜、白粥之类即可。这样的话，不但可以使儿童身体健康不生病，还可以不纵口欲，以养德性。为什么要吃干柿，因为干柿性凉，可以养阴，但是味涩，难以消化，也不能多吃。但是饿了就要吃东西，爱吃可口的东西又是人的本性，尤其是儿童无知，如果不满足愿望就会哭闹不止。这时有些父母，尤其是年少的母亲为了不让孩子啼哭，就千方百计满足孩子的要求，要吃什么就给什么，结果既使孩子"积成痼疾"，又养成了哭闹成性的坏习惯。也正因为如此，所以一些富贵人家的孩子由于娇生惯养，衣裘着帛，所以身体羸弱，容易生病。而且还嗜好成性，食不能忌口。长大之后，也是毫无禁忌，纵欲自恣，甚至在为父母居丧的日子，都不能忌口食素以尽礼节。所以说养孩子一定要从小做起，以免由于小时候"小节不谨"而导致成人之后"大义亦亏"（《格致余论·慈幼论》）。所以，要想孩子身体健康不生病，除了孕期多方注意外，在生活习惯的培养上也是非常重要的。

"娇生惯养"是目前在儿童养育期间的一个极为普遍的问题，父母们为了孩子能"幸福"生活，可谓是绞尽脑汁，操心劳力，唯恐孩子受一点委屈。朱丹溪关于幼儿养育的思想和论述，应该说是对这些父母的一个棒喝：对孩子一定要有爱心，但一定不能娇生惯养。

（三）重视儿童疾病的治疗

朱丹溪在给幼儿治病的过程中，特别注意观察总结，逐渐形成自己对儿科疾病独到的见解和疗法。除在《格致余论》中有专门论述外，在《金匮钩玄·小儿科》中又将儿科分为吐泻黄疸、急慢惊风、疳病、痘疮、腹胀、夜啼、口糜、脱囊肿大、脱肛、木舌、瘾疹、咯红、吃泥、痢疾、解颅、蛔虫、口噤、风痰、癫头、赤瘤、鼻赤等二十一门，每门的治法都做了详细的记载和说明，这些都可以作为今天医治小儿疾病的参照。

如治疗小儿吐泻黄疸，可用三棱、莪术、陈皮、青皮、神曲、麦芽、甘草、白术、茯苓、黄连等。将以上药物研为末，用水调服。因乳积吐泻者加山楂；因时气吐泻者加滑石；发热者加薄荷。

小儿急慢惊风一般有发热、口疮、手心伏热、痰热、痰喘、痰嗽等症，可以通用的治法是：病证严重则用瓜蒂散，病症较轻则用苦参和赤小豆末，用酸虀汁调和服用，使吐，然后用通圣散蜜丸服之。惊风有两种情况，一种是热痰主急惊，当直接用泻法；另一种是脾虚，乃为慢惊，患之多不可救，当养脾、补脾，使逐渐恢复。

治疗小儿疳病可用胡黄连（半钱，去果积）、阿魏（一钱半，醋煮，去果积）、麝香（四粒）、神曲（二钱半，去食积）、黄连（二钱半，炒，去食积），将这些药研为末，用猪胆汁和成黍米大的丸，每次用白术汤服用二十丸即可。

治疗小儿腹胀用萝卜子（蒸）、紫苏梗、陈皮、干姜各等分，甘草减半。食量减少者加白术煎服。

治疗小儿夜啼用人参一钱半、黄连一钱半（姜汁炒）、甘草半钱、竹叶二十片，分为二服，加姜一片，煎服。

治疗小儿口糜用江茶粉草涂抹。还可以用苦参、黄丹、五倍子、青黛各等分，研末制膏搽之。

小儿脱囊肿大即阴囊肿大下坠，治法可用木通、甘草、黄连、当归、黄芩等煎服；脱囊用紫苏叶为末水调成膏状敷之，用荷叶裹住，不使垂下。

小儿脱肛就是大肠脱下，可以用东北方陈墙上的土熬汤，先熏后洗，"亦可脱囊用药服之"。

小儿木舌即儿童舌头肿硬不软，说话口齿不清，可用百草霜、滑石、芒硝为末，用酒调敷。

小儿瘾疹、黑斑、红斑、疮痒等，可以用通圣散治疗。

小儿咯红是指唾沫内有血，而不是吐血或者咯血，一般可用黑豆、甘草和陈皮煎服。

小儿吃泥是胃热所致，用软石膏、甘草、黄芩、陈皮、茯苓、白术等，水煎服。

小儿痢疾多由食积所致，用黄芩、黄连、陈皮、甘草，水煎服。如果痢疾色赤加红花、桃仁；色白加滑石末。由于食积引起的痢疾可用炒曲、苍术、滑石、芍药、黄芩、白术、甘草、陈皮、茯苓煎汤，冲服保和丸。

小儿解颅就是新生儿头骨没有长合，是因为在怀孕期间母亲气虚与热病所致。治疗的方法是服以四君子汤和四物汤，如果有热的话，再加酒芩、炒黄连、生甘草煎服。并用帛束紧头部，用白蔹末外敷。

小儿蛔虫病，可以导致食欲不振、腹痛、精神萎靡，营养不良，治疗的方法是用楝树根佐以二陈汤煎服。

小儿口噤就是牙关紧咬，口不能张开的症状，用郁金、藜芦、瓜蒂，研末搐鼻。

小儿风痰证可导致咳嗽气喘，严重者还可诱发其他病证。治疗的方法是南星（半两，切）、白矾（半两，入器中，水高一指浸，晒干，研细末入）、白附子（二两），用飞白面为丸如鸡头大，每服一丸或二丸，姜蜜薄荷汤冲服之。

小儿癞头是头皮癣的一种，治疗的方式是用红炭烬长流水，令热洗之。又服酒制通圣散（除大黄酒）外以胡荽子、伏龙肝、悬龙尾、黄连、白矾为末调敷。

还有一种治法是用松树厚皮（烧灰，二两）、白胶香（熬沸倾石上，二两）、黄丹（一两飞）、白矾（半两火飞）、软石膏（一两）、黄连（半两）、大黄（五钱）、轻粉（四盏），将以上药物研成细末，熬熟油调和，然后将疮口洗净，将调和好的药敷上，效果亦佳。

小儿赤瘤即天火丹齐腰起者（即小儿腰上因热而生的疮类疾病），治疗方法为生地黄、木通、荆芥，苦药带表之类，用芭蕉油涂抹患处。也可用蚯蚓泥油调敷。

小儿鼻赤，可用雄黄和黄丹同敷。

以上朱丹溪对小儿疾病的总结和治疗方法，在其另一部医学著作《丹溪治法心要》中也有体现，从中足可以看出朱丹溪对儿科疾病的重视和医学造诣。虽然随着时代的前进、科学的发展、社会生活的变化和人们体质的差异，有些治疗方法已经不能适应今天儿童的生活和体质情况，但朱丹溪对小儿疾病的重视和治疗方法在中国医学史上仍占有重要的地位。

（四）对儿童痘疮的治疗

痘疮也叫天花，现代医学认为是由天花病毒引起的一种烈性传染病，感染者多为未成年人，虽然目前在世界范围内已经被人类消灭，但在朱丹溪所处的宋元时期，痘疮却是严重威胁儿童生命的一种疾病。

在朱丹溪之前，对幼儿痘疮有过记载和研究的有宋代名医庞安时和钱乙，他们对于儿童痘疮的发生、治疗都有自己独到的见解，可以说是中国最早关于痘疮的探讨。宋代皇家最高医疗机构太医局编纂的《太平惠民和剂局方》（以下简称《局方》）中有一段简单的论述："小儿患疮疹，其证乍热乍凉，呵欠、烦闷、咳嗽、喷嚏、耳鼻冷及脚冷，但只恶热不恶风。浑身热甚者，或发搐或不搐，一向发热者，此乃痘疹证也。可与升麻葛根汤、惺惺散、消毒犀角饮，已泻者不可与他药，只服惺惺散"（《太平惠民和剂局方指南总论》卷下《论小儿疹痘证》）。按说，这里面用于治疗痘疮的方药还是基本对症的。但过于简单，而且只列举现象和二三个方剂，远远不能满足治疗痘疮的需要。因为痘疮的发病原因和症状各种各样，一定要在充分分析的基础上根据实际情况灵活用药，才会收到预期的效果。况一般人并不对病证做全面的分析，只是对照《局方》所列的病证，对号用药，所以有人就误用了书中的木香散和异功散，而《局方》中的木香散治"气不升降，呕逆恶心，胸膈痞闷，胁肋胀满及酒食所伤吞酸，心脾刺痛，大便不调，面黄肌瘦，不思饮食"等症状（《太平惠民和剂局方》卷三《治一切气》），"脾胃虚弱，内挟风冷，泄泻注下，水故不化，脐下疼痛，腹中雷鸣，胸膈痞闷，胁肋虚胀及积寒久利，肠滑不禁，肢体羸困，不进饮食"（《太平惠民和剂局方》卷六《治积热》）。异功散则治疗"小儿吐泻证，吐乳泻青者"和"小儿痢疾证赤白痢或泄泻者"（《太平惠民和剂局方·指南总论卷下·论小儿疹痘症》）。这些病有和痘疮相似的地方，但绝不是痘疮，药不对症，当然难以收到预期的效果了。

元惠宗至元四年（1338）杭州暴发痘疮，"家家儿女病痘疮，十家之中九家死"（元·段天祐《哭女丑行》，见明·偶桓编《乾坤清气卷五·七言古诗》），给杭州百姓的生活蒙上一层厚厚的阴影。但因为杭州和义乌相距较远，所以此次痘疮感染，对义乌似影响不大，至少没有看到义乌有关痘疮传染的记载。

在杭州暴发痘疮的六年以后，元至正四年（1344）年春，人们还没有完全从春节的喜悦中走出，却一下子陷入紧张与悲痛之中。原来这年的春天阳气早动，义乌一带从正月开始，气温就不断升高，乡间很多小孩都患了痘疮。因为这也是一种儿童常见病，所以最初并没有引起人们的注意。开始看到小孩发烧时，大家并未意识到是痘疮，而是按一般的发热看待，大多数人都是按照《太平惠民和剂局方》上治疗发热的方子吃药。后来知道是痘疮时，也没有给予高度的重视，仍是按照《局方指南总论》中的治小儿痘疹的方子，用升麻葛根汤和惺惺散消毒，然后用犀角饮降火解毒。病人一旦开始泄泻，就停止服用其他药物，只服用惺惺散一种（《太平惠民和剂局方·指南总论卷下·论小儿疹痘症》）。还有很多人根本没有认清病情，就根据病人的症状对照《太平惠民和剂局方》服用木香散和异功散，结果有的小孩服药以后，确实见效；但更多的孩子却不仅没有收效，反而枉送了性命，不长时间就有一百多小儿因此而死。朱丹溪作为医生，目睹此情此景，心中万分焦灼、悲愤，于是他义无反顾地和弟子们一起，全身心地投入到对痘疮的治疗和研究中去，通过他们的努力使许多患儿转危为安。明人江瓘在其所编撰的《名医类案》中保留了许多朱丹溪在这次痘疮流行中对幼儿的救治案例，现列举数例以说明之。

有一个十多岁的男孩，因出痘而发热，身上痘疮密密麻麻，孩子已有半月多时间呕吐不食，腰背骨节及喉咙疼痛不已，口渴难忍，家人焦急惊慌，束手无策。朱丹溪根据症状，先给他用了参、芪、归、术、炙草、陈皮、茯苓、黄芩等药，煎服。五日以后痘疮颜色稍淡，又在原药中加了少量的桂、当归、黄芪三种，以酒制之。到第七天，身上奇痒。又加了几粒丁香和一点附子，服后痒止。到第八九天的时候，口唇干渴，腹泻，并伴以寒战。再以人参、白术为君，黄芪、当归、陈皮、茯苓、炙草、黄芩为臣，至第十一天，没有什么大的变化，情况比较稳定。以后就按照这个方子，服用了好几帖，病人吐了好多痰以后，症状好转。

有一个五岁的男孩，出痘之后腹泻不止，生命垂危。朱丹溪给他以"白术一钱，陈皮、木通各五分，犀角、川芎、苏梗、白芷、炙草各三分"的方剂，服用后转危为安。

一个十余岁的女孩出痘后骨节疼痛，不思饮食，夜间发热不止。朱丹溪认为这是体内的余毒尚未完全发出的缘故，但小孩体质孱弱，内虚，又不能直接用疏导之药，只能用补中有泻的治法。于是他根据小女孩的体质情况，给她用了"归、术、陈皮各一钱，牛膝五分，通草、苏梗各三分，犀角、炙甘草各二分，姜三片"的方剂，家人照方服用之后，孩子的身体不长时间就恢复了。

还有一个七岁的男孩，痘疮初出不透，毒气内攻，骨节疼痛，两足不直，瘢痕不显，小便量少，颜色赤黄。朱丹溪以归术各一钱，陈皮、木通、犀角、人参、茯苓各五分，再加少量的炙草，分二帖服下，仅服了数帖，痘疮大出，以后一切情况正常，孩子的身体也很快恢复了。（《名医类案》卷十二《痘疮》）

朱丹溪在率领弟子们全力治疗痘疮、挽救儿童生命的同时，还针对人们不加思考、不求医诊治、滥用《局方》的现象，对《局方指南总论》中关于痘疮的治疗进行了分析评价，希望能引起人们的重视。他说：人们读前人的书，首先应该知道前人的著书立言的意义，如果只读前人之书而不知道前人立言的意义，就不可能正确运用前人的书去解决现实中的问题。他认为关于儿童痘疮的诊断与治疗，钱乙的论述是十分权威的，其"历举源流，经络明分，表里虚实，开陈其施治之法；而又证以论辩之言，深得著书垂教之体"。后人学习并应用钱乙的书，就好像"求方圆于规矩，较平直于准绳，引而伸之，触类而长之，可为无穷之应用也"。可惜现在的人不问清楚致病的原因，不了解清楚当初立方的本意，在仓促之间，根据病证对照书，自己买药服用，如果没有应验，就认为是书的问题，这实在是没有认真思考的结果。后来《局方》盛行，其主导思想正好和一些人"喜温而恶寒，喜补而恶解利"的思想吻合，于是便以《局方》为圭臬，对钱氏的书弃置不用，这是十分错误的。因为《局方》在治疗方面，大多是用温热辛燥之药，比如用丁香、官桂治肺寒，用附术、半夏治脾湿，如果确实是肺寒脾湿再兼有虚证，酌量用之，或者可以起到作用。但如果不是，就会起到相反的作用了。在这次痘疮流行中，很多人只要看到"疮之出迟者、身热者、泄泻者、惊悸者、气急者、渴思饮者"等症状，不管寒热、虚实，都是给病人服用木香散和异功散，中间也有对症而收到效果的，但如果不对症，马上就大祸临头了。这是什么原因呢？主要是没有掌握好药物的应用。古人在用药的时候是十分讲究的，"有向导、有监制、有反佐、有因用"，对每种药的用量要求非常严格，像钱仲阳（钱乙）在用药时，也没有对细辛、丁香、白术、参芪等药完全不用，不过在搭配上很讲究，不是专门用于温补，而是用寒凉的时候更多一些。在治疗儿童痘疮方面，"渴者用温药，痒塌者用补药"的确是发端于《局方》，在前人的基础上有所进展，但过多使用桂、附、丁香等燥热的药物，恐怕就未必妥当了。如果病人确有虚寒等症，用这些药当然是对的。但虚者未必就一定寒，这样就不能过多使用这些药物了。朱震亨还推测《局方》的编纂者们在立方的时候，肯定是有因受寒而痘疮塌陷的情况，所以用燥热之剂进补，当然是比较恰当的。而至正四年（1344）义乌的痘疮流行则是因冬天气温过高所致，和制定《局方》时的情况正好相反，所以一定不能用燥热之药。如果一定要用原来燥热的方子，病人服用后肯定是要出问题了。正因为如此，所以朱震亨说他在这次治疗痘疮的过程中，吸取了各家的长处，然后根据实际情况而用药，实在是不敢按照成方对号用药的。（《格致余论·豆疮陈氏方论》）

在这段论述中，朱震亨首先指出了治疗痘疮应遵照钱乙的方法，分清表里虚实，弄清楚发病的原因及发展的程度，然后再确定用何药，如何治疗。批评了有些人乱用《太平惠民和剂局方》中的燥热补剂，不问寒热虚实，盲目使用木香散、异功散，导致幼儿死亡的做法。

为了说明问题，他又列举了几个治疗痘疮的病例。一个是他的侄子在六七岁时感染了痘疮，身体发热、口中微渴，伴有腹泻症状。家人自己照方配药，让其服用。朱震亨闻讯，连忙来到家里，一看方剂主要是用木香散，外加十几粒丁香，当时就感觉怀疑。及至诊脉和看了病人的症状之后，分析病人痘疮迟迟不发的原因是因为腹泻而导致气虚。而病人排泄的东西都是臭滞陈积之物，这是因为肠胃热蒸而腹泻的，并不是寒而虚的缘故。连忙制止用原来的方剂，但是已经服用了一帖了。于是朱震亨又给他用了黄连解毒汤加白术，先让服用十帖，以解丁香之热。服用之后，腹泻停止，痘疮也很快出来了。后来身体常常微热，手足也经常生痡疖，又给他开了些清凉的汤剂，进行调补，过了一个月，彻底痊愈。

另外一例是一个十六七岁的男子，身体发热而昏晕，"目无视，耳无闻，两手脉皆豁大而略数"，医生以为他是劳伤所致，就给他服用热补之药，希望他能早日康复。但事与愿违，病人越是服用补药，病情就越发沉重，后来又请朱丹溪诊治。朱丹溪仔细观察了病人的情况，又询问了发病的过程，诊脉之后发现并非劳伤，而是痘疮作怪。因为这个男子所居之处，痘疮的感染十分严重，这个男子也是感染痘疮之后才成为这样的。但当时病人并没有知觉，也不明白自己到底是什么病，只是给药就饮，给粥就吃，结果就导致成了现在的样子。诊断清楚以后，朱丹溪给他用了参、芪、白术、当归、陈皮等药，让煎成浓汤服用三十帖，痘疮才发出来。接着又服用了二十余帖，痘疮全成脓泡，体无完肤。有的人沉不住气了，说病势如此严重，非常可怕，赶快用陈氏的方子治疗。朱丹溪说这只是身体虚弱，并没有寒证，还是用原来的方子就行了。于是又按照朱震亨的方子服用了十多帖，情况稳定，病体痊愈。后来朱丹溪再询问他致病的原因，病人说，开始四五天发热，他也怀疑是痘疮，于是就尽力干活，尽量让身体多出汗。后来医生又给他服了一些补药，结果就成了朱丹溪诊治时的那个样子。朱丹溪听了，暗暗庆幸，幸亏没有用继续服用燥热补剂，否则后果就不堪设想了。

鉴于以上情形，朱丹溪认为，至正四年（1344）正月乡民子女感染痘疮是由于春天气温过高的原因。结果人们不分析实际情况，盲目滥用《局方》施治，导致了一百多幼童的死亡。此"虽由天数，吾恐人事亦或未之尽也"（《格致余论·豆疮陈氏方论》）。也就是说：春天气温过高固然是自然的原因，但这么多儿童的无辜死亡却和有些医生的妄治是脱不开关系的。

当然，《太平惠民和剂局方》中治疗痘疮的方子也并非一无是处，只是使用范围有限，比如其异功散适宜元气虚寒，痘疮色白、寒战、咬牙、泄泻、喘嗽等症。但这仅仅是一个方剂，如果不问病因、不看病情发展情况一味滥用，则是泥古不化，后果是可想而知了。

在朱丹溪师徒们的努力下，正在蔓延的疫情很快得到控制，很多幼儿从死神的手中被抢救回来，朱丹溪的医术、医德使乡亲们深受感动，也使那些照搬成方致很多儿童死于非命的人心服口服。经过这次对乡间痘疮的治疗，朱丹溪对痘疮的认识和治疗水平也有了一个新的升华。他对痘疮的发作、发展和治疗作了系统的观察、分析和研究，建立起一套完整的痘疮治疗的理论和方法，形成自己独有的特点。这就是首先要搞清楚发病的原因，观察发展的情况，然后再根据实际，对症下药。

譬如补法、下法的施用，首先就要分清虚、实两类症状，虚则补，实则下。而补也要分清是气虚还是血虚，按照气虚、血虚的不同要求进行施治，气虚者用人参白术加解毒药，血虚者用四物汤加解毒药。如果发现有红点，就千万不能再用升麻葛根汤。

病人有呕吐、腹泻、不思饮食等症状为里虚，可用适量的补药；没有呕吐、腹泻且又能吃饭为实。这时如果服用补药，病人就会有痈肿现象。

痘疮初出或者未出之时，可以用丝瓜近蒂三寸，连瓜子皮烧灰，存性为末，用砂糖拌吃，或加点朱砂末也行。服用以后痘多者可以少，重的可以变轻。

解痘疮毒的药物可以用丝瓜、升麻、酒芍药、甘草（生用）、糖球、黑豆、犀角、赤小豆等。（《金匮钩玄》卷三）

朱丹溪关于治疗痘疮的理论和方法广受人们关注和认可，为后世医家所看重。明代名医薛己在全面考察、分析、总结了儿童痘疮的感染及治疗之后，得出的结论是"丹溪痘疮治法最为明备"（《薛氏医案》卷二十四《序次丹溪小儿痘疮治法》），确实可以概括朱丹溪在治疗痘疮上的成就。薛己以后的明代名医喻昌和清代名医魏之琇都对小儿痘疮进行过全面的探索和论述，对朱丹溪关于治疗痘疮的理论和主张都是推崇备至，认为他在小儿痘疮的防治方面的贡献是非常突出的。

（马雪芹）

朱丹溪治疗妇科病经验钩玄

朱丹溪不仅中医理论造诣精深，而且临床经验也十分丰富。本文就朱氏在妇科病治疗上的主要学术观点和理法方药运用的经验，探讨如下：

（一）运用其学术思想，主导妇科病辨治

笔者在《丹溪学派探要》一文中指出"阳有余阴不足论""相火论""怫郁致病论"和"湿热观"等是朱氏的主要学术思想和观点，也是他主导临床实践的重要理论依据，这在其治疗妇科病中有着充分体现。《局方发挥》设问答形式，阐述养血护阴是治疗妇科病的要法。然有人却提出质问："妇人一门，无非经候、胎产、带下，用药温暖，于理颇通，吾子其无妄言乎？"朱氏解释说："妇人以血为主，血属阴，易于亏欠，非善调摄者，不能保全也。"并以《局方》神仙聚宝丹为例，认为是方辛香燥热，宜于"血海虚寒"之证，若欲以一方通治胎前产后和积块坚癥、赤白崩漏诸疾，"服者无不被祸"，"及至变生他病"。且举病案以为佐证："余侄女形色俱实，以得子之迟服此药，背上发痈，证候甚危。余诊其脉，散大而涩，急以加减四物汤百余帖，补其阴血，幸其质厚，易于收救，质之薄者，悔将何及！"还对时医产后妄施《局方》黑神散、当归建中汤、四顺理中汤等温热方药，予以严厉批驳，强调了养血护阴的重要性。这无疑是朱氏以"阳有余阴不足论"主导其妇科临床的具体体现。

朱氏在《丹溪心法》中说："气血冲和，万病不生，一有怫郁，诸病生焉。故人身诸病，多生于郁。"在"怫郁致病论"的主导下，他对妇科病十分重视气血痰郁的辨治，特别是对其病因，常责之于气血郁结，痰湿

阻滞，治法重视调理气血，导痰祛湿，并创制六郁汤、越鞠丸名方，在妇科广为应用。受其影响，清代医家张路玉在《张氏医通》中说："郁证多缘于志虑不伸，而气先受病，故越鞠、四七始立也。然郁证多患于妇人，《内经》所谓二阳之病发心脾，及思想无穷，所愿不得，皆能致病，为证不一，或发热头痛者有之，喘嗽气乏者有之，经闭不调者有之，狂颠失志者有之，火炎失血者有之，骨蒸劳瘵者有之，蛊疰生虫者有之。治法总不离乎逍遥、归脾、左金、降气、乌沉、七气等方，但当参究新久虚实选用，加减出入可也。"张氏这段论述，显然是对朱氏"怫郁致病论"的重要发挥，其在妇科临床上很有实用价值。

再者，朱氏以"相火论"主导妇科临床，更是显而易见。如《格致余论》尝谓："相火易起，五性厥阳之火相扇，则妄动矣，火起于妄，变化莫测，无时不有，煎熬真阴，阴虚则病，阴绝则死。"又说："主闭藏者，肾也，司疏泄者，肝也，二脏皆有相火。"而妇女以"肝为先天"，冲任两脉皆隶属肝肾，是以肝肾相火妄动，经、带、胎、产诸疾，由是作矣。如《丹溪手镜》论述崩漏病因时说："由脾胃有亏，下陷于肾，与相火相合。""由肾水真阴虚，不能镇守胞络相火，故血走而崩。"故丹溪治疗妇科疾患，注重滋阴养血，清热制火，四物汤加龟甲、黄柏之类方药，屡用不鲜，历验不爽。

（二）月经病证重调气，血有所统厥疾瘳

丹溪认为，大凡月经病证，多由气血失调所致，而气为血之帅，血为气之配，故气机紊乱更是致病的关键，《格致余论》有谓："血为气之配，气热则热，气寒则寒，气升则升，气降则降，气凝则凝，气滞则滞，气清则清，气浊则浊。"《丹溪治法心要》论治月经病时也说："经水，阴血也。阴必从阳，故其色红，禀火色也。上应于月，其行有常，名之曰经。为气之配，因气而行。成块者，气之凝；将行而痛者，气之滞；错经妄行者，气之乱；紫者，气之热；未及期而作痛者，亦气滞也。"由是观之，朱氏是将气机失调置于月经病病因的首位。基于此，他在调理气血时，常调气重于调血，诚如其传人戴元礼所说："调经养血，莫先调气。"试观所用方药，行气常用制香附、延胡索、枳壳、木香之属，如治经事过期不行，方

由延胡索、香附、枳壳三味组成；月水不通，药取厚朴三两，水三升，煎一升，分三服；经候行先腹痛，《局方》七气汤送来复丹半帖。至于补气之药，人参、黄芪恒多取用，如治崩漏"因劳者，用参芪升补药"。

（三）产前宜凉重清热，黄芩白术效堪夸

"产前当清热养血"，这是丹溪治疗妊娠病的基本法则。其用药推崇黄芩、白术。《丹溪心法》尝谓："产前安胎，白术、黄芩为妙药也。条芩，安胎圣药也。俗人不知，以为害而不敢用，反谓温热之药可养胎，殊不知产前宜清热，令血循经而不妄行，故能养胎。"其所载方剂，按逐月养胎之法，孕后八月用束胎丸（黄芩、白术、茯苓、陈皮）；第九个月，药用黄芩、白术、枳壳、滑石。又载安胎方：白术、黄芩、炒面（一作"曲"）。

《金匮要略·妇人妊娠病脉证治》载当归散，谓"妇人妊娠，宜常服当归散主之。"方由白术、芍药、川芎、当归、黄芩组成，功擅清热养血安胎。丹溪治疗产前病证习用黄芩、白术，无疑效法此方，确有渊源也。后世"胎前宜凉"之说，与此亦不无关系。

朱氏在《格致余论》中记述其验案及感悟：贾氏妇，但有孕至三个月左右必堕，诊其脉，左手大而无力，重取则涩，知其少血也。以其妙年，只补中气，使血自荣。时正初夏，教以浓煎白术汤下黄芩末一钱，服三四十帖，遂得保全而生。因而思之，堕于内热而虚者，于理为多，曰热曰虚，当分轻重，好生之工，幸毋轻视。按此例颇似现代医学所称的"习惯性流产，丹溪诊断其"堕于内热而虚"，投以白术、黄芩而获卓效，值得玩味，可师可法。

（四）产后贵在补气血，虽有杂证以末治

孕妇分娩时，耗气损血比较突出，故初产后体质往往处于虚弱状态，这是产后病的基本病因，也是矛盾的主要方面。有鉴于此，朱氏在《丹溪心法》中明确指出："产后无得令虚，当大补气血为先，虽有杂证，以末治之。"此乃丹溪治疗产后病的大法。他还列举产后诸多病症的治疗：产

后血晕，因虚火载血上行，渐渐晕来，方用鹿角烧灰，出火毒，研极细末，好酒同童便灌下，一呷即醒；产后中风，切不可作风治，必大补气血为主，然后治痰，当以左右手之脉，分其气血多少而治；产后水肿，必用大补气血为主，少佐苍术、茯苓，使水自利；产后大发热，必用干姜，轻者用茯苓淡渗其热，一应寒苦并发表之药，皆不可用；产后发热恶寒，皆属血虚，左手脉不足，补血药多于补气药等。他还强调指出："产后有病，先固正气。"如治一例难产胞损淋沥患者，载曰："有徐姓妇，壮年得此，因思肌肉破伤，在外者且可补完，胞虽在腹，恐亦可治。遂诊其脉，虚甚。曰：难产之由，多是气虚；难产之后，血气尤虚。试与峻补，因以参、术为君，芎、归为臣，桃仁、陈皮、黄芪、茯苓为佐，而煎以猪羊胞中汤，极饥时饮之，但剂率用一两，至月而安。盖是气血骤长，其胞自完，恐稍迟缓，亦难成功。"如此重症，若非卓然有识，熟谙临床之老手，断难有此杰作。

值得指出的是，产后虽宜大补气血，但临床上未可一味拘泥于补法，这在丹溪治疗产后病方药中有所体现。如治产后血晕，对于瘀血引起者，他采用"消血块"方，药用滑石、没药、血竭。产后败血所去不尽，小腹作痛，药取五灵脂、香附末、蛤粉，醋丸，甚者入桃仁；如恶血不下，以五灵脂为末，神曲糊丸，白术陈皮汤下。举凡这些，足见丹溪治疗产后病，既有大补气血的常法，又有活血祛瘀等变法，用补用泻，存乎人也。

（五）因痰致病广而多，二陈导痰巧施治

如前所述，丹溪对妇科病十分重视气血痰郁的辨治，其中对痰在妇科发病学上的意义和从痰论治在妇科病上的作用，他有足够的认识和实践体会。《丹溪心法》尝谓："痰之为物，随气升降，无处不到""百病中多有兼痰者"。对其治疗，他提出"治痰法：实脾土，燥脾湿，是治其本也。"治痰方药，推崇二陈、导痰诸方，药如陈皮、半夏、茯苓、南星、姜汁、竹沥之属。《金匮钩玄》称"二陈汤一身之痰都能管，如在下加下引药，如在上加上引药。"这些见解和用药经验，贯穿在妇科病的辨治上。如治疗月经病证，认为色淡过期者，乃痰多也，二陈汤加川芎、当归；痰多占住血海地位，因而下多者，目必渐昏，肥人如此。南星、苍术、香附、川

芎，作丸服；躯肥脂满经闭者，导痰汤加芎、连，不可服地黄，泥膈故也；对带下的治疗，提出痰气带下者，苍术、香附、滑石、蛤粉、半夏、茯苓；对不孕症的治疗，认为肥盛妇人不能孕育者，以其身中脂膜闭塞子宫，而致经事不能行，可用导痰汤之类；对恶阻的治疗，认为肥者有痰，多用二陈汤。或白术为末，水丸，随所好，或汤或水下。程充说："丹溪治病，以痰为重。"洵为至当之评。兹摘录其案例一则以资佐证："一妇人，白带兼痛风，半夏、茯苓、川芎、陈皮、甘草、苍术（米泔浸）、南星、黄柏（酒洗晒干）、牛膝（酒洗）。"按此例虽未指出其病因，但从处方用药来看，系二陈汤合二妙散加味。于此可见朱氏重视从痰论治的一斑。

（六）善用民间单验方，简便廉验勿轻视

善于吸取民间单验方，广泛应用于临床，这也是丹溪学术特色之一。翻开《丹溪心法》《金匮钩玄》《脉因证治》《丹溪治法心要》《丹溪手镜》诸书，其广征博采民间单验方，可谓目不暇接，比比皆是。如治血崩，急则治其标，白芷汤调百草霜。甚者，棕榈皮灰。或用荆芥散，取荆芥穗，于灯盏多著灯心，好麻油点灯，就上烧荆芥焦色，为末，每服三钱，童便调下；治白带，用椒目末，又用白芷。一方用狗头骨，烧灰存性，或酒调服，或入药服之。又方用五灵脂半生半熟为末，以酒调服；益母草，即茺蔚子，治产前产后诸病，能行血养血；治产后血晕，用韭叶细切，盛于有嘴瓶中，以热醋沃之，急封其口，以嘴塞产妇鼻中，可愈眩晕；催生如圣散，用黄葵花不以多少，焙干，为末，热汤调下二钱，神妙又方蛇蜕一条，蚕脱纸一张，入新瓮中，盐泥固脐，烧存性为末，煎榆白皮调下一钱，三服觉痛便产。其他如治产后乳汁不通，用通草、猪蹄，煎服；断乳用麦糵（麦芽）二两，炒研细末，清汤调下，作四服。举凡这些，大多是来自民间的单验方，符合简便廉验的原则，临床可择善而用，未可小视。

（盛增秀）

朱丹溪治疗产后病经验刍议

朱丹溪学验俱丰，又善创新，其在产后病辨治及用药方面有着独到见解，对后世影响较大，本文就其治疗产后病的经验作一简要探讨。

（一）大补气血为先

妇人临产，气血大损，故而产后之体多气血偏虚。丹溪洞彻其本，在《丹溪心法》中提出"产后无得令虚，当大补气血为先，虽有杂证，以末治之"和"凡产后有病，先固正气"的产后辨证施治心法，该语脍炙人口，传颂甚广，深得后世医家之推崇。丹溪列举："产后中风，切不可作风治，必大补气血为主，然后治痰，当以左右手之脉，分其气血多少而治。""产后中风，口眼㖞斜，切不可服小续命汤。""产后水肿，必大补气血为主，小佐苍术、茯苓，使水自利。""产后发热恶寒，皆属血虚。左手脉不足，补血药多于补气药。"认为此等病证，"皆是气血虚"之故，治疗多以大补气血为法，至今仍值得借鉴。当然，朱氏并非厚补废攻者，其在《局方发挥》对产后诸病的治疗，指出"或有他症，当求病起何因，病在何经，气病治气，血病治血，寒者温之，热者清之，凝者行之，虚者补之，血多者止之"。说明他同样坚持辨证论治的原则，并非单纯拘泥于大补气血而不变更。

（二）祛瘀生新为要

诚然，丹溪认为产后之体多属气血偏虚，但也强调瘀血滞留是新产致病的重要病机之一。《丹溪心法》谓："恶寒发热腹痛者，当去恶血"，并设有产后消血块方、独行丸、清魂散、黑神散等活血祛瘀之方剂。由是观之，朱氏注重审察产后积瘀之有无，对瘀血留滞者，着重活血祛瘀，如用血竭、没药、滑石为末，或用血竭、五灵脂为末，以消产后血块；又用五灵脂、香附为末以治产后恶露不尽、少腹作痛；更有单味五灵脂为末，酒或姜汤送服以治产后血晕、血冲心动者，其重视祛瘀生新之法，跃然纸上。后世医者习用生化汤（当归、川芎、甘草、炮姜、桃仁、地黄）治疗产后病证，不能不说是深受朱丹溪的影响。

（三）勿发表而致虚

《丹溪心法·产后》云："一切病多是血虚，皆不可发表。"又云："产后大发热，必用干姜。轻者用茯苓淡渗其热，一应苦寒并发表之药，皆不可用"。盖发表必作汗，《内经》云脱血者无汗，产后血脱，误汗可招致发痉，岂可不慎！朱氏曾指出："产后大发热必用干姜，轻者用茯苓淡渗其热。此热非有余之热，乃阴虚生内热耳。故以补阴药大剂服之……干姜能入肺，和肺气，入肝分，引血药生血。然不可独用，必与补阴药同用。"此时用干姜配熟地黄、当归、白芍等阴阳合用，意在阳中求阴，阴血生，则可摄纳浮阳，虚热自退。

（四）不可妄用热药

产后气血亏损，百脉空虚，确宜温补。但仍当分清寒热、明辨虚实而治，绝不能墨守"产后宜温"之说，统而论之。有鉴于此，丹溪反对有些人治产后病不讲辨证，一味使用黑神散一类的热药。他在《局方发挥》中批评时人滥用《局方》妇科方，使有的无病产妇饱受辛燥耗血和逐瘀伤血之弊。"初产之妇，好血已亏，瘀血尚存，黑神散非要药欤？……余曰：彼黑神散者，用干姜、当归之温热，黑豆之甘热，地黄之微寒，以补血之虚；佐以炒蒲黄之苦，以防出血之多；芍药之酸寒，有收有散，以为四药之助；官桂之大辛热以行滞气、推凝血；和甘草之缓，其为取用，似乎精密。然驱逐与补益，似难同方施治，设有性急者、形瘦者，本有怒火者，或夏月分娩者，有虚火内生或外热内侵者等不可泛泛而用。"考虑现今之妇女产前多已补养过多，易生内热，产后又急急进补，若再偏重温热补剂，则必犯虚虚实实之戒。故朱氏主张产后不可妄用热药，对于指导现今产后病的临床用药仍具有实际意义。

（五）用药务需谨慎

丹溪《局方发挥》云："至哉坤元，万物资生，理之常也，初产之妇，好血未必亏，污血未必积，脏腑必未寒，何药为？饮食起居，勤加调护，何病之有，诚有污血体怯而寒，与之数帖亦自简便，或有他病，当求病起何因，病在何经，气病治气，血病治血"。可见丹溪认为，妇女生育乃"万物资生，理之常也"，故云"初之产妇，好血未必亏，污血未必积，脏腑未必寒，何以药为？"提倡产妇饮食起居要勤加调护，即可预防产后病的发生。同时强调产后用药不可一概而论，泛泛而用，若产妇无血亏血积之证，又何以乱投药石。我辈受此启发，觉悟到产后妇女可不必囿于常规服用生化汤类药物的俗套。

总之，丹溪在产后用药上经验宏富，颇多发挥和创新，这些经验均反映于其著作中，足供我们深入研究和运用。

（李荣群）

名医朱丹溪膏方应用经验探赜

金元时期，中医内服膏方的使用并不普及，但在朱丹溪的医著中有用人参、白术、益母草、怀牛膝单味熬膏的，更有秘丹、琼玉膏、万安膏等复方膏剂。这些膏方或救急，或调治，对当今临床有很好的指导作用，本文作专题介绍。

（一）人参膏配合艾灸治中风脱证

在《格致余论》中，朱丹溪讲述了用人参膏配合艾灸治疗中风的病例。浦江郑先生，年近六十，由于生活条件优越，长得白白胖胖，很显年轻，但体质并不好。那年夏天，患上慢性腹泻后经久不愈，人变得虚弱不堪。尽管如此，他还不知节制房事，使得精气更加损伤。

人虚病就找上门了。一天夜里，起床上厕所，卒然倒地，两手舒撒，两眼睁而不闭，视物无光，小便失禁，汗出如雨，喉中发出拉锯声，呼吸微弱。

只见昏迷不醒，脉大散乱，朱丹溪知是危重至极，一边嘱病家取人参急煎熬膏，一边拿出艾绒，捏成小指大，放在郑先生腹部的气海穴，点火灸了起来。一壮又一壮，一连18壮，右手才微微动了一下；又灸3壮，只见口唇微动。这时，人参膏已经熬好，马上调了一小盏，给灌了下去。边灸边灌人参膏，到了后半夜，人参膏灌了3盏，眼睛也能动了。接着还是熬人参膏灌服，人参用了2斤，病人能张口说话，喊肚子饿要喝粥，用了5斤，原来的慢性腹泻止住了，一连用了10斤，居然康复如初。

附原文： 浦江郑兄，年近六十，奉养受用之人也。仲夏久患滞下，而又犯房劳。忽一晚，正走厕间，两手舒撒，两眼开而无光，尿自出，汗如雨，喉如拽锯，呼吸甚微，其脉大而无伦次，无部位，可畏之甚。余适在彼，急令煎人参膏，且与灸气海穴。艾炷如小指大，至十八壮，右手能动，又三壮，唇微动；参膏亦成，遂与一盏，至半夜后尽三盏，眼能动，尽二斤方能言而索粥，尽五斤而利止，十斤而安。（《局方发挥》）

　　对于中风发病，朱丹溪重视元气虚损不足在发病中的作用，治疗上主张用人参大补元气。《丹溪治法心要》卷一《中风》载，中风证，口眼㖞斜，语言不正，口角流涎，或全身、或半身不遂，皆因元气平日虚弱，而受外邪，兼酒色之过所致。用人参、防风、麻黄、羌活、升麻、桔梗、石膏、黄芩、荆芥、天麻、南星、薄桂、葛根、赤芍药、杏仁、当归、川芎、白术、细辛、猪牙皂角等分，姜、葱煎服。对于郑案，病机分析是"此阴先亏而阳暴绝也"。所以煎人参膏大补元气，灸气海穴温阳固脱。

　　其中所谓的膏，应该是浓煎至黏稠呈膏状。《丹溪治法心要》卷七《产后》治难产，"以杜牛膝煎浓膏一碗饮之"可证。

（二）竹沥下白术膏治燥热为害

　　东阳吴先生，饮食油腻，大鱼大肉，吃了个形肥体胖。他心机很重，又脾气急躁，动辄发怒，脉沉涩滞。胖人多痰湿，在50岁那年春天，得了痰气病。医生认为病证虚寒，虚宜补，寒当温，给服的是燥热辛温走窜中药。药吃了不少，不但没有好转，反而症情加重，出现了腹中气上冲，胃纳减退，两脚发软。

　　当年四月，病人家属找到了丹溪。朱丹溪分析，此病属于内生郁热，脾虚气弱，已致痿厥，重症难治。病家见丹溪重按搜脉，问：说是病重，是否因为脉沉的缘故。丹溪说，脉重按才找到，是因为人胖肌肉厚实；过于燥热，内火炽盛，才是危重的症结所在。

　　话虽这么说，丹溪还是为病人开了一张处方，"且与竹沥下白术膏"。

　　朱丹溪认为，竹沥虽大寒，但味甘性缓，能除阴虚之有大热者；白术味微辛苦而不烈，除湿之功为胜，又与黄芪同功，能消虚痰。结果，白术膏用了二斤，气得和降，胃纳也有改善。但最后还是挽回乏力，"一月后大汗而死"。

附原文：东阳吴子，方年五十，形肥味厚，且多忧怒，脉常沉涩。自春来得痰气病，医认为虚寒，率与燥热香窜之剂。至四月间，两足弱，气上冲，饮食减，召我治之。予曰：此热郁而脾虚，痿厥之证作矣。形肥而脉沉，未是死证，但药邪太盛，当此火旺，实难求生。且与竹沥下白术膏，尽二斤，气降食进，一月后大汗而死。书此以为诸贤覆辙戒云。(《格致余论·涩脉论》)

丹溪列此案是为了告诫后人，不要轻易诊为虚寒，肆意燥热，用之不当，照样会殒命，即便救治，往往为时已晚，难以奏效。

形肥，气虚脾弱，痰湿本重；忧怒，气郁化火，火热内盛；痰气病，湿从火化，助郁火为虐。此时，误用燥热药物，火愈盛脾愈虚。脾主四肢而阳明主润宗筋，宗筋主束骨，脾虚而阳明湿热，则痿躄之证生而两足弱；湿热中阻，痰火上攻，故见气上冲，饮食减。竹沥、白术膏之用，清热豁痰，滋补脾气，得以苟且时日。终无力挽回者，是因燥热太盛，又值火旺之节，两阳相加，脾胃伤损，真阴耗竭使然。

（三）益母草膏、牛膝膏治后产小便不通

《丹溪治法心要》卷七《产后》载，一妇人，年龄十八，难产，产后出现大便溏泄、口干渴、气喘促、面红有紫斑等症，同时有小腹痛胀、小便不通。先用牛膝、桃仁、当归、红花、木通、滑石、甘草、白术、陈皮、茯苓加水煎煮取汁，调入益母草膏服用，病症不减。接着用牛膝煎浓膏，喝了一碗，两小时后，"大下利一桶，小便通而愈"。

《本草衍义补遗》："茺蔚子，即益母草。产前产后诸疾，行血养血，难产作膏服。此草即益母也。"益母草、茺蔚子，现代区分为两种不同的中药，益母草活血、祛瘀、调经、消水，主治月经不调，浮肿下水，尿血，泻血，痢疾，痔疾；茺蔚子活血调经，清肝明目，主治月经不调，经闭，痛经，目赤翳障，头晕胀痛。根据患者大便溏泄、小腹痛胀、小便不通诸症推测，用益母草更为的当。

牛膝的功用，活血祛瘀，补肝肾，强筋骨，利尿通淋，引血下行，其利尿通下的效果要比益母草强的多。此妇难产，紫斑、小腹痛胀等瘀血症

不减明显，用益母草膏及牛膝、桃仁、当归等，是对证之治。服用后症不减，改用牛膝膏，是因牛膝活血利水，又能通便，且单味独大剂量用之，药力精专而取效速。

附原文：一妇人年十八，难产，七日后产，大便泄，口渴气喘，面红有紫斑，小腹痛胀，小便不通，用牛膝、桃仁、当归、红花、木通、滑石、甘草、白术、陈皮、茯苓煎汤，调益母草膏，不减。后以杜牛膝煎浓膏一碗饮之，至一更许，大下利一桶，小便通而愈口渴，四君子汤加当归、牛膝，调益母膏。(《丹溪治法心要》卷七《产后》)

牛膝生用祛瘀血，引血下行，利关节；熟用补肝肾，强筋骨。丹溪还将牛膝膏用于治疗咯血和尿血。

《丹溪治法心要》卷五《咯血》载，用姜汁、童便、青黛入血药中用，如四物汤、地黄膏、牛膝膏之类。《丹溪治法心要》卷五《溺血》载，溺血属热和血虚。属热，炒山栀煎服，或小蓟、琥珀；有血虚者，四物汤加牛膝膏。两证牛膝之用，着眼于血虚，所以均在四物汤补血的基础上，用牛膝补肝肾，入血分而引血下行。

（四）秘丹治消渴

在《丹溪心法》《金匮钩玄》《脉因证治》等书中，均有消渴专论，列出治疗专方。用药有黄连、天花粉、人乳、藕汁、生地黄汁和蜂蜜。

这一治消渴专方，《丹溪心法》《金匮钩玄》不出方名，《脉因证治》称为"秘丹"，总治三消。

做法：将黄连、天花粉研成细粉；藕汁、生地黄汁放锅中煮一下，调入黄连、天花粉和人乳，再放蜂蜜，加生姜汁，熬成膏剂。使用时，取适量，在口中含一下后，用白开水送下。

朱丹溪说，膏粱甘肥之变，则阳脉盛矣。阳脉太甚，则阴气不得营也，津液不足，结而不润，皆燥热为病也。其病症有上、中、下不同表现，心火盛于上，则舌上赤裂，大渴引饮；火盛于中，则善食自瘦，自汗，大便硬，小便数；火盛于下，则烦躁，小便浊淋，如膏油之状。其病因总在火盛，热淫所胜，治以甘苦，甘以泻之，热则伤气，气伤无润，则折热补气，非甘寒不治。

秘丹一方，花粉是治消渴神药（丹溪语，见《金匮钩玄》），藕汁、生地黄汁甘寒，滋养阴津，且能清热凉血，泻火之有余，补阴之不足；黄连苦寒，泻其上盛之火，乳汁、蜂蜜润燥，补益阴分之虚损，诸药合用，成为治消渴之要方。

（五）琼玉膏疗劳损，万安膏治吐泻

琼玉膏系南宋著名学者洪遵搜集到的灵验医方，载于《洪氏集验方》一书。用药有人参、生地黄汁、茯苓和白蜜。方中人参、茯苓补气健脾胃，地黄、白蜜养阴润肺燥，合而治疗虚劳干咳，咽燥咯血，是治疗劳损的补益良方。丹溪推荐使用的，也是咳嗽和咳血病证。

《丹溪治法心要》卷五《咳血》说，咳血有血虚，有阴虚火逆痰上，有痰积热；肥人咳嗽，发寒热吐血，以琼玉膏。其用琼玉膏的着眼点是元气虚损，所以又说："好色人元气虚，久嗽不愈者，琼玉膏。"

万安膏在《丹溪治法心要》卷八《吐泻》有载录，谓小儿吐泻腹痛，吐乳泻青，属于寒证，宜调脾胃，用平胃散入熟蜜，加苏合香丸相半，名万安膏，米饮下。

万安膏是否系丹溪拟制不可考，最早文献记载的是《济众新编》。据考，该书是朝鲜李王朝正祖王的首医康命吉于1799年遵王命以《东医宝鉴》为蓝本，删繁就简，摘录要点，增补养老篇和药性歌而成。而《东医宝鉴》成书于1610年，正式刊行是1613年，较丹溪晚了200多年。

《济众新编》载录的万安膏与《丹溪治法心要》所述的同出一辙，组成是平胃散和苏合香丸合方。用法平胃散加水煎，调入苏合香丸二、三丸，加蜂蜜调成膏，不拘时服用。主治伤食吐泻，心腹绞痛，或痢疾腹痛。

（施仁潮）

朱丹溪痰病学说在智障儿童神志症状康复中的运用

元代婺州义乌朱震亨（1282—1358），字彦修，世居丹溪，学者尊之为"丹溪翁"。作为金元四大家之一，朱丹溪的突出成就和影响，体现在滋阴学说和痰病学说两方面。他提出"阳有余阴不足论"，成为滋阴学派的倡导者和代表人物。朱丹溪对于痰证的论述是开创性的，也是最系统、最全面的，当今中医学对痰的理解主要继承于朱丹溪。基于丹溪对医学有慧眼独具的创见性，以致明代王纶在《明医杂著》中有"外感法仲景，内伤法东垣，热病用河间，杂病用丹溪"之说。笔者从事智障、伤残儿童的康复及教育工作多年，对此深有感悟。

（一）朱丹溪对痰病学说的贡献

朱丹溪在《格致余论》中说："血气者，身之神也。神既衰乏，邪因而入，理或有之。若夫血气两亏，痰客中焦，妨碍升降，不得运用，以致十二官各失其职。"提出了痰的成因和致病的广泛性。又在《丹溪心法》中进一步强调："痰之为物，随气升降，无处不到。""百病中多有兼痰者，世所不知也。"在朱氏临床所述的一百多个内科病证中，病因与痰相关的约占半数以上，可见他对因痰致病极为重视。《丹溪心法》认为痰能引起很多神志疾病，如痫病，其根源为"因惊而得，惊则神出舍，舍空则痰生也。血气如在舍，而拒其神不能归焉。"而健忘、惊悸、怔忡等许多疾病都与痰有关。朱丹溪治痰的方子有几十种，有具体方名的就有十多种。朱丹溪还从病机上首先提出了"痰挟瘀血，遂成窠囊"的观点，为后世内科杂病"痰瘀互结"证治开拓了先河。丹溪痰病学说对后世影响深远。有学者指出："内伤杂病从痰论治，朱丹溪堪称一代宗师。其在痰邪致病理论与临床治疗方面的独树一帜，创新超越，在很大程度上提高了临床从痰论治杂病的水平。"

（二）智障儿童常见神志症状及其痰病病机

智力障碍又称智力缺陷，一般指的是由于大脑受到器质性的损害或是由于脑发育不完全从而造成认识活动的持续障碍以及整个心理活动的障碍，简称智障。据估计，全世界约有 1.5 亿智力低下患者。智能障碍的成因分为先天和后天两种：先天的智能障碍可能是由于染色体异常；而后天的成因则可能是脑部受到损伤，或是受到外在事物的刺激。目前，我国因遗传疾病、缺碘、近亲结婚、妊娠期疾病等原因造成的智障儿童约有 600 万。研究报告显示，我国 0 ～ 14 岁儿童智力低下的患病率为 1.07%。对智障儿童进行康复治疗和教育，成为我国不可忽视的社会问题。智障儿童的智力康复是医学难题，但结合中医药改善除智力以外的神志症状却成为可能。伴随智障儿童常见神志症状有：

1. **分神走神**　智障儿童注意力有缺陷，主要表现为：不能较长时间地将注意力集中在某一事物上，容易分心，注意力容易受外界的干扰，做事不能坚持始终，有的智障儿童注意力甚至连三五分钟也难以集中。中医学认为，心藏神。而痰的致病特点阻碍气机升降。痰浊为病，随气上逆尤易蒙蔽清窍，扰乱心神明，使心神活动失常，表现为分神、走神，不能集中注意力。

2. **睡眠障碍**　智障儿童自控能力较弱，情绪难以稳定，睡眠习惯不好，不能按时睡觉，部分儿童容易惊醒或说梦话，睡眠质量较差。中医认为，痰湿中阻是卧不安的重要原因之一。痰在胆经，神不归舍，以致心神受扰，夜不安寐。

3. **挑食厌食**　患儿挑食现象严重，只吃自己喜爱吃的食物，或厌食，容易导致营养不良。如果儿童膳食中的营养物质供给不足或比例失衡，均会影响儿童的正常生长发育，更重要的是影响智力发育、学习能力及学习效率。中医认为，脾主运化，脾为生痰之源。痰在中医学中属于病理性病因。痰一旦产生又反过来阻碍气机，影响脾运，形成厌食、挑食。

4. 两便失禁 由于智障儿童大脑发育障碍，其脑神经细胞发育不健全或受损而出现大小便难以控制，二便失禁明显。中医认为，心主神明，肾主二阴。若心肾俱虚，或痰瘀互结，干扰心肾，使神不安藏，二阴失司，大小便不能受控而失禁。

（三）从痰论治智障儿童临床神志症状

丹溪治痰，以二陈汤为基础方。他认为二陈汤一身之痰都治管，"如要下行，加引下药；在上加引上药。""但能随证加减，用之无不验。"对于二陈汤加减对全身各部位的痰证论治，《丹溪心法·痰十三》中作了详尽论述。我们借鉴朱丹溪运用二陈汤的经验，对智障儿童临床神志症状从痰论治获得了效果。

1. 对智障儿童神志症状的从痰辨治

（1）分神走神 《丹溪心法·健忘六十二》定志丸"治心气不定，恍惚多忘"，由远志、人参、白茯苓、石菖蒲、朱砂组成。其中主药远志、石菖蒲长于祛痰。我们在定志丸基础上酌加琥珀、龙骨、百合、丹参五味子等味祛痰安神定志，用于治疗智障儿童注意力不集中，效果尚佳。

（2）睡眠障碍 此类患儿多系痰热内扰、影响心神所致，以失眠、胸闷、心烦、口苦、舌质红、苔黄厚腻、脉滑数为辨证要点。我们以黄连温胆汤为主，药选黄连、竹茹、枳实、半夏、橘红、甘草、生姜、茯神、酸枣仁等。

（3）挑食厌食 朱丹溪说："脾虚者，宜清中气，以运痰降下，二陈汤加白术之类，兼用升麻提起。"智障儿童挑食厌食表现被丹溪所印证："中焦有痰则食积，胃气亦赖所养。"对此类患儿，我们往往用党参、茯苓、法半夏、白术、陈皮、山楂、莱菔子、枳壳、薏苡仁、甘草之类收功。

（4）两便失禁 对于智障儿童大小便不能自控，我们责之痰闭心神、脾肾不足。因而在二陈汤基础上酌加补脾肾之品。以小便失禁为主者，二陈汤加菟丝子、桑螵蛸、覆盆子、五味子等；以大便失禁为主者，用二陈汤加补骨脂、白术、黄芪、乌梅等。临证时，还应据患儿偏阴虚、阳虚情况辨证用药，随症加减。

2.典型病例 某，男，6 岁。智力发育迟缓，智损程度在 40 以下，二级智力残疾，适应性行为重度障碍。患儿睡眠不安，经常在睡眠中噩梦惊恐而醒，醒后大哭大闹，如有鬼神所作。白天除神疲外尚安静，但耐心不足，稍不顺心则烦躁不安，哭闹不止，大小便无知觉，目光注视不集中。脉滑数，舌尖红，苔厚腻。辨证为痰热内扰心神。此与《格致余论·虚病痰病有似邪祟论》所描述切合，丹溪在此论述了对痰热证的治疗，指出："补虚清热，导去痰滞，病乃可安。"于是除心理疏导外，我们结合中药清热化痰，镇心安神为治。方用丹溪定志丸并黄连温胆汤加减：茯神 12 克、黄连 4 克、远志 4 克、石菖蒲 5 克、陈皮 4 克、丹参 7 克、琥珀 3 克、龙骨 5 克、法半夏 4 克、鲜竹沥 4 克、甘草 3 克。服药 3 剂后，睡眠噩梦惊恐而醒不再发作。原方去琥珀，加龟板 10 克、知母 4 克、胆南星 3 克滋阴化痰，再服 6 剂，睡眠安稳而愈。

（四）结语

在智障儿童的康复治疗实践中，我们利用丹溪痰病治法，对患儿康复过程中神志症状进行中医药治疗，取得一定疗效，发现治痰中药对改善患儿睡眠、食欲、学习生活注意力，提高学习、生活质量确有裨益，值得进一步总结和推广。同时，智障本身的中医病机在于先天禀赋不足、痰瘀互结，试用祛痰化瘀、补肾益智药长期调治，对改善智力亦可能起到辅助作用，也属可探索领域。杂病宗丹溪，学习运用丹溪治痰法治疗疑难杂症在当代方兴未艾。通过临床观察研究，学习经典著作，使古为今用是一项很有意义的工作。对历代名家经验我们将努力发掘，使之薪火相传，发扬光大。

（陈川帆　唐敏　陈荣）

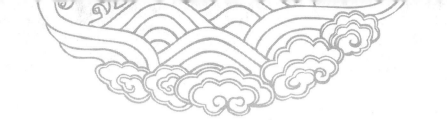

四、学术著作分析

《丹溪心法》主要学术思想和贡献

　　《丹溪心法》是由丹溪弟子、门人和私淑者根据其师学术思想、临床经验及平素所述纂辑而成。全书共五卷，首载医论六篇，集中反映了丹溪重视未病先防的预防医学思想，以及治病宜合气机、色脉、求本的治疗观，后五卷分列以内科杂病为主，兼及外、妇、儿各科的病证及方药共一百篇。每一病证，先引朱氏的原论，次记其学生戴元礼有关辨证的论述，再介绍治疗该病症的方药。本书自刊行以来，受到了历代医家的喜爱，其主要学术思想对后世医家的临证治疗起到了很好的指导作用。本文就《丹溪心法》的主要学术思想及其贡献作一探讨。

（一）重视预防强调辨证求因

　　《丹溪心法》开卷即列医论六篇，包括"十二经见证""不治已病治未病""亢则害承乃制""审察病机无失气宜""能合色脉可以万全""治病必求于本"等，这些医论均是在《内经》《难经》诸书的基础上，结合自己的临证体会而总结阐述，充分说明丹溪由儒而医，认真钻研《内经》《难经》诸书，深得经典之要旨，其医论中对"未病先防""治病求本"的阐发，充分反映了丹溪重视预防为主，强调辨证论治的临证治疗观。

　　如对于《素问·四气调神大论》"不治已病治未病"观点，《丹溪心法》发挥说："与其救疗于有疾之后，不若摄养于无疾之先，盖疾成而后药者，徒劳而已。是故已病而不治，所以为医家之法；未病而先治，所以明摄生之理。夫如是则思患而预防之者，何患之有哉？此圣人不治已病治未病之意也。""昔黄帝与天师难疑答问之书，未曾不以摄养为先"，"谆谆然以养身为急务者，意欲治未然之病，无使至于已病难图也。"寥寥数语，对《内经》的预防医学思想作了很好的解读，也充分体现了丹溪的防病治病观，对当今"治未病"的研究具有重要的指导意义。

对于疾病的治疗，丹溪认为当"审察病机无失气宜""治病必求于本"，强调辨证求因，治病求本。"邪气各有所属也，当穷其要于前，治法各有所归也，当防其差于后。盖治病之要，以穷其所属为先"，"将以施其疗疾之法，当以穷其受病之源……穷此而疗之，厥疾弗瘳者鲜矣。""诚能穷源疗疾，各得其法，万举万全之功，可坐而致也。"明确指出疾病治疗探本求源的重要性。

丹溪的这些学术观点，不仅在开篇的医论中予以详细的阐述，而且在本书各科的疾病治疗中均得到了充分的体现。"人之生也，禀天地氤氲之气，在乎保养真元，固守根本，则万病不生，四体康健。若曰不养真元，不固根本，疾病由是生焉。"固守真元，颐养真气，是身体康健之本，反之则疾病由是而生。如"劳瘵"篇中论道："劳之由，因人之壮年，气血完聚，精液充满之际，不能保养性命，酒色是贪，日夜耽嗜，无有休息，以致耗散真元，虚败精液，则呕血吐痰，以致骨蒸体热，肾虚精竭，面白颊红，口干咽燥，白浊遗精，盗汗，饮食艰难，气力全无，谓之火盛金衰，重则半年而毙，轻则一载而亡。"如果"医者不究其源，不穷其本，或投之以大寒之剂，或疗之以大热之药，妄为施治，绝不取效。"又如"破滞气"篇对气刺痛的治疗，强调根据其体质和不同病因分而治之，"若禀受素壮，而气则刺痛，枳壳、乌药；若肥白气虚之人，气刺痛者，宜参、术加木香；若因事气郁不舒畅而气刺痛，当用木香。"

（二）杂病治疗从气血痰郁"四伤"入手

"杂病宗丹溪""杂病规朱彦修"，充分说明了丹溪对杂病的治疗颇有心得。从《丹溪心法》可以窥见丹溪对杂病的治疗主要是从"气、血、痰、郁"四个方面着手。

1、气 《丹溪心法》指出"人以气为主，一息不运则机缄穷，一毫不续则穹壤判。阴阳之所以升降者，气也；血脉之所以流行者，亦气也；荣卫之所以运转者，此气也；五脏六腑之所以相养相生者，亦此气也。"充分阐明了气是人体生命活动的根本保障。凡各种原因造成气机运行不畅，均可致病。如七情所伤，"怒则气上，喜则气缓，惊则气乱，恐则气下，劳则气耗，悲则气消，思则气结"，由此而导致各种疾病的发生。所以在疾病的治疗上也强调以顺气、理气、补气、和气为先。如对中风的治疗，《丹溪心法》明示："治风之法，初得之即当顺气，及日久即当活血"，此为"万古不易之理"，不以顺气活血为先治疗中风，"未见能治也"。又如对痰证的治疗，《丹溪心法》指出："善治痰者，不治痰而治气。气顺则一身之津液亦随气而顺矣……古方治痰饮用汗吐下温之法，愚见不若以顺气为先，分导次之。"指出了调理气机在治疗痰证方面的重要意义。

2、血 《丹溪心法》的发病观，不仅阐述"气"的重要性，同时强调"血"的作用，"惊悸者血虚，……怔忡者血虚""盗汗属血虚、阴虚……"、产后"一切病多是血虚"，据统计，全书中论述由血虚而致的病证就有20余个，在治疗上，善用四物汤化裁：脱肛，"血虚，四物汤；血热者凉血，四物汤加炒柏"；呕血，"火载血上，错经妄行，用四物汤加炒山栀、童便、姜汁服"；"午后嗽多者，属阴虚，必用四物汤加炒柏、知母降火"；发热，"四物汤加炒黄柏、黄芩、龟板。"并进一步解释道："四物汤加炒柏，是降火补阴之妙剂"，凡此等等，用四物汤为主方，加减化裁治疗多种疾病，取得了很好的疗效。

综观全书，气血论贯穿在整个杂病的治疗中。其补气常用四君子汤，补血常用四物汤。但气血论治也不是截然分开的，常常相互为用，如对发热的治疗，"四物汤加炒黄柏、黄芩、龟板。兼气虚加人参、黄芪、黄芩、白术"，治疗妇女崩漏，"气虚、血虚者，皆以四物汤加参、芪"，甚至在药物的服法上，根据气虚血虚的不同情况而辅以补气补血药，如大补丸"治筋骨软，气虚以补气药下，血虚以补血药下"。

3、痰 《丹溪心法》论治杂病，将许多病因责之于痰，并对痰邪致病的广泛性、复杂性、多样性进行了概括，尝云："痰之为物，随气升降，无处不到。""百病中多有兼痰者，世所不知也。""凡痰之为患，为喘为咳，为呕为利，为眩为晕，心嘈杂，怔忡惊悸，为寒热痛肿，为痞膈，为壅塞，或胸胁间辘辘有声，或背心一片常为冰冷，或四肢麻痹不仁，皆痰饮所致。"足见其对"痰"在发病学上的高度重视。对于痰证的治疗，根据"气结则生痰，痰盛则气愈结"的病理特点，提出了"善治痰者，不治痰而治气。气顺则一身之津液亦随气而顺矣……古方治痰饮用汗吐下温之法，愚见不若以顺气为先，分导次之。"在选方用药上，每以二陈汤为基本方，并强调随证加减："二陈汤一身之痰都治管，如要下行，加引下药，在上加引上药。"在药物的选用上，丹溪根据自己的临床经验，总结出"黄芩治热痰，……竹沥滑痰，……五倍子能治老痰，佐他药大治顽痰"，"火动其痰，用二陈汤加山栀子、黄连、黄芩之类……痰在胁下，非白芥子不能达；痰在皮里膜外，非姜汁、竹沥不可导达；痰在四肢，非竹沥不开；痰结在咽喉中，燥不能出入，用化痰药加咸药软坚之味"，"海粉即海石，热痰能降，湿痰能燥，结痰能软，顽痰能消……"等用药经验，常为后世所取法。

丹溪对痰病的独特见解发前人所未发，为痰病学的发展奠定了基础，其所倡"百病兼痰"的观点，为后世疑难杂病的治疗开辟了新的蹊径，现今临床上对一些比较棘手的慢性疾病如高脂血症、肥胖病、冠心病以及诸多精神疾病等，常从痰论治，往往能收到较为满意的效果。

4、郁 《丹溪心法》云："气血冲和，万病不生，一有怫郁，诸病生焉，故人身诸病多生于郁。"强调了气、血、痰所致诸病都与"郁"有着密切的关系，所以在临证治疗上，十分重视解郁之法。戴元礼注释说："郁者，结聚而不得发越也，当升者不得升，当降者不得降，当变化者不得变化也。此为传化失常，六郁之病见矣。"在治疗上，以解郁理气为先，"凡郁皆在中焦，以苍术、抚芎开提其气以升之，假如食在气上，提其气则食自降矣，余皆仿此。"对此，何梦瑶在《医碥·郁》中也多有阐发："丹溪分六郁……大要以理气为主，盖气滞则血亦滞，而饮食不行，痰湿停积，郁而成火，气行则数者皆行，故所重在气，不易之理也。"丹溪所创制的解诸郁代表方"越鞠丸"，对后世治疗杂病有着重要的作用。

（三）临证治疗灵机活法无泥专方

《丹溪心法》的气血痰郁"四伤"学说对后世治疗疾病起着重要的指导作用，但丹溪临证并不泥于一定之法，或一定之方，而是非常强调辨证论治。程敏政在《丹溪心法》序中曰:"朱氏每病世之医者,专读宋之《局方》,执一定之法,以应无穷之疾",《丹溪心法》作为方书传于后世,强调疾病治疗当"循活法,无泥专方",如果"医者不究其源,不穷其本,或投之以大寒之剂,或疗之以大热之药,妄为施治,绝不取效。"

无泥于专方,常常体现在对疾病的治疗因人、因时、因地制宜的辨证观。如《丹溪心法》曰:痛风者,"如肥人肢节痛,多是风湿与痰饮流注经络而痛,宜南星、半夏;如瘦人肢节痛,是血虚,宜四物加防风、羌活。"中湿者,"凡肥人沉困怠惰,是湿热,宜苍术、茯苓、滑石;凡肥白之人沉困怠惰,是气虚,宜二术、人参、半夏、草果、厚朴、芍药;凡黑瘦而沉困怠惰者,是热,宜白术、黄芩。"人体虚实、胖瘦等体质的差异与疾病的发生关系密切,故治疗上当根据不同的体质情况加减用药,"随人虚实与所中轻重加减"。在治疗时间上,也应根据季节不同而选择,如治疗咳嗽,"春作是春升之气,用清凉药,二陈加薄荆之类;夏是火气炎上,最重,用芩连;秋是湿热伤肺;冬是风寒外来";又如治疗中风的愈风汤,提出了根据治疗季节的不同而随症加减,"如望春大寒之后,本方中加半夏、人参、柴胡各二两,木通四两……如望春谷雨之后,本方中加石膏、黄芩、知母各二两……季夏之月,本方中加防己、白术、茯苓各二两……初秋大暑之后,本方中加厚朴一两,藿香一两,桂一两……望冬霜降之后,本方中加附子、官桂各一两,当归二两……如得春气候,减冬所加,四时类此。"除因人因时外,治疗还当注意地域的不同,治疗中湿者,"东南地下,多阴雨地湿,凡受必从外入,多自下起,以重腿脚气者多,治当汗散,久者宜疏通渗泄;西北地高,人多食生冷湿面、湩酪,或饮酒后寒气怫郁,湿不能越,以致腹皮胀痛,甚则水鼓胀满,或通身浮肿,按之如泥不起,此皆自内而出也。"举此这些,说明了丹溪不拘一法一方,每病结合个体差异及气候地域的变化灵机活法。同时,临证时因人因时因地制宜也当综合运用,如"中风"篇愈风汤的运用,立有四时加减法,但又强调:"此虽立四时加减,更宜临病之际,审察虚实寒热,土地之宜,邪气多少……无使五脏偏胜",方能达到愈病的目的。

（四）创制经典传世名方

丹溪经过长期的临床实践，积累了丰富的经验，也创制了一些传世名方，这在《丹溪心法》中就有不少的记录，对后世临床治疗起到了很好的启迪作用。

1. 越鞠丸　又名芎术丸，由苍术、香附、抚芎、神曲、栀子等组成，其功效为"解诸郁"。为治疗郁证的代表方。清代医家陈修园就明确指出："越鞠丸，（丹溪）解郁总方。"本方常用于治疗气血痰火湿食郁结所致诸病。"气血冲和，万病不生，一有怫郁，诸病生焉。"丹溪创制越鞠丸以调解气、血、火、痰、湿、食六郁轻证，王纶在《明医杂著》中曰："故余每用此方（越鞠丸）治病，时以郁法参之，气病兼郁，则用四君子汤加开郁药，血病、痰病皆然。"越鞠丸目前临床应用较为广泛，常用于治疗抑郁症、功能性消化不良、慢性萎缩性胃炎、代谢综合征等。

2. 大补阴丸　原名"大补丸"，由黄柏、知母、熟芐、龟板、猪脊髓蜜丸组成，功能降阴火，补肾水。本方充分体现了丹溪"阳常有余，阴常不足"的学术思想，因而处方滋阴药与清热降火药相配，通过滋阴降火，最后达到养血填精、培本清源之效。清·吴谦《删补名医方论》评价说："震亨发明先圣千载未发之旨，其功伟哉，是方能骤补真阴，承制相火，较之六味功效尤捷。"自本方创制以来，受到历代医家的重视，并沿用至今。现代常用于治疗肾病综合征、慢性肾炎、糖尿病、更年期综合征等。

3. 二妙散　由黄柏、苍术二药组成，具有清热燥湿之功，是丹溪治疗湿热痹证的代表名方，治疗筋骨疼痛因湿热者。但在临床应用时，丹溪强调要随症加减，"有气加气药，血虚者加补药，痛甚者加生姜汁，热辣服之。"本方在临床上广为应用，并化裁出许多经典验方，如明·虞抟《医学正传》的三妙丸即在该方中加入川牛膝而成，专治下焦湿热之两脚麻木，痿软无力，如火烙之热；清·张秉成《成方便读》又在三妙丸的基础上加入薏苡仁制得四妙丸，薏苡仁能利湿舒筋，故主治湿热下注之痿证，更是增加了淡渗利湿的功效。目前临床运用二妙散及在二妙散基础上化裁而来的三妙丸、四妙丸治疗临床各科疾病有较多报道。

4. 左金丸　又名"回令丸"，由黄连六两、吴茱萸一两或半两组成，其主治功效《丹溪心法》为"泻肝火"。本方不但可以清肝胆之火，还能泻胃肠之热，且有和胃、降逆、止呕等功效，适应范围甚为广泛，为辛开苦降的代表方。后世人们根据左金丸的启发，调整黄连和吴茱萸的用量比例，分别组成了治疗暑气证的甘露散（黄连：吴茱萸为 2 : 1）、治疗寒痢证的茱萸丸（黄连：吴茱萸为 1 : 1）和治疗胃寒证的反左金丸（黄连：吴茱萸为 1 : 6）等。左金丸临床常用于治疗消化性溃疡、慢性胃炎、反流性食管炎等消化系统的疾病。

5. 上中下痛风方　《丹溪心法》中本无此方名，而曰"治上中下疼痛"。方由南星、苍术、黄柏、川芎、白芷、神曲、桃仁、威灵仙、羌活、防己、桂枝、红花、草龙胆组成。《丹溪心法》"痛风"中明确指出，治疗痛风，"大法之方，苍术、川芎、白芷、南星、当归、酒黄芩。在上者，加羌活、威灵仙、桂枝；在下者，加牛膝、防己、木通、黄柏。"对此，清·汪昂在《医方集解》中对本方给予高度评价，此方乃"治痛风之通剂也"。且认为本方"疏风以宣于上，泻热利湿以泄于下，活血燥痰消滞以调于中，所以能兼治而通用也。"上中下痛风方临床常用于治疗痛风、各类关节炎、三叉神经痛等病症。

6. 保和丸　由山楂、神曲、半夏、茯苓、陈皮、连翘、莱菔子组成。具有消积和胃，清热利湿的功用。被后世医家推崇为治疗饮食不节、消化不良的代表方剂。保和丸虽然消积，但其作用平和而不峻厉，不会损伤脾胃，《成方便读》说："此方虽纯用消导，毕竟是平和之剂，故特谓之保和耳。"所以非常适合老人、小儿脾胃虚弱伴有食积者服食。因于保和丸所具有的疗效，临床常用于治疗内、妇、儿各科疾病，适用范围广泛，不少厂家将保和丸制成了便于服用的成药，以利患者服用。

7. 虎潜丸　又名"健步虎潜丸"，由黄柏、龟板、知母、熟苄、陈皮、白芍、锁阳、虎骨、干姜等组成，具有育阴潜阳，补益肝肾之功，《丹溪心法》明确指出本方"治痿"。吴崑《医方考》说："虎，阴也；潜，藏也。是方欲封闭精血，故曰虎潜。"《丹溪心法》本方下并说"与补阴丸同"。经查《丹溪心法·补损五十一》中"补阴丸"下之又方，所用药物较本方多当归、牛膝二味，并用酒煮羊肉和丸，其益肾养肝补血作用较本方更为显著，故后世书之虎潜丸常以此方化裁而来。现代临床上常用此方治疗骨质疏松症、膝关节骨性关节炎、强直性脊柱炎及下肢的各种痿痹症。

《丹溪心法》是祖国医学宝库中的一部重要著作，具有较高的学术价值，是书理、法、方、药赅备，既有创新理论，又有丰富临证经验，较全面反映了朱丹溪的学术思想及丰富的临床经验，备受后世医家推崇，进一步加强对《丹溪心法》的学习与研究，对于传承丹溪学派、指导当今临床治疗，仍有重要意义。

（王英）

《脉因证治》学术特色探讨

《脉因证治》成书于 1775 年，是丹溪门人采集《丹溪心法》《格致余论》等书的精要并总结其临床经验编辑而成。全书分上下两卷，上卷主述内科病证，下卷包括了内、外、妇、儿各科病证。每一病证先辨其脉，述其脉象之变化；继而探究病因，简述该病的病因病机；再则论其证候，阐明该病的临床表现及不同病因所出现的不同临床症状；最后确定治法及治疗的常用方药。全书脉、因、证、治一以贯之，充分体现了丹溪"诊脉、观形、察证，三者殊途，不可执一"的临床治疗观。本文从《脉因证治》学术特色对丹溪的临证诊疗经验作一探讨。

（一）凭脉辨治

脉诊乃中医四诊之一，是中医诊断学中的重要内容，历代医家对此十分重视。医圣张仲景论病诊疾突出的就是"脉证并治"，朱朝楗《医学新知》也指出"病证须知洞彻，脉证实医首务。"明确脉诊为临床诊法之首。朱丹溪临证经验丰富，而尤重视凭脉辨治，《丹溪心法》中有"能合色脉可以万全"之专论，强调临证"诚能察其精微之色，诊其微妙之脉，内外相参而治之，则万举万全之功，可坐而致矣。"将"诊微妙之脉"作为获"万举万全之功"的基本条件，所以《脉因证治》中将辨脉列于诊治疾病之首，强调脉诊的重要，并根据不同的脉象变化，指导临床治疗。

1. 确定病性　通过脉诊来判断疾病的性质。如《脉因证治·厥》曰：厥之病因，有"因虚，因痰，因热，因寒"者，可通过脉象予以别之："沉微而不数，谓之寒厥；沉伏而数，谓之热厥。"以脉之数与不数而辨厥之因热因寒。又如《脉因证治·痈疽》篇指出："脉数必当发热，而反恶寒，若有痛处，当发其痛。"但"脉紧而数，脓为未成。紧去但数，脓为已成。"通过脉象的变化，来判别痈疽脓之已成未成，既可根据脉象的变化确定疾病的属性与进展，也为临床治疗提供了依据。

2. 确定病位　通过脉象的变化来判断疾病发生的部位。如《脉因证治·头目痛》指出："太阳头痛，脉浮，……少阳头痛，脉弦细……阳明头痛，脉浮缓长……太阴头痛，脉沉缓……厥阴头痛，脉浮缓……少阴头痛，脉沉细。"明确了六经头痛的不同主脉。又如《脉因证治·痈疽》篇指出痈疽之脉主数，但"脉数而实或滑，咳则胸中隐痛，为肺痈……脉滑而数，小腹坚满，小便或涩，或汗或寒，为肠痈。"脉有所主，病有所布，故可据脉象，结合临床表现，了解病位所在。

3. 确定治法　依据脉象变化确定临床治则。《脉因证治·疟》篇对疟病之脉象秉承仲景之旨，指出"疟脉自弦"，但同时又当细分弦脉之兼数兼迟等，"弦数多热，弦迟多寒。弦小紧者可下之；弦迟者可温之；紧数者可汗灸之；浮大者可吐之；弦数者风发也，以饮食消息止之。"明确指出疟病在弦脉的基础上，当根据脉象的数、迟、小紧、紧数、浮大等不同，而采用下、温、汗、吐、饮食调理等不同的治疗方法。又如《脉因证治·疮疡》篇曰：疮疡脉"沉实，发热烦躁，外无焮火赤痛，其邪深在内，故先疏通以绝其源。脉浮大数，焮肿在外，当先托里，恐邪入于内。脉不沉不浮，内外证无，知其在经，当和营卫。"以沉、浮、不沉不浮辨别疮疡发生的部位，分别选用疏通、托里、和营等治疗方法。

丹溪临证强调首察脉象，凭脉辨治，足见其对中医脉学理论的重视与研究。当然其在临床治疗中也不是单纯地凭脉象诊断疾病，还强调应结合临床表现进行辨治。

（二）审察病因

审因论治是辨证论治在临床上的具体应用，能够正确地辨别疾病的病因病源，对于临证处方用药具有积极的意义。《丹溪心法》曰："必别阴阳于疑似之间，辨标本于隐微之际。有无之殊者，求其有无之所以殊；虚实之异者，责其虚实之所以异。"《脉因证治》也非常重视探求病因之原委，其对所载的七十个病证的病因均予以阐释，使后学者能够了解各病症的病因病机，从而为临床治疗奠定基础。

1. 制定临床治疗法则 《脉因证治·劳》篇指出：劳者，由于"喜怒不节，起居不时，有所劳伤，皆伤其气，气衰则火旺，火旺则乘其脾土，而胃气元气散解，不能滋养百脉，灌注脏腑，卫护周身，百病皆作。"指出了劳病的发生原因是由于各种因素引起的百脉失于滋养，脏腑缺乏灌注而致，从而确立了以"滋养百脉，灌注脏腑"为本病的治疗宗旨。

2. 探求病因分而治之 如《脉因证治·腰痛》篇中对腰痛病因的论述，认为腰痛是因"肾虚而致"，但也有湿热、瘀血、外感的不同。肾虚者，往往由于"失志伤肾，郁怒伤肝，忧思伤脾，皆致腰痛，故使气结不行，血停不禁，遂成虚损，血气去之。"但如果失于保养，不慎房事，也可引起肾虚，所以肾虚腰痛"又有房劳过者多矣"。湿热腰痛，"亦因肾虚而生焉。肾者水也，气不利而成湿热者，因肾水涸，相火炽，无所荣制，故湿热相搏而成痛。"瘀血腰痛，"因用力过多，堕坠折纳，瘀血不行。"外感腰痛，也是因虚而外邪乘之所致。由此而见，无论湿热、瘀血、外感腰痛均与肾虚有着密切的关系，肾虚乃是腰痛病因之关键，故其所列之方均以补肾兼以利湿、活血、祛邪为治。

3. 辨明地域时节不同之因 如《脉因证治·脚气》篇认为脚气乃"湿之病"，因其所在地域的不同，所感亦异，"南方之人自外而感，北方之人自内而致。南方之人，当风取凉，醉房，久坐湿地，或履风湿毒气，血气虚弱，邪气并行虚腠，邪气盛，正气少，故血气涩，涩则脾虚，虚则弱，病发热。北方之人，因湩酪醇酒之湿热下注，积久而成，肿满瘀痛也，治宜下药，泄越其邪。"同时，所感之时节不同，其所表现的临床症状也有别："四肢酸痛烦闷者，因暑月冷湿得之；四肢结持弱者，因寒月冷湿得之。"明确了脚气病的发生有因地域、时节之异而所感之邪不同，病因不同，治疗亦异。如此审因确切，为临床治疗起到很好的指导作用，故每获良效。

"将以施其疗疾之法，当以穷其受病之源。"《脉因证治》的重视探究疾病的病因病机，从而为临床确立治疗法则，也充分体现了丹溪"治病必求于本"之意也。

（三）辨证论治

凭脉辨因，最终目的是为临床治疗服务。《脉因证治》所例七十种病症，对各种疾病的证情及治疗方法予以了详尽的阐述，并列治疗方剂于后，确实对临床治疗起到了很好的指导作用。但是临床症状往往是错综复杂的，故丹溪强调辨证还必须要结合人体脏腑、经络、气血等变化，并根据不同的临床表现而治。

《脉因证治·头目痛》篇中，明确指出不同部位头痛的病因、症状及治疗。"太阳头痛兼项痛，足太阳所过，攒竹痛也，恶风寒，羌活、川芎主之；阳明头痛，自汗发热，石膏、白芷、葛根、升麻主之；少阳头痛，额角上偏痛，往来寒热，柴、芩主之；太阴头痛，有湿痰实，体重腹痛，半夏、南星、苍术主之；少阴头痛，主三阴三阳经不流行，而足寒逆，为寒厥，细辛主之；厥阴头痛，顶痛，血不及，或痰吐涎沫，厥冷，吴茱萸主之。"根据头痛的不同部位，辨明邪之所犯，所选药物更是有明确的针对性，临床获效更捷。又如对疟疾的描述，《脉因证治·疟》篇曰："在太阳经，谓之风疟，宜汗之；在阳明经，谓之热疟，宜下之；少阳经谓之风热，宜和之。"根据疟疾所犯经络，制定了或汗，或下，或和的治疗原则。同时，为进一步完善疟疾的治疗，《脉因证治·疟》还制定了六经不同的治疗方药："太阳经，头痛腰痛，寒从背起，先寒后热，宜小柴胡、羌活地黄汤；少阳经……寒热不甚，恶见人，多汗出甚，小柴胡汤；阳明经，先寒，久乃热，热大汗，喜见火乃快，宜桂枝二白虎一汤；少阴经，呕吐烦闷，热多寒少，欲闭户而处，病难已，小柴胡加半夏汤；太阴经，好太息，不嗜食，多寒热，汗出，病至喜呕乃衰，理中汤；厥阴经，小腹腰痛，小便不利，意恐惧，四物玄明苦楝附子汤。"

病邪侵袭人体，根据病邪所侵犯的脏腑不同，而有不同的临床表现。《仁斋直指方·五脏病症虚实论》指出："五脏各有所主，至其病症，莫不随所主而见焉。"《脉因证治》不仅阐述了根据病邪侵犯的经络不同而采用不同的治疗方法，同时对病邪入于脏腑的病证、治疗也进行了论述。如《脉因证治·热》篇曰："肺热者，轻按之瞥瞥见于皮毛，日西甚，其证喘咳，洒淅寒热，轻者泻白散，重者凉膈、白虎、地骨皮散；心热者，微按之热，见于血脉，日中甚，其证烦心心痛，掌中热而哕，以黄连泻心汤、导赤散、朱砂安神丸；肝热，肉下骨上热，寅卯间甚，脉弦，四肢满闷，便难，转筋，多怒惊，四肢困热，筋痿不起床，泻青丸、柴胡饮；脾热，轻重之中见于肌肉，夜甚，怠惰嗜卧，无气以动，泻黄散、调胃承气治实热，补中益气汤治虚热；肾热，按至骨，蒸手如火，困热不任起床，宜滋肾丸、六味地黄丸。"阐述五脏热不同的症状、虚实及选方用药，为临床治疗提供了有力的理论依据。

朱丹溪临证经验丰富，有杂病大家之称。《脉因证治》虽非丹溪自撰，但也反映了朱丹溪脉因证治融为一体的学术思想及诊疗经验。后人评价《脉因证治》曰：是书"简而赅，约而尽，学者循是而窥长沙。如得其船与楫，沿而不止，固自不可量也"。所以历来被奉为学医津梁，至今仍为中医临床的重要参考书之一。

（王英）

《丹溪手镜》文献构成考略

世传丹溪著作较为杂乱，大多系丹溪门人所编，其中有部分系私淑者根据已经出版的丹溪著作及外面流传的各种所谓丹溪遗著整理而成。这些著作因整理人员和时间的不同，在内容上有较大的差异，给后世研究丹溪学术思想带来了一定的困难。因此，有必要对这些著作的来源及内容进行探讨，以梳清它们相互之间的内在联系。笔者在整理《丹溪手镜》时，通过与其他著作对比的方法，对该书的文献构成进行了研究，许多内容分别与《备急千金要方》《千金翼方》《太平圣惠方》《注解伤寒论》《伤寒明理论》《格致余论》《脉因证治》等书存在同源关系，具体叙述如下。

（一）与《备急千金要方》《千金翼方》

《丹溪手镜》上卷第 6 篇《五脏绝死》与《备急千金要方》卷二十八《诊五脏六腑气绝证候》基本相同。《丹溪手镜》上卷第四篇《汗吐下温水火刺灸八法》与《千金翼方·伤寒宜忌》内容基本相同。其中《丹溪手镜》该篇缺失的内容亦可在《千金翼方·伤寒宜忌》中找到。如《丹溪手镜》上卷《可火》《可刺》《不可刺》等仅有标题，内容缺失，《千金翼方·伤寒宜忌·宜火》载："凡下利，谷道中痛，宜灸枳实。若熬盐等熨之"。《千金翼方·伤寒宜忌·宜刺》载："太阳病，头痛至七日，自当愈，其经竟故也。若欲作再经者，宜刺足阳明，使经不传则愈。太阳病，初服桂枝汤，而反烦不解，宜先刺风池、风府，乃却与桂枝汤则愈。伤寒腹满而谵语，寸口脉浮而紧者，此为肝乘脾，名曰纵，宜刺期门。伤寒发热，啬啬恶寒，其人大渴，欲饮酢浆者，其腹必满而自汗出，小便利，其病欲解，此为肝乘肺，名曰横，宜刺期门。阳明病，下血而谵语，此为热入血室，但头汗出者，刺期门，随其实而泻之。太阳与少阳合病，心下痞坚，颈项强而眩，宜刺大椎、肺俞、肝俞，勿下之。妇人伤寒怀身，腹满不得小便，加从腰以下重，如有水气状，怀身七月，太阴当养不养，此心气实，宜刺写劳宫及关元，小便利则愈。伤寒喉痹，刺手少阴穴，在腕当小指后动脉是也，针入三分补之。少阴病，下利便脓血者，宜刺。"《千金翼方·伤寒宜忌·忌刺》载："大怒无刺，新内无刺，大劳无刺，大醉无刺，大饱无刺，大渴无刺，大惊无刺。无刺熇熇之热，无刺漉漉之汗，无刺浑浑之脉，无刺病与脉相逆者。"可资参证。

（二）与《太平圣惠方》

《丹溪手镜》卷上第 5 篇《五脏虚实》摘自《太平圣惠方》卷三《肝脏论》、卷四《心脏论》、卷五《脾脏论》、卷六《肺脏论》、卷七《肾脏论》。如《丹溪手镜》卷上第五篇《五脏虚实》云："心虚：心腹暴痛，心膈胀满，时唾清涎，多惊悲恍惚，少颜色，舌本强，脉浮虚。实：心神烦乱，面赤，身热，口舌生疮，咽燥，头痛，手心热，衄血，喜笑，脉洪实。"《太平圣惠方》卷四《心脏论》云："夫心虚则生寒，寒则阴气盛，阴盛则血脉虚少，而多恐畏，情绪不乐，心腹暴痛，时唾清涎，心膈胀满，好忘多惊，梦寐飞飏，精神离散，其脉浮而虚者，是其候也……夫心实则生热，热则阳气盛，阳盛则卫气不行，荣气不通，遂令热毒稽留，心神烦乱，面赤身热，口舌生疮，咽燥头疼，喜笑，恐悸，手心热，满汗出，衄血，其脉洪实相搏者，是其候也。"

（三）与《注解伤寒轮》《伤寒明理论》

《丹溪手镜》上卷第九篇《伤寒》和第十篇《六经》，与《注解伤寒论》的相关内容基本相同。从上卷第十一篇《时行疫疠》起，到上卷第六十五篇（除《不得眠卧》和《喜眠》二篇外）均可在《伤寒明理论》中找到同样内容，目录次序亦与《伤寒明理论》一致。如《伤寒明理论·手足汗》云："手足汗出者，阳明之证也。阳经邪热，传并阳明，则手足为之汗出。阳明为津液之主，病则自汗出。其有自汗出者，有但头汗出者，有手足汗出者，悉属阳明也。何以使之然也？若一身自汗出者，谓之热越，是热外达者也；但头汗出者，是热不得越，而热气上达者也；及手足汗出者，为热聚于胃，是津液之旁达也。经曰：手足濈然汗出者，此大便必硬也。手足濈汗出，大便难而谵语者，下之则愈。由此观之，手足汗出，为热聚于胃可知矣。或谓热聚于胃，而手足为之汗出；其寒聚于胃，而有手足汗出者乎？经曰：阳明中寒者，不能食，小便不利，手足濈然汗出，此欲作痼瘕，即是中寒者也。且热聚于胃为可下之证，其寒聚于胃为不可下，又何以明之？要明于此二者，必曰大便初硬后溏，以胃中冷，水谷不别故也，是以不可下者也。"

《丹溪手镜》上卷第二十四篇《手足汗》云："手足汗，属阳明胃。热聚于胃，是津液傍达，必大便硬，或谵语，可下。寒中于胃，阳明中寒，不能食，小便不利，大便初硬后溏，不可下。"两者对比，《丹溪手镜》文字更为简要精当。

《丹溪手镜》编者因抄录时粗心而导致部分脱文，均可参考《伤寒明理论》相关文字。如《丹溪手镜》上卷第三十五篇《烦躁》："有邪气在里而烦躁者，大便六七日，绕脐痛，烦躁，发作有时，此燥屎也，可下。"其中"大便六七日"，《伤寒明理论》卷二《烦躁第二十》作"不大便六七日"，显系抄漏"不"字。如《丹溪手镜》卷上《头眩》中的"不治证"，原仅存标题而脱漏内容，《伤寒明理论》卷一《头眩第十三》作"诸逆发汗，剧者言乱，目眩者死，命将难全"，可供参考。至于全文脱漏而仅存标题者，如《胸满二十九》《胁满三十》等，也可以参考《伤寒明理论》卷一《胸胁满第十四》相关内容。

（四）与《格致余论》

《丹溪手镜》卷中第十三篇《痛风》"血久得热，感寒冒湿不得运行，所以作痛，夜则痛甚，行于阴也，亦有血虚，痰逐经络，上下作痛"与《格致余论·痛风》"彼痛风者，大率因血受热，已自沸腾，其后或涉水，或立湿地，或偏取凉，或卧当地，寒凉外搏，热血得寒，污浊凝涩，所以作痛，夜则痛甚，行于阴也"。两书比较，《丹溪手镜》文字简要精当，且补充了"血虚痰阻"病机。

（五）与《脉因证治》

《丹溪手镜》卷上第一篇"评脉"与《脉因证治》卷下《杂脉六十八》，卷上第二篇《察视》与《脉因证治》卷下《察视六十九》，卷上第二篇"五脏"与《脉因证治》卷下《五脏证六十六》内容关系密切。

《丹溪手镜》卷上的第六十六篇《易》起至最后第七十五篇《四证类伤寒》部分均与《脉因证治》卷一《伤寒六》内容关系密切。如卷上第七十五篇《四证类伤寒》："伤寒，右寸脉紧盛，痞满。又口无味液，不纳谷，息匀；痰证，呕逆头痛，脉浮而滑，痞满；虚烦，不恶寒，不头痛，身疼；脚气，但疾起于脚"与《脉因证治》卷上《伤寒六》"伤寒，右寸脉紧盛，痞满。脚气如伤寒证，但病起于脚胻；痰证，呕逆头痛，脉浮而滑，痞满虚烦，不恶寒，不头痛身疼；阳毒，身重，腰脊痛，狂言，或吐血下利，脉浮大数，咽喉痛，唾血，面赤如锦纹，五六日可治；阴毒，身重背强，腹中绞痛，咽喉不利，毒气攻心，心下坚，呕逆，唇青面黑，四肢冷，脉沉细紧数，身如打，五六日可治"。

《丹溪手镜》卷中和卷下内容（除《发明五味阴阳寒热伤寒汤丸药性二》和《痛风十三》外）均与《脉因证治》存在相似之处，其目录次序亦与《脉因证治》一致。如《丹溪手镜》卷中第三篇《杂病分气血阴阳》中"阴证"："身静，重语无声，气难布息，目睛不了了，口鼻气冷，水浆不入，二便不禁，面刺"。其中"面刺"二字难以理解，《脉因证治》卷一《伤寒六》作"面上恶寒，如有刀刺"。再如卷上第五篇《热烦》中"肾热"："如火，因热不任起床，以滋肾丸、六味地黄丸"。其中"如火"二字费解，《脉因证治》卷上《热十四》作"按之骨蒸手如火"。《丹溪手镜》内容缺失而仅存标题者较多，而《脉因证治》中则列同样标题，题下也有具体内容的论述如《丹溪手镜》卷中第四篇《恶寒》中"战栗有热"仅存标题，《脉因证治》卷下《杂证六十五》作"一阳发病，少气善咳善泄，其传为心掣。掣，动也。子母传故泄，理中主之"。两书类此可相互参考的情况甚多，兹不一一列举。

由此可见，《丹溪手镜》与《脉因证治》的渊源关系较深，由于两者出版年代不同，《丹溪手镜》据吴尚默序为天启元年（1621），而《脉因证治》的出版年代为清乾隆四十年（1775），《丹溪手镜》出版在前，而《脉因证治》在后，故有人认为《脉因证治》有许多篇幅出自《丹溪手镜》，而在文字上作了修饰润色。这种说法并非确切。如《丹溪手镜》卷中第六篇《疸》整节全文："疸有酒疸、女劳疸、女疸，日晡热、足下热，皆湿热为之。有谷疸、酒疸、黄汗，前治相同，宜五苓散、茵陈汤下。不治证：女疸其症额黑，日晡热，小腹急，足下热，便黑时溏，此大热交接入水，肾虚流湿于脾也。脉寸口无脉，口鼻气冷者死"。而《脉因证治》卷上《疸》却作"脉证：脉沉，渴欲饮水，小便不利，皆发黄。脉沉乃阳明蓄热，喜自汗。汗出入水，热郁身肿，发热不渴，名黄汗。脉紧数，乃失饥发热，大食伤胃，食则腹满，名谷疸。数为热，热则大食；紧为寒，寒则腹满。脉浮紧，乃因暴热浴冷水，热伏胸中，身面目悉如金色，名黄疸。阳明病，脉迟者，食难用饱，饱则发烦、头眩者，必小便难，欲作谷疸。脉沉弦或紧细，因饮酒百脉热，当风入水，懊憹心烦足热，名酒疸。其脉浮欲呕者，先吐之；沉弦者，先下之。脉浮紧，乃大热交接入水，肾气虚流入于脾，额黑，日晡热，小腹急，足下热，大便黑，时溏，名女劳疸。腹如水状，不治。脉寸口近掌无脉，口鼻冷，不治。其病身热，一身尽痛，发黄便涩。因：内热入水，湿热内郁，冲发胃气。病虽有五，皆湿热也。治：诸黄家，但利其小便愈。假令脉浮，以汗解之；如便通汗自，当下之愈。当以十八日为期，治之十日以上为差，反剧者难治。治法以疏湿、利小便、清热或汗之，五苓加茵陈、连类"。两书文字差异显然已非"修饰润色"，而是重新整理增补。

（六）《丹溪手镜》中未找到同源文献的内容

《丹溪手镜》卷上第七篇《脉》和第八篇《周身经穴》中有大量的图表，可能是编者对其他著作的归纳改编，尚未查到出处，待考。

《丹溪手镜》卷上第三十七篇《不得眠卧》和第三十八篇《喜眠》，尚没有发现同源文献，待考。

《丹溪手镜》卷中第二篇《发明五味阴阳寒热伤寒汤丸药性》，尚没有发现同源文献，待考。

（七）对《丹溪手镜》的评价

综上所述，《丹溪手镜》的许多内容分别与《备急千金要方》《千金翼方》《太平圣惠方》《注解伤寒论》《伤寒明理论》《格致余论》《脉因证治》等书存在同源关系，整体的独创性值得考量。但应该看到，该书中有些医学观点颇为新颖，如《丹溪手镜》卷上第六十四篇《蓄血》："凡看伤寒，先观两目，次观口舌，又次以手自心下至小腹按之，如觉有硬满者，审之、问之而治之"，正确指出诊视伤寒的次第。再如卷上第三十七篇《不得眠卧》："胃虚则不得眠，心虚则不得卧"，说明了不得眠与不得卧的差异。这些论述在临床上有较大的学术指导价值，尚未见于其他医籍。

（竹剑平）

《格致余论》的学术特色及贡献

《格致余论》是中医学宝库中的重要著作之一，它集中反映了元代名医朱丹溪的学术思想。历史上，其书对繁荣学术，指导临床实践，起到了举足轻重的作用。时至今日，该名著对于考镜养阴学术源流，探究气血痰郁病机，指导祛病保健，意义不可低估。

（一）《格致余论》与朱丹溪

《格致余论》为朱丹溪的代表作。格致，系儒家语，即"格物致知"。元代学者许谦将其作为探究理学的手段，丹溪为其弟子，承其学，取"格致"命名，反映了其书要旨在于：考证推论，探究医理。

丹溪生活年代，《和剂局方》盛行，人们崇尚温燥，且"多酗酒纵欲，精竭火炽"。他能独具只眼，洞识其弊，以丰富的临床实践为基础，从《黄帝内经》《神农本草经》及张仲景、刘元素、李东垣、张从正、罗知悌等医家的著述中寻求医理，并能吸收理学的研究成果，形成了独有见地的学术见解，确立了其养阴学派创始人的地位。著名文学家宋濂称其"所见粹精""类多前人所未发"。《四库全书提要》对其书作了评价："其说谓阳易动，阴易亏，独重滋阴降火，创阳常有余，阴常不足之论……谆谆于饮食色欲为箴。"

《格致余论》成书于元至正七年（1347），元代即有刻本问世，康有为曾作鉴定。明万历二十九年，吴勉学校刻《医统正脉》、清光绪庚子年间的《丹溪全书十种》，均收录其书，人民卫生出版社曾有单行本影印，并有编校本《丹溪医集》出版。2005年，人民卫生出版社配合国家中医药管理局启动的"优秀中医临床人才研修项目",精选 20 种重点古籍整理出版,《格致余论》名列其中,其书成为中医临床必读之书。

(二)学术特点及贡献

1."阳常有余,阴常不足"理论的阐述 《阳有余阴不足论》是《格致余论》中的重要篇章,其论阐述"阳常有余,阴常不足"的学术观点,强调保护阴精的必要,是丹溪倡导养阴学说的集中体现。

其论从"天人相应"的角度,论述了人身"气常有余,血常不足",指出"人身之阴气,其消长视月之盈缺"。同时指出,在生命的生长壮老已过程中,阴气难成易亏,四十岁以后,"阴气过半";而"人之情欲无涯",又往往受诸多外界因素的影响,"温柔之盛于体,声音之盛于耳,颜色之盛于目,馨香之盛于鼻",种种物欲的刺激,人心往往难以克制而妄动,"心动则相火亦动,动则精自走,相火翕然而起,虽不交会,亦暗流而疏泄矣"。据此,丹溪强调,"阳有余阴不足"是生理之必然,病理之转归,保养大法在于收心养心,宜避一年之虚、一月之虚、一日之虚,以及病后之虚,保全天和。丹溪说的一年之虚,是指夏月火土之旺,冬月火气之伏的四、五、六、十、十一月;一月之虚,是指上弦前下弦后,月廓月空之时;一日之虚,为"大风大雾,虹霓飞电,暴寒暴热,日月薄蚀,忧愁忿怒,惊恐悲哀,醉饱劳倦,谋虑勤动";病者之虚,"若病患初退,疮痍正作。"丹溪还将身体衰败的原因归结于犯此四虚,指出,若犯此四者之虚,"夫当壮年便有老态,仰事俯育,一切隳坏"。

2."相火为病"观点的阐述 《相火论》是《格致余论》中另一篇重要文章,其中心思想是阐述"相火为病"的观点,强调火易动,阴易伤,要重视阴精的养护。

刘完素曾提出外感六气皆能化火之说,阐发火热病机,善治火热病证,自成体系。丹溪为其三传弟子,承其说,且多发明。《相火论》中对内生火热的发病机理有创造性地论述:相火寄于肝肾,源于精血,火易亢盛妄动,火妄动为贼邪,必伤耗阴精,阴伤会变生各种病证,"阴虚则病,阴绝则死"。人之虚在阴,阴之伤在火,火之起在动,其论环环相扣,细致缜密。对于疾病谱发生变化,精神心理因素日以为烈的今天,丹溪之说，于临床施治、养生保健，其现实意义不可小视。

3. 倡导节制色欲　基于"阳常有余，阴常不足"、"相火为病甚多"，以及《饮食色欲箴》《房中补益论》等篇中，丹溪阐述了"节欲"这一养生观点，倡导节制色欲，抑制相火，保护阴精。

丹溪解答房中补益法的提问说：人之疾病生于动，其动之极也，病而死矣。他指出，心为火居上，肾为水居下，水能升而火能降，一升一降，无有穷已，故生意存焉。水之体静，火之体动，动易而静难，故儒者立教，曰正心、收心、养心，即所以防火之动于妄；医者立教，恬澹虚无，精神内守，亦所以遏火之动于妄也。他还说，相火藏于肝肾阴分，君火不妄动，相火唯有禀命守位而已，焉有燔灼之虐焰，飞走之狂势也哉！在《饮食色欲箴》中，丹溪批评那些徇情纵欲者，唯恐不及，济以燥毒，终将伤血气，"身亦悴"；谆谆告诫：养生之道，在于"远彼帷薄，放心乃收，饮食甘美，身安病瘳。"

4. 茹淡节饮食　《饮食色欲箴》说，山野贫民，淡薄是谙，动作不衰，此身亦安，其因在于节饮食，而昧者，"因纵口味，五味之过，疾病蜂起"，只有"守口如瓶，服之无斁"。反映了丹溪在饮食调养上的清润滋养主张。《茹淡论》更是推崇茹淡节食之理。

丹溪指出，茹淡饮食是天所赋的自然冲和之味，最有养阴之功，以补人体之阴精，而助人长寿。他说，"安于冲和之味者，心之收，火之降也"，"天之所赋者，若谷菽菜果，自然冲和之味，有食入补阴之功，此《内经》所谓味也。"至于"大麦与粟之咸，粳米、山药之甘，葱、薤之辛之类，皆味也。"其中粳米最有补阴之功。"彼粳米甘而淡者，土之德也，物之属阴最补者也。"强调茹淡，节制饮食，以自然五味补养阴精。

5. 重养老、慎慈幼　《格致余论》中有养老、慈幼专论，揭示老人、小儿的生理病理特点，强调慎起居、调情志、节饮食、忌温燥。

《养老论》：人生至六十、七十以后，精血俱耗，平居无事，已有热证，故有头昏目眵、肌痒溺数、鼻涕牙落、涎多寐少、足弱耳聩、健忘眩晕、肠燥面垢、发脱眼花、久坐兀睡、未风先寒、食则易饥、笑则有泪诸症。故此，不但乌附丹剂燥烈不可妄用，至于好酒、腻肉、湿面、油汁、烧炙煨炒、辛辣甜滑，皆在所忌。他说，人身之阴难成易亏，六七十后，阴不足以配阳，孤阳几欲飞越，因天生胃气尚尔留连，又藉水谷之阴，故羁縻而定耳,尤当谨节饮食。

《慈幼论》强调,人十六岁以前,血气俱盛,唯阴长不足,肠胃尚弱,要注意养护。如稠黏干硬,酸咸甜辣,一切鱼肉、木果、湿面、烧炙、煨炒,俱是发热难化之物,皆宜禁绝。他还重视乳母的饮食对小儿的影响,他说:"儿之在胎,与母同体,得热则俱热,得寒则俱寒,病则俱病,安则俱安,母之饮食起居,尤当慎密。"其理,乳子之母,饮食下咽,乳汁便通,情欲动中,乳脉便应,病气到乳,汁必凝滞。儿得此乳,疾病立至,或生热,或吐泻,或疮疾,为口糜,为惊搐,为夜啼,为腹痛,种种不一。他强调要细察小儿病证表现,调节好母亲饮食,母安则子亦安,病证消弭。

6. 妇科调治 《格致余论》中有许多妇科疾病调治的篇章;内容涉及受胎、堕胎、难产、月经病、乳房病等。

《受胎论》讲述"阴阳交媾,胎孕乃凝"之理;《胎自堕论》论堕胎之由,强调重视血气的养护,避免堕于内热而虚者。《难产论》强调补其母气,使儿健而易产。《经水或紫或黑论》讲述月经的变化,谓经水即阴血,血为气之配,气热则热,气寒则寒,气升则升,气降则降,气凝则凝,气滞则滞,气清则清,气浊则浊。见有成块者,气之凝也;将行而痛者,气之滞也;来后作痛者,气血俱虚也;色淡者亦虚也;错经妄行者,气之乱也;紫者气之热也;黑者热之甚也。他反对一概将经紫、黑、作痛、成块,指为风冷,要求重视热甚兼水化的机理,慎用温热之剂。

《乳硬论》论乳房结核发病与治疗,突出阳明、厥阴经的作用。其论:乳房,阳明所经;乳头,厥阴所属。乳子之母,不知调养,怒忿所逆,郁闷所遏,厚味所酿,以致厥阴之气不行,故窍不得通而汁不得出;阳明之血沸腾,故热甚而化脓。亦有所乳之子,膈有滞痰,口气热,含乳而睡,热气所吹,遂生结核。治疗上,初起时揉令稍软,吮令汁透,使能消散;痈疖成后,当疏厥阴之滞,清阳明之热,行污浊之血,消肿导毒。

7. 强调气血痰郁致病 《格致余论》中还反映了丹溪对气血痰郁致病的学术观点。如《乳硬论》的"忧怒抑郁,朝夕积累,脾气消阻,肝气横逆,遂成隐核"论述,短短数语,将情志对发病的影响放到了突出的位置;《经水或紫或黑论》描述的"血为气之配,气热则热,气寒则寒,气升则升,气降则降,气凝则凝,气滞则滞,气消则消,气浊则浊",强调了气血在病理上的互为影响。

《倒仓论》的"糟粕之余，停痰瘀血，互相纠缠，日积月深，郁结成聚……发为癥瘕，为痨瘵，为蛊胀，为癫疾，为无名奇病"；《臌胀论》的"清浊相混，隧道壅塞，气化浊血，瘀郁而为热，热留而久，气化成湿，湿热相生，遂成胀满"；《疝气论》的"此证始于湿热在经，郁而至久，又得寒气外束，湿热之邪不得疏散，所以作痛"；《痛风论》的"彼痛风者，大率因血受热已自沸腾，其后或涉冷水，或立湿地，或扇取凉，或卧当风，寒凉外搏，热血得寒，污浊凝涩，所以作痛"，等等，反映了丹溪重视湿热痰瘀在发病中的作用。这对于临床识证用药有着重要的指导意义。

8. 保护人体正气，慎用攻法 丹溪治病的一大特色是强调保护人体正气，慎用攻法，即所谓"阴易乏，阳易亢，攻击宜详审，正气须保护"；"攻击之法，必其人充实，禀质本壮，乃可行也，否则邪去而正气伤，小病必重，重病必死"。这一观点还反映在他对臌胀的论治中。他论臌胀，谓由七情内伤，六淫外侵，饮食不节，房劳致虚，脾土之阴受伤，转运之官失职，清浊相混，隧道壅塞，遂成胀满，治疗中要时时顾护正气，不可攻伐太过。故有"此病（鼓胀）之起，或三五年，或十余年，根深矣，势笃矣，欲求速效，自求祸耳"的论述。书中还有《病邪虽实胃气伤者勿使攻击论》《虚病痰病有似邪祟论》等，所用篇名即表明了对虚证论治的审慎。所有这些不凡的学术见解，有助于指导临床权衡邪正虚实确切施治。

9. 治病必求其本 丹溪说：病之有本，犹草之有根也。去叶不去根，草犹在也。治病犹去草，病在脏而治腑，病在表而攻里，非惟戕贼胃气，抑且资助病邪。

《涩脉论》强调脉诊的重要，谓"医者欲知血气之病与不病，非切脉不足以得之。"要知其常，更要识其变。丹溪举涩脉为例，谓"固多虚寒，亦有痼热为病者"，血与气，或因忧郁，或因厚味，或因无汗，或因补剂，气腾血沸，清化为浊，老痰宿饮，胶固杂糅，脉道阻涩，不能自行，亦见涩状。若重取至骨，来似有力且带数，以意参之，于证验之，形气但有热证，当作痼热论治。《治病必求其本论》中丹溪族叔祖，积痰在肺，夏末患泄利；王仲延每日食物必屈曲自膈而下，且硬涩作微痛；邻人下痞疬证，三人俱是涩脉。丹溪强调，同是涩脉，病证不同，或带弦，或不弦，治法迥别，其要在于求其本而治。

《恶寒非寒病恶热非热病论》强调要深究寒或热之根本原因，求本论治。《治病先观形色然后察脉问证论》推崇《内经》诊病之道，观人勇怯、肌肉、皮肤，能知其情，辨其虚实，知其宜与不宜，审慎从事。

（三）学习《格致余论》，指导当今临床

丹溪《格致余论》共收集医论42篇，每篇各有其主题内容，如《阳有余阴不足论》《相火论》，体现了医家的学术主张，应熟记心中，重点掌握。其他如《治病必求其本论》《病邪虽实胃气伤者勿使攻击论》《痛疽当分经络论》等，观点鲜明，当深入领会，并在临床应用中体验其精髓所在。

学习中还要注意全书内容的穿插交叉，就养老而言，除《养老论》外，《饮食色欲箴》《茹淡论》《倒仓论》等都有涉及，只有互相参合，才能知其全貌。又如"气血痰郁"，书中的篇名并没有直接提及，但仔细阅读，则不难发现，《治病必求其本论》中即有"气因郁而为痰"的论述，《涩脉论》中有"气腾血沸，清化为浊，老痰宿饮，胶固杂糅"的精妙分析。又如《痛风论》《臌胀论》《恶寒非寒病恶热非热病论》《治病先观形色然后察脉问证论》等，均有相关的内容。纵观全书，丹溪的"气血痰郁"发病观点十分鲜明，所述内容既指致病因子，也包括了病理变化。临床辨治如能注意到这一点，对于提高治疗效果会大有帮助的。

书中有许多精语妙论，如"天主生物故恒于动，人有此生亦恒于动"；"人之有生，心为火居上，肾为水居下，水能升而火能降，一升一降，无有穷已，故生意存焉"；"水之体静，火之体动，动易而静难"；"心，君火也，为物所感亦易动。心动则相火亦动，动则精自走，相火翕然而起，虽不交会，亦暗流而疏泄矣"；"相火易起，五性厥阳之火相扇，则妄动矣。火起于妄，变化莫测，无时不有，煎熬真阴，阴虚则病，阴绝则死"；"人身之阴难成易亏，六七十后，阴不足以配阳，孤阳几欲飞越，因天生胃气尚尔留连，又藉水谷之阴，故羁縻而定耳"；"胃气者，清纯冲和之气，人之所赖以为生者也"；"因纵口味，五味之过，疾病蜂起"等，值得细细玩味，理解其内涵，要做到耳熟能详。

《格致余论》中记录了丹溪的求学历程，反映了他热切求学，孜孜不

倦的精神。丹溪 30 岁，因母亲患病，激发了学医的志向，"遂取《素问》读之"。40 岁，在理学大师许谦的鼓励下，朝夕钻研，一心攻医。为寻名师，他"遂游江湖，但闻某处有某治医，便往拜而问之"。44 岁时闻罗知悌医名，"遂往拜之"。丹溪在罗门苦苦求学的经历被传为医林佳话。评价《格致余论》，丹溪的刻苦求学精神值得称道。

（施仁潮）

《局方发挥》学术思想探析

《局方发挥》乃朱丹溪代表作之一。该书针对宋代方书《太平惠民和剂局方》（下简称《局方》）仅于每方之下条列症状而不论述病因病机，立法简单而又少变通，用药偏于刚烈香燥等问题，以问答形式为体裁，展开论辩和质疑，并进行了发挥，所以称为《局方发挥》。该书论述精当，与《格致余论》互为补充发明，共同阐发作者相火论和注重养阴的学术思想，是反映丹溪理论主张与临床经验的重要著作。

（一）批驳制药俟病弊端

《局方》为宋·裴宗元、陈师文等奉宋政府命组织编修的，共5卷，分二十一门，载方297首，大多为丸、散，系一部关于中成药的专书。因其可以据证检方，即方用药，使用方便，故"官府守之以为法，医门传之以为业，病者持之以立命"。应该说，在仲景之后至唐宋，医学发展的特点是在实践方面积累了丰富的经验，有《千金方》《外台秘要》《圣惠方》《圣济总录》等方书出现，《局方》是对繁多的方剂进行筛选和鉴定，使之由博返约，并以官方医疗机构的标准处方集形式颁布，患者可据病症选用成药。因其具有权威性和便捷性而风行一时，对医学的发展起到了一定的积极作用。《局方》中的许多方剂，不仅疗效确切，效果显著，而且至今仍在临床上发挥着重要作用。如凉膈散、紫雪丹、至宝丹、牛黄清心丸、逍遥散、附子理中丸、四君子汤、十全大补汤、参苓白术散、苏合香丸、失笑散、肥儿丸、藿香正气散、平胃散、八正散、二陈汤、川芎茶调散、小活络丹、戊己丸等。这些方剂适应病证范围广泛，疗效可靠，不仅广泛应用于宋代，而且在后世仍被普遍使用，充分体现了《局方》的延时效应。特别需要指出的是，《中国药典》（1985 年版）共载成方制剂 207 首，其中引用《局方》中的方剂竟达 22 首之多，占 10.63% 左右，而历史上影响较大的《伤寒论》中的方剂仅引载 5 首，约占总数的 2.42%。由此可见，《局方》的延时效应是不可低估的。但是细究其组方，虽于每方之下条列症状，而没有说明病因病机，立法简单，缺少变通，并勉之常服、久服，"世人习之以成俗"，故产生了诸多弊端。因此，丹溪针对"《局方》制药以俟病"的错误做法进行了辩驳。他在卷首明确指出："《和剂局方》之为书也，可以据证检方，即方用药，不必求医，不必修制，寻赎见成丸散，病痛便可安痊，仁民之意，可谓至矣。自宋迄今，官府守之以为法，医门传之以为业，病者持之以立命，世人习之以成俗，然予窃有疑焉。"批评《局方》只在方后记述主治的证候、药物剂量、修制服用的方法，却不议论病因病机。认为"病者一身，血气有浅深，体段有上下，脏腑有内外，时月有久近，形志有苦乐，肌肤有厚薄，能毒有可否，标本有先后，年有老弱，治有五方，令有四时，某药治某病，某经用某药，孰为正治、反治，孰为君、臣、佐、使，合是数者，计较分毫，议方治疗，贵乎适中。"如"集前人已效之方，应今人无限之病，何异刻舟求剑，按图索骥"。他分析小续命汤、地仙丹、润体丸等风门三十余方时谓："风者百病之长，至其变化乃为他病，又曰善行数变……至宝丹、灵宝丹论之曰治中风语涩，治中风不语，夫不语与语涩，其可一例看乎？有失音不语，有舌强不语，有神昏不语，有口禁不语，有舌纵语涩，有舌麻语涩……一方可通治乎？"他还明确批评《局方》泄、痢不分，概以钟乳健脾丸、朝真丸、赤石脂散等热涩为治，认为"泄利与滞下混同论治，实实虚虚之患，将不俟终日矣。"指明两者鉴别在"泄利之病，水谷或化，或不化，并无努责，唯觉困倦。若滞下则不然，或脓、或血、或脓血相杂，或肠垢，或无糟粕，或糟粕相棍，虽有痛、不痛、大痛之异，然皆里急后重，逼迫恼人。"因此，他在绪论中说："医者，意也"。强调人体的生理功能病理变化千差万别、治疗各异。医之关键在于随机应变，如果用不变之成方应对千变万化之病情，则犹如刻舟求剑，按图索骥。丹溪认为临证治病，犹如对敌之将，操舟之工，必先求其得病之因，审其所犯何邪，视标本缓急，先后施治，所谓"病之有本，犹草之有根也。"尝谓："圆机活法，《内经》

具举，与经意合者，仲景之书也。"赞扬仲景"因病以制方"，其诸方为万世法，善用者用其法。言中肯綮，有启后学。但也有人认为，朱氏忽略了《局方》系一部关于中成药的专书。中成药系以中药材为原料，在中医药理论指导下，把疗效确切的处方、验方或秘方制成不同剂型药物成品，它具有效验、方便、经济等特点，是防治疾病不可缺少的药物。《局方》中的许多中成药都是前人无数次临床成功经验的总结，疗效确切，尽管疾病变化多端，但变中有常，疾病的发生与演变不是杂乱无章的，而是有规律的。因而在一定时期内疾病谱系是相对稳定的，这就使得前人的经验可以为后人所借鉴。因而可以说，中成药及其专书的问世，是传统药物学发展的必然归宿。至于朱氏责难"集前人已效之方，应今人无限之病"，这并不是《局方》之过，乃使用者不知权变，以为《局方》之方可包治百病之过也。事实上今人用古方，后人用前人方，都需灵活把握，对仲景方也如此。就古病和今病而言，一方面因为许多疾病古今是相同或相似的。因而，不少古方不仅治古病，沿用至今依然有效。如此，将有效之方固定下来，并加以法典化，不仅是可行的，而且节时省力，方便病家。规范和指导后世方剂学的发展，使后世有章可循，有法可依。

（二）反对滥用香燥之品

丹溪师承河间学说，反对《局方》滥用辛香燥热之品，他说："今《局方》辛香燥热，以类而聚之，未尝见其所谓远热也。"例如脾胃气滞当辨寒热，而《局方》"径以乌、附助佐丹剂，专意服饵，积而久也，血液俱耗，胃脘干槁……遂使药助病邪，辗转深痼"等。丹溪论述说："经曰：阴平阳秘，精神乃治。气为阳宜降，血为阴宜升……今观诸汤非豆蔻、缩砂、干姜、良姜之辛宜于口，非木香、沉香、檀香、苏桂之香宜于鼻……主者以此为礼，宾朋以此取快。不思辛香升气，渐至于散，积温成热，渐至郁火。"可见当时以《局方》辛香燥热为时尚已成为一种流弊。故丹溪批评道："例用辛香燥热为方，不知权变，宁不误人？"明确对《局方》滥用辛香燥热之品提出质疑。又如气病及呕吐、噎膈、吞酸、痰饮等明显是热证，但《局方》却用安息香丸、五膈丸、丁沉煎丸、倍术丸等热药。故丹溪首先在绪论中阐述这些病证属热的机理，并以刘河间说为据，继而大量援引《金匮要略》中相关条文，归纳其治法，指责《局方》"用辛香燥热之剂，以火济之火，实实虚虚"。从"阳常有余，阴常不足"观点出发，认为人体水不胜火，气升火炎，气病多属热，如果以寒论治，投以辛香燥热之剂，只是暂时得快，其原因是"气郁为痰湿，丹性热燥，痰湿被劫，亦为暂开，所以清快"。久服则自气成积，为痰饮、吞酸，继则痰挟瘀血，为痞、痛、呕吐、噎膈。即使是病人自言冷气上冲，也属"火极似水"，体现了以火热立论的学术思想。然后指出丹药助火，"阴血愈耗，其升愈甚"。近年有人提出丹溪批驳《局方》"例用辛香燥热"有偏见之倾向。认为《局方》用药并非一派香燥，从《局方》所载的467味药物来看，其中辛温药为176味，平性药为107味，而寒凉药则为184味，寒凉药占近1/3。其实应该看到，丹溪的批评主要是针对其聚辛香燥热为一体或燥热金石并用之方，而并非全面否定《局方》，这从其证治亦选用《局方》方药即可看出。如从牛黄清心丸、八正散、凉膈散、紫雪、牛黄凉膈丸、红雪通中散、龙脑饮子、甘露丸及消毒麻仁丸等方来分析，即以寒凉药为主，而主治热病。即使是治疗寒性病的方剂，如回阳救逆之黑锡丹也伍用了苦寒的金铃子、寒凉的朱砂，以防温燥太过。但《局方》辛香燥热药出现频率之多是不容忽视的，有些方剂全属辛燥，于仲景立法相去甚远，后世已多不用。因此，丹溪之评还是有一定道理的。

（三）主张脾胃清养之法

人体气血的充盛，有赖于水谷的滋养。而水谷之滋养气血，又与脾胃的运化息息相关。因此，丹溪非常重视对脾胃的治疗。他认为："胃为水谷之海，多血多气，清和则能受；脾为消化之气，清和则能运。"说明脾胃位处中焦，职司运化，当其一虚，枢机失职，升降无权，则"当升者不得升，当降者不得降，当变化者不得变化，中焦之气结聚，不得发越"而成六郁之证，即所谓"气为之病，或痞或痛，不思食，或噫腐气，或吞酸，或嘈杂，或膨满"。临证表现多端，或痞或胀，或痰或饮，甚而积聚癥瘕，凡此种种，病本皆在中焦。如果此时"医者不察，犹执为冷，翻思前药，随手得快，至此宾主皆恨药欠燥热，颙伺久服，可以温脾壮胃，消积行气，以冀一旦豁然之效。"势必造成"反得香热之偏，助气血沸腾。

其始也，胃液凝聚，无所容受；其久也，脾气耗散，传化渐迟……积而久也，血液俱耗，胃脘干槁。其槁在上，近咽之下，水饮可行，食物难入，间或可入亦不多，名之曰噎；其槁在下，与胃为近，食虽可入，难尽入胃，良久复出，名之曰膈，亦曰反胃。大便秘少，若羊矢然，名虽不同，病出一体……第恨医者不善处治，病者不守禁忌，遂使药助病邪，辗转深痼，去生渐远，深可哀悯。"因此，他在《局方发挥》中也反复强调脾胃不宜辛香燥热，主张"清养脾胃"为当。此论实际上开创了后世脾胃养阴学说之先河。在具体临证用药上，丹溪着眼于调理脾胃，以畅达气机，扶持元气，使中气复而元气足、阴火敛而相火降。认为补阴精必补胃气，脾胃得以"清养"，方能收养阴之功。故他往往在临证加入姜枣调护中脏，清养脾胃，因姜枣相配性温和，能温和脾胃，补养脾胃之气阴。常于"四物汤中倍加白术，佐以陈皮，健脾行气，清养脾胃"。

（四）注重中风辨别论治

中风病因复杂，其病因研究在唐宋以前，主要以"外风"学说为主，多从"内虚邪中"立论，唐宋以后，特别是金元时代，才突出以"内风"立论，其中刘河间力主"心火暴甚"，李东垣认为"正气自虚"，这是中风病因学说上的一大转折，完善了对中风病因的认识。丹溪在《局方发挥》第二部分中首先指责《局方》对中风识证用药之非，他说："《局方》本为外感立方，而以内伤热证混同出治，其为害也，似非细故。"这是针对《局方》中"治诸风"一卷而言。剖析《局方》中治诸风一卷，诸风不仅指外感而言，其中也包括中风在内。该卷中的至宝丹、灵宝丹、牛黄丸、雄朱丸、小续命汤、铁弹丸、大圣一粒金丹、省风汤、三生饮、大醒风汤、四生丸等方，均明确标以治卒中、中风等病。丹溪举例质疑《局方》中"润体丸等三十余方，皆曰治诸风，治一切风，治男子三十六种风，其为主治甚为浩博，且寒热虚实，判然迥别，一方通治，果合经意乎？果能去病乎？龙虎丹、排风汤俱系治五脏风，而排风又曰风发，又似有内出之意"。因此，他集众家之论，主张"湿痰生热"。他立足于河间火热论阐述中风病因病机，提出岐伯、仲景、孙思邈所言之风属外感，刘河间所言之风指内伤热证，与《内经》痿证相合。他说："大率主血虚有痰，以治痰为先，次养血行血，或作血虚挟火与湿。大法去痰为主，兼补姜汁不可少。《内经》曰：邪之所凑，其气必虚。刘河间以为内伤热病，张仲景以为外邪之感。风之伤人，在肺脏为多。半身不遂，大率多痰。痰壅盛者，眼歪斜者，不能言者，法当吐。轻者，醒者，瓜蒂散、稀涎散；或以虾半斤入酱、葱、椒等煮，先吃虾，后饮汁，探吐之，引出风痰。"这些说明了痰湿壅盛型中风的论治。从而提出泻火补水为治疗大法，并强调视其兼挟而灵活制方，使中风的急性阶段及其后遗症的辨证论治、处方用药等方面，均具有独特理论和特殊疗效。以后王安道继承古人与丹溪中风学说，经过大量临床实践，首先提出了"真中风"和"类中风"的概念，使中风的定义有了新的认识，是对丹溪学说的进一步发展。

（五）倡导泻南补北治痿

痿证是指肢体筋脉弛缓、软弱无力，日久因不能随意运动而致肌肉萎缩的一种病证。《内经》对痿证的记载比较详细，从病因病机、证候特点、治疗方法等方面分为皮痿、脉痿、筋痿、肉痿、骨痿，其主要病理为"肺热叶焦"，或"因于湿，首如裹；湿热不攘，大筋软短，小筋弛长，软短为拘，弛长为痿"。明确提出"治痿独取阳明"的治疗大法。后世医家对本病有专题论述，特别是张子和在《儒门事亲》中把风、痹、厥证的证候特点与痿证做了详细鉴别，提出"痿病无寒"论点。朱丹溪在此基础上则更进一步扩充了张子和的学说，他在《局方发挥》绪论中指出，由于《局方》用治风之药通治诸痿证，而造成世人将风病同诸痿证混淆。认为《素问·风论篇》所论的风是指外感，"无瘫痪、痿弱……语涩、不语之文"，以纠正"风痿混同"之弊。丹溪在《局方发挥》第一个问答中对《局方》在治风之外，又言"神魂恍惚、起便须人、手足不随、神志昏愦、瘫痪弹曳、手足筋衰、眩晕倒仆、半身不遂、脚膝缓弱、四肢无力、颤掉拘挛、不语、语涩、诸痿等证，悉皆治之"的做法提出质疑。他认为昏愦、瘫痪、瞀闷、暴瘖等症皆属于火，四肢不举、舌本强、痰涎有声等症皆属于土，都是湿热内伤之病，当作诸痿治之。并对《局方》至宝丹、灵宝丹所治病症逐一辨析，以见《局方》以一方通治且用药燥悍香窜的弊端。故他根据《素问·痿论篇》："五脏因肺热叶焦，发为痿躄"的理论，继承东垣治痿之经验，认为诸痿皆起于肺热，只宜补养，如果用治外感风邪之方治之，难免实实虚虚之祸。从而提出"泻南方，补北方"的治痿原则，对后世影响颇深，至今仍有参考价值。

总之，《局方发挥》是以《内经》理论及仲景之学、河间之说等为依据，对《局方》进行的论辩和质疑，旨在纠正时弊。丹溪先生在该书中强调人体的生理功能病理变化千差万别、治疗各异，医之关键在于随机应变，批评《局方》只在方后记述主治的证候、药物剂量、修制服用的方法，却不议论病因病机，是用一方通治诸病，用不变之成方以应千变万化之病情。《局方发挥》一书中丹溪继续倡导"相火"及"阳有余阴常不足"二论，批驳《局方》用药偏燥热，更批评当时医学界不研求医理的社会习俗，其主旨在于阐述滋阴派的学术观点和辨证论治的精神。虽激烈之辞不绝卷中，但对纠正当时形成的不辨证用药，滥用《局方》方剂之流弊，起了一定的积极作用。

（竹剑平）

《本草衍义补遗》探析

《本草衍义补遗》（以下简称《补遗》）是朱丹溪对寇宗奭《本草衍义》（以下简称《衍义》）的补遗和阐发，是丹溪研究中药的代表著作。兹就《补遗》有关问题探析如下：

（一）作者及修订者

《补遗》原题"金华朱彦修撰，新安方广增补"，因此一般认为该书作者为朱丹溪，并经方广增补。有关该书的书名，明代宋濂《故丹溪先生朱公石表辞》、戴良《丹溪翁传》均有记载，所以认定为丹溪自撰之作是没有问题的。但由于原书正文中多处出现分隔号"○"隔开，分成两个部分，而后一部分多引用前人资料，或对丹溪药论予以评述，如"菊花"条中有"丹溪所言苦者勿用"，"薏苡仁"条中有"丹溪先生详矣"等语。说明该书中有部分内容并非丹溪所撰。明·王鏊《姑苏志》谓丹溪弟子赵良仁编有《丹溪药要》，明·郑沂书写戴思恭《行状》及曹昌所撰《墓志铭》均记载：丹溪弟子戴原礼有《本草摘抄》一书传世，而明·叶盛（1420-1474）撰的《箓竹堂书目》载有丹溪《本草摘抄》一卷，与上戴原礼书名相同，故这部分内容疑为丹溪门人所补。所以作者应该为朱丹溪，并经门人修订增补。至于方广所增补的内容，根据丹溪论药以阴阳五行属性来阐述药理的特点，原书中前一部分"凡一百五十三种"大多记载药物的阴阳五行属性，而后一部分"新增补四十三种"则无此内容，并且其中的药物品种并不是增补《衍义》的，因此可考虑为方广增补的内容。

（二）成书年代及版本

有关《补遗》的成书年代无考，一般都附于丹溪卒年（1358）之后。其书从现存版本来看，最早见于明成化十七年（1481）程充（字用光）辑的《丹溪心法》。据《丹溪心法附余》凡例云："丹溪《本草衍义补遗》虽另成一书，然陕板、蜀板、闽板《丹溪心法》咸载之。程用光重订《丹溪心法》，而徽板乃削去之，反不美。今仍取载书首，使人得见丹溪用药之旨也"（《丹溪心法附余·凡例》）。该书单行本最早是明嘉靖十五年丙申（1536）姚文清刻本。由于戴原礼《本草摘抄》已佚，而戴原礼《金匮钩玄》目前认为是《丹溪心法》系列的祖本，因此，《本草摘抄》与《补遗》两者之间关系密切，有可能《本草摘抄》就是《补遗》的早期流传版本。

（三）撰写原因

丹溪撰写《补遗》的原因，以前尚未进行过分析。《衍义》为北宋末年寇宗奭所编，该书虽说是对《嘉祐本草》的修订，其实并非类似唐慎微《证类本草》那样，在前人本草的基础上加入新补充的资料，即后一部书包含前一部书，而是依据医学理论，并结合寇氏自己的实际经验，对具体药物进行药理方面的解释，重点阐发了药物基原、药材质量、炮炙制剂、用药方法，开创药性理论研究之先河，在本草史上占有重要的地位，并对金元时期药物研究影响巨大。故后世对其书有较高的评价，明代医家李时珍赞其为"援引辨证，发明良多"（《本草纲目》）。清人杨守敬评价为"本草之学，自此一变"（《日本访书志》）。丹溪之前已有刘完素、张元素、李东垣等对药性理论的探讨。如刘完素在《素问病机气宜保命集·本草论》中论述了常用药物的性味归经，张元素的《珍珠囊》建立了药物气味阴阳厚薄、升降浮沉补泻、六气十二经及引经体系，李东垣的《用药心法》在此基础上又创立了药物气味厚薄归类的"药类法象"，成为临床医生用药指南。朱丹溪之师罗知悌虽为刘完素的再传弟子，又旁通张、李二说，但丹溪却没有像王好古《汤液本草》那样，补充发挥李东垣的"药类法象"，而是针对寇宗奭的《衍义》

进行了"补遗"。这主要原因是朱丹溪深研理学，因此，他在论药时非常注意探求药物的阴阳五行属性，并据此来解释药物的命名义理、性味归经及功效主治，这与寇宗奭在《衍义》中以阴阳五行来归类和阐解药性的观点相吻合，而与刘完素、张元素、李东垣等较多地着眼于药物气味厚薄阴阳、升降浮沉归经的做法完全不同。此外，丹溪重视临床，主张以研究医经医理来结合医疗实践，而《衍义》能密切联系临床实际，阐发药理、药性，故为丹溪所推崇。这就是丹溪选择《衍义》作为研究对象的主要原因。

（四）体例

《补遗》全书不分卷，共一册，其体例亦与《衍义》相仿，类似笔记形式，内容繁简不等，有的详细论述药理及药材鉴别，如论石膏谓："尝观药命名，固有不可晓者，中间亦多有意义，学者不可不察。如以色而名者，大黄、红花、白前、青黛、乌梅之类是也；以气而名者，木香、沉香、檀香、麝香、南香之类是也；以质而名者，厚朴、干姜、茯苓、生地黄之类是也；以味而名者，甘草、苦参、龙胆草、淡竹叶、苦酒之类是也；以能而名者，百合、当归、升麻、防风、硝石之类是也。石膏，火煅细研，醋调封丹炉，其固密甚于石脂，苟非有膏，焉能为用？此兼职兼能而得名，正与石脂同意。阎孝忠妄以方解石为石膏。况石膏甘辛，本阳明经药。阳明主肌肉，其甘也，能缓脾益气，止渴去火；其辛也，能解肌出汗，上行至头，又入手太阴、手少阳。彼方解石止有体重质坚性寒而已，求其所谓石膏，而可为三经之主者焉在哉？医欲责效，不其难乎？又云：软石膏可研为末，醋研，丸如绿豆大，以泻胃火、痰火、食积，殊验。生钱塘者，如棋子白澈最佳，彭城者亦好。又有一种玉火石，医人常用之，云味甘微辛温，治伤寒，发汗，止头痛、目昏眩，功与石膏等，故附之"（《本草衍义补遗》）。先从石膏的色泽、气味、质地来分析其命名及功能，再提出其与方解石的鉴别依据。而某些药物仅以数十字言，一笔带过。如乌桕木"解蛇毒"，郁李仁"阴中之阳，破血润燥"等，仅言数字。由此可见，《补遗》可能是丹溪阅读《衍义》时的读书笔记，也有可能是丹溪讲授中药的备课笔记。

（五）收载药物及新增补数目

有关《补遗》收载的药物及新增补数目，目前说法不一，尚志均等编著《历代中药文献精华》认为载药153种，后新增补43种，共196种。也有人认为，载药153种，后新增补33种，共189种（刘玉玮.《本草衍义补遗》对本草学的贡献.天津中医学院学报.1993,（1）：35-36）。笔者在点校该书的过程中，经与《衍义》仔细核对，确定前一部分药物条目152种，但其中"防风、黄芪"一条应为二味药物，故实际载药153种；后一部分原书题"新增补四十三种"，实际药物条目42种，但其中"熟地黄"一条中收载"生地黄"，故实际载药43种。两者相加，共196种没错，但问题是有关"新增补"的品种，原书所谓"新增补"43种药物中，经笔者考证，《衍义》已收载的有：当归、细辛、天麻、赤箭、柴胡、旋覆花、泽泻、熟地黄（在"地黄"条中）、草豆蔻（在"豆蔻"条中）、茴香（作"香子"）、连翘、甘遂、天门冬、桑白皮（在"桑螵蛸"条中）、青皮、桃仁（作"桃核仁"）、生姜、赤石脂、款冬花、麻黄、郁李仁、豉、瞿麦、牡蛎等共24种，后一部分实际新增补仅19种药物，而前一部分药物中《衍义》没有收载的有：灯心、竹沥、羚羊角、面、缩砂、黄芩、天南星、锁阳、水萍浮芹、马鞭草、灯笼草、山楂子、漏芦、姜黄、御米壳、乌桕木、卤碱、缫丝汤、麻沸汤、潦水、败龟板、蛤粉、人中白、人中黄，共24种，这样两者相加，实际新增补药物也为43种，说明原书新增补药物数目没错，只不过所放的位置不正确。此外，《补遗》中药物名称与《衍义》不同，而实际药物基原一致的有：荪（兰荪）、松（松黄）、皂角刺（皂荚）、凌霄花（紫葳草）、香附子（莎草）、蜀椒（秦椒）6种；药物基原虽一致，但扩大了药用部位的有：芡（芡实）、犬（犬胆）、鸡（丹雄鸡）3种；将《衍义》数种药物合并为一种的有：硝（朴硝、芒硝、硝石、英硝）、蛤蟆（蛤蟆、蛙）2种。

（六）补遗内容

1. 增加品种 增加了《衍义》没有收载的药物品种防己、升麻、藁本、苏木、前胡、知母、贝母、玄胡、大戟、麦门冬、牡丹皮、槟榔、玄参、芦根、广茂、京三棱、草龙胆、车前子、灯心、竹沥、羚羊角、面、缩砂、黄芩、天南星、锁阳、水萍浮芹、马鞭草、灯笼草、山楂子、漏芦、姜黄、御米壳、乌桕木、卤碱、缲丝汤、麻沸汤、潦水、败龟板、蛤粉、人中白、人中黄等 43 种。

2. 扩大部位　如《衍义》中"苋"仅用苋实，《补遗》扩大为全株；"犬"仅用犬胆，《补遗》又增加了犬肉；鸡仅用"丹雄鸡"，《补遗》不拘雌雄。

3. 补充药性　《补遗》针对《衍义》中部分药物没有以阴阳五行来阐解药性的遗漏或疏忽进行了补充。如山药，《衍义》仅有释名、炮制方法和宜忌，而《补遗》则补充了其药性为"属土，而有金与水、火，补阳气，生者能消肿硬。经曰：虚之所在，邪必凑之而不去。其病为实，非肿硬之谓乎？故补血气则留滞，自不容不行"。

4. 发掘功能　《衍义》中有许多药只言辨药物产地或药形、色味，而未言功能。而《本草衍义补遗》则其进行了大量地增补。如决明子，《衍义》云："苗高四五尺，春亦为蔬，秋深结角，其子生角中，如羊肾。今湖南北人家圃所种甚多，或在村野成段种。《蜀本图经》言：叶似苜蓿而阔大，甚为尤当"。仅言药形、产地，而《补遗》则论述云："能解蛇毒。贴脑止鼻洪，作枕胜黑苔，治头痛，明目也。"

5. 拓宽主治　丹溪重视用药实践，并广引其他医学文献，努力拓宽《衍义》中的药物主治范围，如诃子，《衍义》谓："气虚人亦宜缓缓煨熟，少服。此物虽涩肠而又泄气，盖其味苦涩。"《补遗》论述为："此物虽涩肠，又泄气，盖味苦涩。又其子未熟时风飘堕者，谓之随风子，尤珍贵，小者亦佳。治痰嗽咽喉不利，含三五枚殊胜。又云：治肺气因火伤极，遂郁遏胀满，盖具味酸苦，有收敛降火之功也"。

6. 纠正舛误　《补遗》还对《衍义》一些舛误进行了纠正。提出独到的见解。如肉苁蓉，《本草图经》称其"皮如松子有鳞"，《衍义》沿袭其误，认为"于义为允"。丹溪见过其真形，谓"何曾有鳞甲者？"。又如"《衍义》以柚为橘，有无穷之患"。饴糖"属土，成于火，大发湿中之热。《衍义》云'动脾风'，是言其末而遗其本也"。

7. 重视炮制　炮制的目的除适应临床需求外，还能消除或减低药物的毒性，保证用药安全和有效。丹溪在这方面比较重视。在《补遗》中常根据自己的临床经验，提出一些毒性药物的炮制方法。如附子，他"每以童便煮而浸之，以杀其毒，且可助下行之力，入盐尤捷。"

8. 强调禁忌　丹溪针对《衍义》在用药禁忌方面缺略情况，特别强调药物使用的注意事项。如浆水"宜作粥，薄暮啜之，解烦去睡，调理脏腑。妇人怀妊，不可食之"。人参"与藜芦相反，若服一两参，入芦一钱，其一两参虚费矣，戒之！"葶苈"属火属木，性急，善逐水，病人稍涉虚者，宜远之。且杀人甚捷，何必久服而后致虚也"。

李时珍曾评论《补遗》时说："此书盖因寇氏《衍义》之义而推衍之，近二百种，多所发明。但兰草之为兰花，胡粉之为锡粉，未免泥于旧说。而以诸药分属五行，失之牵强耳"（《本草纲目》）。指出该书在药物辨识尚存在不足之处。此外，由于丹溪对药物的阴阳五行属性上没有进行理论上的阐述，因此在临床也就缺乏实用价值。应该肯定的是《补遗》虽收药仅二百余味，文字不及万余，内容简短，但却凝结着丹溪依据自己精通理学和临床实践所得的经验，为后世研究本草提供了借鉴。

（竹剑平）

《金匮钩玄》学术思想探讨

《金匮钩玄》是一部代表丹溪学术思想的重要著作，具有较高的临床实用价值。该书忠实记录了朱丹溪治疗内科杂病、妇科、儿科、喉科和外科等疾患的诊治经验，是丹溪"阳常有余，阴常不足""湿热相火"及"气血痰郁"等学说在临床上的具体运用，对后世临床有着重要的指导作用，影响深远。因其内容简明扼要，故书名"钩玄"，而"金匮"二字以示为医家所"珍贵"。

（一）《金匮钩玄》与戴原礼

戴思恭，字原礼，号肃斋，浙江浦江县马剑（今属诸暨市）人，生于 1324 年，卒于 1405 年，是元末明初著名医学家。戴氏幼年习儒，尤嗜读医书。少年时随父至义乌，从学于朱丹溪，丹溪见其颖悟倍常，器重其才，尽以医术授之。当时丹溪弟子众多，惟戴原礼能独得其秘，后世称之为"震亨高弟"。戴氏既得其传，医术日精，享誉江浙一带。洪武二十五年（1392）入朝为御医，后做太医院史。永乐三年（1405）辞归故里，逾月而卒，终年 82 岁。据文献记载，戴氏著有《订正丹溪先生金匮钩玄》《类证用药》《秘传证治要诀》《证治要诀类方》《推求师意》等书。《订正丹溪先生金匮钩玄》即为本书，系戴氏根据其师丹溪先生授课内容，经整理补充而成。

《金匮钩玄》成书年月不详，刊于明成化二十一年（1485），清代因避康熙名讳而将"钩玄"改为"钩元"。《薛氏医案》收入本书时改名为《平治荟萃》。后光绪十七年（1891）、民国十三年（1924）等均有翻刻。其他如《古今医统正脉全书》《周氏医学丛书》《四库全书》等均收录本书。

有关该书作者，一直存在争议。该书旧题"门人戴原礼录"（《续金华丛书》），而《明史》、李濂《医史》《四库全书总目提要》都认为，该书出丹溪之手而经戴原礼校订增补而成。由于宋濂《故丹溪先生朱公石表辞》、戴良《丹溪翁传》都未载此书，故清代周学海认为是"戴原礼节抄其师朱丹溪医案中语"，掇集成篇。我们认为，本书系丹溪授徒语言，经戴氏整理增补而成。从本书的内容来看，其论病大旨不出气血、痰郁，与丹溪的学术思想是一致的；从体例来看，每病证下简明地阐述病因病机、方药运用，似属丹溪之语。而文中的"戴曰"，对正文进行提示归纳，往往起到"补注"的作用。至于附余六篇大论，其主旨即是发挥丹溪之学，是为戴原礼所增补。从文辞来看，其言辞简练，类似"语录"，属门人在老师授课或侍诊时随手记录下来，故有许多病症的残缺不全。因此，《四库全书总目提要》等谓"元·朱震亨撰，明·戴原礼校补"是正确的。

《金匮钩玄》共三卷，并附医论六篇。卷一、卷二为内科、喉科和外科病症，卷三为妇科、儿科病症。内容收入内科病症 87 种，喉科、外科病症 12 种，妇科病症 16 种，儿科病症 22 种，共计 137 种。每病症均简要地论述病因病机、治疗方药，并贯穿气血痰郁的辨证纲领，充分体现了丹溪学术思想在临床上的运用。书后所附的"六篇大论"，是戴氏对丹溪学术思想的继承和发挥。因此，本书成为代表丹溪学术思想的重要著作之一，也是我们今天学习丹溪学术思想的重要参考文献。

（二）主要学术特点及对临床的指导意义

1. 弘扬气血痰郁学说　丹溪对杂病的治疗颇有心得，故有"杂病用丹溪""杂病规朱彦修"之说。他对杂病的治疗主要从"气、血、痰、郁"四个方面着手，并创立了"气血痰郁"学说，认为"气血冲和，万病不生，一有怫郁，诸病生焉"。以此指导临床杂病的治疗，这在本书中得到充分的反映。丹溪治疗气血痰郁创制越鞠丸（苍术、香附、川芎、神曲、炒栀子）功能行气解郁，适用于气、血、痰、火、湿、食等郁结而致的胸膈痞闷，或脘腹胀痛，嘈杂吐酸，饮食不化，嗳气呕吐等症，在当今临床上仍广为应用。戴氏在本书补注时发挥了丹溪气血痰郁学说。他说："郁者，结聚而不得发越也，当升者不得升，当降者不得降，当变化者不得变化也。此为传化失常，六郁之病见矣"。明确指出郁证的关键为"传化失常"，即由传化失常而产生六郁之病。明代医家孙一奎在戴氏论述的基础上作了阐发，尝谓："气郁者，胸胁痛，脉沉涩；湿郁者，周身走痛，或关节痛，遇阴寒则发，脉沉细；痰郁者，动则喘，寸口脉沉滑；热郁者，瞀，小便赤，脉沉数；血郁者，四肢无力，能食，便红，脉沉；食郁者，嗳酸，腹饱不能食，人迎脉平和，气口脉紧盛者是也"。进一步阐发了"六郁"之病的证候。更值得一提的是戴氏在继承丹溪之说，又吸收了李东垣"内伤脾胃，百病由生"的观点，把气血痰郁病证与脾胃的升降机能密切联系起来。他认为丹溪所制越鞠丸作用机制在于升降消导，因此只能用于"病而未深者"，治疗气血痰郁病症尚需根据病位的深浅辨证施治，颇具新意，对后世启发较大。

2.扩大火热证治范畴　丹溪的主要学术思想是创立"阳常有余，阴常不足"及"湿热相火"为病的理论，在《格致余论》《局方发挥》等书中均已阐述，但缺乏临床印证。本书弥补了这一缺陷。如谓"凡气有余便是火。火急甚重者必缓之，生甘草兼泻兼缓，人参、白术亦可。人壮气实，火盛癫狂者，可用正治，或硝冰水饮之。人虚火盛狂者，可用生姜汤与之，若投以冰水正治，立死。有补阴即火自降者，炒黄柏、地黄之类"。"火郁当发，看何经，轻者可降，重则从其性升之。实火可泻，小便降火极速"。故他在论治杂病时每多从火热立论，如嗳气、吞酸、嘈杂等均属"火动"，黄疸、痛风等同为"湿热"，中风、头痛、头眩等皆是"痰火"，凡此种种，不胜枚举，说明火热为患的广泛性和重要性。为此，在本书附录中，戴氏专立篇章来讨论此事。他从其师丹溪"阳常有余，阴常不足"的观点出发，认为"气化火，血易亏"。如说："捍卫冲和不息之谓气，扰乱妄动变常之谓火"。说明正常的气可以化生万物，变则为火，可以败乱生机，即所谓"火之为病，其害甚大，其变甚速，其势甚彰，其死甚暴"，突出了火的危害性。而"人在气交中，常多动少静，故阳气最易滋长，阴血最易被耗。若阴血既亏，复受阳扰，实为百病变生之所由"。从而提出了"阳易亢，阴易亏"的论点，扩大了治疗火热证的范围。这是在继承丹溪学说的基础上，结合刘河间"五志过极化火"、李东垣"火与元气不两立"等学说，独抒己见所得，多为后世所宗。

3. 辩论滞下病因病机 滞下即痢疾，世医均以痢下赤白而分寒热，妄用兜涩燥剂止之。有的认为病机是积滞而用巴硇丸药攻之，还有的认为病机为湿热而用淡渗之剂利之，戴氏认为这是偏误。他根据刘河间在《素问玄机原病式》中反复陈喻"赤白同于一理"的观点，指出："果肠胃积滞不行，法当辛苦寒凉药，推陈致新，荡涤而去，不宜巴硇毒热下之，否则郁结转甚，而病变危者有之矣。若泻痢不分两证，混言湿热，不利小便，非其治也。夫泄者，水谷湿之象，滞下者，垢瘀之物，同于湿热而成，治分两歧，而药亦异。若淡渗之剂，功能散利水道，浊流得快，使泄自止。此有无之形，岂可与滞下混同论治而用导滞行积可乎？其下痢出于大肠传送之道，了不干于肾气，所下有形之物，或如鱼脑，或下如豆汁，或便白脓，或下纯血，或赤或白，或赤白相杂，若此者，岂可与泻混同论治而用淡渗利之可乎？"他认为，滞下的病因病机是"皆由肠胃日受饮食之积，余不尽行，留滞于内，湿蒸热瘀，郁结日深，伏而不作；时逢炎暑大行，相火司令，又调摄失宜，复感酷热之毒，至秋阳气始收，火气下降，蒸发蓄积，而滞下之证作矣。以其积滞之下行，故名之曰滞下"。明确提出滞下的病机是"湿热瘀积"，至于泻下有赤白之分，亦是其"干于血分则赤，干于气分则白，赤白兼下，气血俱受邪矣"。因此，在治疗上应"通作湿热治，但分新旧"。时至今日，仍具有临床指导意义。

（三）如何学习应用《金匮钩玄》

1. 触类旁通，互相参证 署名丹溪所撰的医籍较多，本书即是其中之一。因此我们学习《金匮钩玄》时，应将本书与其他丹溪所撰的医籍如《格致余论》《局方发挥》《本草衍义补遗》等联系起来。此外，本书是署名"丹溪心法"系列著述的蓝本，诸如《丹溪心法》《丹溪心法类集》《丹溪纂要》《丹溪心法附余》《丹溪先生治法心要》等，均源出于本书。以流传甚广、影响较大的《丹溪心法》为例，《金匮钩玄》收入内科、喉科、外科、妇科、儿科病证共计 137 种，而《丹溪心法》将其合并成 78 种，并将方剂分为入方（丹溪所订）和附方（其他医家所拟），这较《金匮钩玄》更为确切。只有将这些丹溪著作前后结合起来阅读，才能更好地理解和掌握丹溪学说。

2. **知纲识目，拓展思路**　如前所述，《金匮钩玄》言辞简练，类似提纲式"语录"，属门人在老师授课或侍诊时随手记录下来，故内容有许多方面的残缺。阅读时要仔细体会，知纲识目，拓展思路，这样才能深刻领会丹溪临证治病的特色。如消渴，原书内容很简单，仅只有"养肺、降火、生血为主，分上中下治"数言，并附单验方一首，而未列出病因病机、辨证分型方法及方药，这就需要我们根据对消渴的临床所掌握的情况加以分析理解。"分上中下治"，说明丹溪提倡分上消、中消、下消进行辨证论治的。"养肺、降火、生血为主"，说明丹溪对消渴病因病机的认识是"燥热胜阴"，这与其"阳常有余，阴常不足"及"湿热相火"为病的学术观点是一致的。

3. **留意增补，加深理解**　《金匮钩玄》是经戴原礼整理的，故书中标明"戴曰"、"戴云"者就有 48 条，有些虽未明显标识者，但仍可在阅读中体味出来。或言病因，或提治法，或列方药，起到"补注"的作用。如泄泻，丹溪分为湿、气虚、火、痰积、食积五类，戴氏则补充："凡泻水腹不痛者，是湿也；饮食入胃不住，或完谷不化者，是气虚也；腹痛泻水，腹鸣，痛一阵，泻一阵，是火也；或泻，时或不泻，或多或少，是痰也；腹痛甚而泻，泻后痛减者，是食积也"。明确其辨证方法，于临床多有帮助。至于书后戴氏所增补的六篇大论，其主旨即是发挥丹溪之学，亦反映了戴氏的重要学术思想。

4. **古为今用，推陈出新**　《金匮钩玄》一书虽然篇幅不多，字数较少，但其中所蕴涵的内容精深广博，至今仍具有较高的临床参考价值。尤其是在提倡知识创新的今天，我们更应在继承丹溪学术思想的基础上有所发扬，有所前进。例如治疗消渴，丹溪制方以黄连为君，现代药理研究表明，黄连所含的有效成分小檗碱，有良好的降血糖作用，用人工合成的盐酸小檗碱在临床上治疗糖尿病，取得较好的疗效，其成果 2006 年在美国《自然科学》杂志上发表，引起国际医学界的广泛重视。再如治疗喘证，丹溪提出宜"取椒目碾极细末，用一二钱以生姜汤调下，止之"。现代则有报道，用椒目榨油截喘，收效甚捷。因此，学习本书时要注意古为今用，推陈出新，只有这样，才能不断提高中医学术水平。

（竹剑平）

《丹溪心法》治疗杂病主要学术观点及用药特色

《丹溪心法》是由丹溪弟子门人和私淑者根据其学术思想、临床经验及平素所述纂辑而成，全面反映了朱丹溪治疗杂病的经验。朱丹溪治疗杂病注重气、血、痰、郁四伤学说，《丹溪心法》体现了这一学术观点。

（一）郁证论治　特色鲜明

《丹溪心法·六郁》说："气血冲和，万病不生，一有怫郁，诸病生焉，故人身诸病，多生于郁。"强调了在气、血、痰、郁的致病问题上，"郁"是起着主要的作用。其弟子戴元礼云："郁者，结聚而不得发越也。当升者不得升，当降者不得降，当变化者不得变化也，此为传化失常，六郁之病见矣"。所以在临证治疗上，十分重视解郁之法。朱丹溪治病每每参用治郁，因郁证可致病，病久也可致郁，常互为因果。他创制辛开苦降的左金丸（黄连、吴茱萸），治疗"津液随上升之气，郁积而久，湿中生热，故从火化"之吞酸吐酸，也是根据郁证理论的具体运用。

《丹溪心法·六郁》云："苍术、抚芎，总解诸郁，随证加入诸药。凡郁皆在中焦，以苍术、抚芎开提其气以升之，假如食在气上，提其气则食自降矣，余皆仿此"。选药入方特点如下：气郁加香附、苍术、抚芎；湿郁加白芷、苍术、川芎、茯苓；痰郁加海石、香附、南星、瓜蒌；热郁加山栀、青黛、香附、苍术、抚芎；血郁加桃仁、红花、青黛、川芎（抚芎亦可）；食郁加苍术、香附、山楂、神曲、针砂。春加芎，夏加苦参，秋冬加吴茱萸。更值得指出的是，丹溪所创制的越鞠丸（苍术、香附、抚芎、神曲、栀子）以治六郁，在当今临床上仍广为应用。

（二）痰证论治 匠心独运

朱丹溪论治杂病，将许多病因责之于痰，《丹溪心法·痰》云："痰之为物，随气升降，无处不到。""凡痰之为患，为喘为咳，为呕为利，为眩为晕，心嘈杂，怔忡惊悸，为寒热痛肿，为痞膈，为壅塞，或胸胁间辘辘有声，或背心一片常为冰冷，或四肢麻痹不仁，皆痰饮所致""百病中多有兼痰者，世所不知也。"足见其对"痰"在发病学上的高度重视。

对于痰证的治疗，每以二陈汤为基本方，并强调随证加减，"二陈汤一身之痰都治管，如要下行，加引下药，在上加引上药。"朱丹溪根据自己的临床经验，总结出"黄芩治热痰……竹沥滑痰……五倍子能治老痰，佐他药大治顽痰"，"痰在胁下，非白芥子不能达；痰在皮里膜外，非姜汁、竹沥不可导达……痰结在咽喉中，燥不能出入，用化痰药加咸药软坚之味"等用药经验，常为后世所取法。选药入方特点如下：湿痰加苍术、白术；热痰加青黛、黄连、黄芩；食积痰加神曲、麦芽、山楂；风痰加南星；老痰加海石、半夏、瓜蒌、香附、五倍子，作丸服；凡风痰病，必用风痰药，如白附子、天麻、雄黄、牛黄、片芩、僵蚕、猪牙皂角等。

朱丹溪对痰病的独特见解发前人所未发，为痰病学的发展奠定了基础，其所倡"百病兼痰"的观点，为后世疑难杂病的治疗开辟了新的蹊径，如熊翡采用丹溪治湿痰方加味治疗肥胖型多囊卵巢综合征取得良好临床效果。现今临床上对一些比较棘手的慢性病、难治病，常从痰论治，往往能收到较为满意的效果。

（三）气血论治 颇多阐发

气血论是丹溪学术思想的另一个组成部分，《丹溪心法》中虽无气血的专篇论述，但丹溪的气血论贯穿在整个杂病的治疗中。《丹溪心法·内伤》云："东垣内外伤辨甚详，世之病此者为多，但有挟痰者，有挟外邪者，有热郁于内而发者，皆以补元气为主，看所挟而兼用药……元气者，乃生发诸阳上升之气，饮食入胃，有伤则中气不足，中气不足，则六腑阳皆绝于外，是六腑之元气病也，气伤脏乃病，脏病形乃应，是五脏六腑真气皆不足也。"《丹溪心法·痘疮》云："痘疮分气虚、血虚，用补。气虚者人参、白术加解毒药，血虚者四物汤中加解毒药。凡痘疮初出之时，色白者，便用大补气血，参、术、芪、芎、升麻、干葛、草、木香、丁香、酒洗当归、白芍。"朱丹溪认为，疾病的发生，正气虚是其关键，所以补虚是其气血论治的特点。

在强调补气补血的同时，朱丹溪又非常重视气机的畅达。如对痰证的治疗，反复强调"顺气为先"，《丹溪心法·痰》云："善治痰者不治痰而治气，气顺则一身之津液亦随气而顺矣。""人之气道贵乎顺，顺则津液流通，决无痰饮之患。古方治痰饮，用汗吐下温之法，愚见不若以顺气为先，分导次之。"气机通顺畅达，诸恙皆愈。

（四）体会

综观《丹溪心法》，全书不仅贯穿着朱丹溪"阳常有余，阴常不足"及"湿热相火"为病的学术观点，但尤其重点突出了对"气、血、痰、郁"四伤学说的阐发，认为气血痰郁是辨证论治一切杂病的总纲。"气、血、痰、郁"论是一个有机的整体，但又有所区分，论因多重"气血"，论证则重"痰郁"。例如丹溪论中风，认为"东南之人，多是湿土生痰，痰生热，热生风"，治疗方面主张分"气虚、血虚、挟水与湿"，"有痰治痰为先，其次养血行气"等原则。明代医家王纶，其传丹溪之学，尤对丹溪论治杂病的心法体会深刻。提出"丹溪治病不出气血痰郁。故用药之要有三：气用四君子汤，血用四物汤，痰用二陈汤，久痰属郁，立治郁之方，曰越鞠丸。"并强调"气、血、痰三病，多有兼郁者，有郁久而生病，或久病而生郁，或误药杂乱而成郁"。明代孙一奎对杂病治疗有丰富的临床经验，其编著的《赤水玄珠》对朱丹溪倡导的气、血、痰、郁为患极为称道。

朱丹溪的上述学术观点，对当今临床仍有积极的指导意义。目前临床上对一些难治疾病从丹溪"气血痰郁"理论入手，辨证论治，每获良效。谭春雨等探讨朱丹溪辨证论治现代肝病相关病证时最强调气血。在气者主要责之于虚和郁两个方面，气虚者主要责之于后天脾胃不足；气郁者主要责之于痰、湿、食、热、寒等五端。在血者主要责之于血虚和血瘀两个方面，血虚者多责之于气不生血，或失血过多；血瘀者多责之于气郁、血燥所成。气、血、痰、郁四伤学说，由于它能确切的反映杂病的病理变化，因而在杂病的辨证论治中具有一定的代表性，对后世中医学的发展产生了深刻的影响，对于现代医学目前尚无良好的治疗办法及疗效不佳的各类难治性疾病更具现实意义。

（庄爱文　王英　江凌圳　李晓寅）

《丹溪心法》辨治血证学术思想探析

丹溪学验俱丰，著述甚多。后人提及丹溪，皆以其为滋阴派代表，然其学术成就又岂局限于此。丹溪弟子根据其学术经验和平素所述纂辑而成的《丹溪心法》，对杂病的论治见解独到，其中论述血证的篇章有吐血、咳血、呕血、咯血、衄血、溺血、下血等近十篇之多。现不揣谫陋，就其辨治血证的特色和成就进行总结。

（一）丹溪论血证

1. 溯本求源，阐血证之因　"阳有余阴不足"这一思想贯穿于整个丹溪学术。丹溪认为，人之阴阳动静，动多静少；生长衰老，阴精难成易亏；人之情欲无涯，相火易夺阴精。其中"相火"，即人身动气，生命之动力，"天非此火不能生物，人非此火不能有生"。同时，朱丹溪在《格致余论·阳有余阴不足论》中提出"火性主动"一说，"心，君火也，为物所感则易动。心动则相火亦动，动则精自走，相火翕然而起，虽不交会，亦暗流而疏泄矣。"

故而，丹溪治血证，多从火立论，将血证之因归结于"邪火""阴虚火旺"。《丹溪心法·吐血》言"吐血，阳盛阴虚，故血不得下行""吐血，火病也"，另《金匮钩玄·呕血》"呕血，火载血上，错经妄行"。明确提示了血证之因，即火热熏蒸或阴虚火旺，迫血妄行。后《景岳全书·血证》中提出"血本阴精，不宜动也，而动则为病。血主营气，不宜损也，而损则为病。盖动者多由于火，火盛则逼血妄行。"显然深受丹溪学术的启迪。

2.重视病名，阐血证之鉴别　在病证辨治中，朱丹溪非常重视明确病证的名称以及相似病证的鉴别，体现了他辨证论治与辨病论治相结合的学术思想。如对血证的阐释，就有对各类血证病名所作的精辟论述。《丹溪心法·咳血》曰："咳血者，嗽出，痰内有血者是；呕血者，呕全血者是；咯血者，每咳出皆是血疙瘩；衄血者，鼻中出血也；溺血，小便出血也；下血者，大便出血也。"此处，对咳血、呕血、咯血、衄血、溺血、下血作了简单明了的解释，除了解释其病证名称外，亦提示了其同为血证不同的症状表现。此外，对症状相似的疾病亦提出了鉴别之处，如"溺血"一病，特指出其与"淋"的区别，"溺血，痛者为淋，不痛者为溺血"。

3.注重转归，阐血证之预后　对于血证的预后，《丹溪心法》中作了精辟的论述，对后世医家认识、学习该病有重要的指导意义。其一，明确指出血证的顺逆之变：凡血上行的皆为逆，而下行的则为顺。《丹溪心法·吐血》云："凡血证上行，或唾或呕或吐，皆逆也。若变而下行，为恶痢者，顺也。"其二，指出了治疗难易之异，即"上行为逆其治难，下行为顺其治易。故仲景云：蓄血证，下血者当自愈也。与此意同。若无病人忽然下痢，其病进也。今病血证上行，而复下行恶痢者，其邪欲去，是知吉也。"此处，丹溪举仲景之说来阐释血证上行难治，下行易治之理。其三，血证预后，与兼见症状有关。出血而伴有发热，脉数者，一般病情较重；而出血身凉，脉静者，一般为正气来复，病情较轻。《丹溪心法·吐血》："诸见血，身热脉大者，难治，是火邪胜也；身凉脉静者，易治，是正气复也。故《脉诀》云'鼻衄吐血沉细宜，忽然浮大即倾危。'"

（二）丹溪论治血证

1.擅长四物，灵巧化裁　四物汤是中医补血、养血的经典方药，方用当归、川芎、芍药、熟地四味药组成。始载于《仙授理伤续断秘方》，用治外伤瘀血作痛，嗣后被《太平惠民和剂局方》收录，治妇人诸疾。丹溪推广其用，用治多种内伤杂病屡获奇效。尤其是在治疗血证上，王纶《明医杂著·医论》云："丹溪先生治病，不出乎气血痰，故用药之要有三：气用四君子汤，血用四物汤，痰用二陈汤。"

《丹溪心法》中吐血、咳血、呕血、咯血、衄血、溺血、下血等处均有四物汤增损化裁,《丹溪心法·吐血》:"因火炎上之势而上出,脉必大而芤,大者发热,芤者血滞与失血也……先吐红,后见痰嗽,多是阴虚火动,痰不下降,四物汤为主,加痰药、火药。"《丹溪心法·咯血》:"咯血,痰带血丝出者,用姜汁、青黛、童便、竹沥入血药中用,如四物汤加地黄膏、牛膝膏之类。"《丹溪心法·溺血》:"溺血属热……有血虚,四物加牛膝膏;实者,用当归承气汤下之,后以四物加山栀。"《丹溪心法·下血》:"下血……有热,四物加炒山栀子、升麻、秦艽、阿胶珠,去大肠湿热;属虚者,当温散,四物加炮干姜、升麻。"《丹溪心法·呕血》:"火载血上,错经妄行,用四物汤加炒山栀、童便、姜汁服。"

据上,朱丹溪在运用四物汤来治疗血证之时,据不同的证型予以不同的加减。夹痰火加痰药、火药,如半夏、青黛、竹沥之类;火旺加栀子、童便、承气汤等;虚者予牛膝、炮姜之属。另外,对于出血部位的不同,在上者四物加童便、牛膝引血热下行,在下者加升麻以升举阳气。

2. 善用风药,巧发奇中 所谓风药,即指味辛质轻薄药性升浮,具有祛风解表功能,多用于治疗外感风邪的一类药物,如羌活、独活、荆芥、防风之属。忌风药辛燥升散,以意为之。如连翘,《本草衍义补遗·连翘》言"治血证以防风为上使,连翘为中使,地榆为下使,不可不知。"可见,丹溪治疗血证,常取风药止血之效。

此外,《丹溪心法·咳血》以茯苓补心汤"治心气虚耗,不能藏血",药用茯苓、半夏、前胡、紫苏、人参、枳壳、桔梗、甘草、葛根、当归、川芎、陈皮、熟地黄,以姜、枣煎服。效仿《金匮要略》"小建中汤"之证,以姜、桂疗"虚劳里急,悸、衄"。虚证以风药掣而引之,元气充自能摄血。

3. 从本论治,忌见血止血 丹溪反对见血止血,强调从本论治。《丹溪心法·下血》云:"凡用血药,不可单行单止也。"另《丹溪心法·吐血》提出"挟痰若用血药,则泥而不行,只治火则止。""或暴吐紫血一碗者,无事,吐出为好,此热伤血死于中,用四物汤、解毒汤之类。"若吐血暴烈,则必须反佐温药从治,"大吐红不止,以干姜炮末,童便调从治。"

另外,在《丹溪心法·下血》中特别提出"下血,其法不可纯用寒凉药,必于寒凉药中加辛味为佐。久不愈者,后用温剂,必兼升举。"凉药止血有凝血留瘀之弊，佐以辛味温升之药，一行一止，相反相成。

（三）小结

总之，《丹溪心法》虽列血证不多，但所列血证却多有精辟内容。既对各种出血病名、鉴别、病因等作了深入阐发，又进一步阐明其"阳有余阴不足"的观点；辨治上既有从心辨治咳血的鲜明特色，又有对血证预后的精辟论述；在用药上既有四物汤的灵巧化裁，又有善用风药以收止血奇效。虽所列论治方法不多，却有独到之处。其所论治法至今对治疗其他血证仍具有重要的指导意义。

（庞境怡）

五、学术流派概说

朱丹溪学派探要

我们探讨朱丹溪学派，首先必须要明确中医学术流派形成的因素。

严世芸教授提出构成中医学术流派的三个要素：

1. 以学术观点、学说为核心要素，必须有理论创新，形成有独到见解的理论体系；

2. 要有理论创新的代表人物；

3. 有一支通过师承或私淑途径，能继承这种学说理论、学术观点的人。

丹溪学派就具备上述三个要素。

浙江省乃"文化之邦"，地灵人杰，历代名医辈出，中医学术流派纷呈，诸如医经学派、钱塘医派、绍派伤寒、温病学派、永嘉医派等，其中流传最广，影响最大的当首推朱丹溪的养阴学派。

据冯汉龙、方春阳氏考证，朱丹溪生于元世祖至元十八年十一月二十八日（1282），卒于元至正十八年六月二十四日（1358）。

丹溪著述甚丰，主要有《格致余论》《局方发挥》《本草衍义补遗》（以上是丹溪亲自撰写），还有《丹溪心法》《丹溪治法心要》《金匮钩玄》《脉因证治》《丹溪手镜》（以上为传人整理），凡八种。其他散佚或托丹溪之名的伪作则不胜枚举。

（一）丹溪学派形成的背景

1. 宋元时期程朱理学对丹溪学说的影响　丹溪是朱熹四传弟子理学家许谦的学生，36 岁时赴东阳八华山听许谦的讲学，因此深受理学的影响，并将理学的一些观点引入医学，形成了自己独特的学术思想，如理学"格物致知"理论催生了丹溪《格致余论》这部名著；理学"人心听命于道心"观点使丹溪提出了"阳有余阴不足""相火论"等名论，强调收心节欲，俾君火以静，相火安位，保持机体的自稳状态，达到防病延年的目的等。

2.《和剂局方》所产生的流弊对丹溪学说的影响　《和剂局方》处方用药偏于温燥，因其为朝廷制定和颁发，因此流传甚广，造成温燥伤阴，阴虚阳亢的弊端，触目皆是，促使丹溪奋笔疾书，写下了《局方发挥》这部名著，对《和剂局方》的缺点进行了深刻批判，如说："病者一身，血气有浅深，体段有上下，脏腑有内外，时月有久近，形志有苦乐，资禀有厚薄，能毒有可否，标本有先后，年有老弱，治有五方，令有四时，某药某病，某经用某药，孰为正治反治，孰为君臣佐使，合是数者，计较分毫，议方治疗，贵于适中。今观《局方》，别无病源议论，止于各方条述证候，继以药石之分两，修制药饵之法度，而又勉其多服、常服、久服。殊不知一方通治诸病，似乎立法简便，广络原野，冀获一兔，宁免许学士之诮乎？"通过对《局方》的批评，旨在进一步阐述"阳有余阴不足"论，为其滋阴降火的治疗法则铺路。

3. 地区方域对丹溪学说的影响　丹溪生活在东南沿海地带，地处卑湿，气候温热，因此湿热致病甚多。朱氏"六气之中，湿热为患，十之八九"的观点以及治病重视祛除湿热，不能不说是与他的生活地域有很大关系。

4. 金元时期医学界百家争鸣，学派纷呈对丹溪学说的影响　朱丹溪较刘河间"寒凉学派"、张子和"攻下学派"和李东垣"补土学派"晚出，有条件吸取三家之长，特别是刘河间《素问玄机原病式·六气为病》所论"火热病机"对其影响最为深刻。在继承前贤学术思想和诊治经验的基础上，他结合自己的实践经验，从而提出了新理论和新方法，形成了独特的"养阴学派"，与上述三个学派齐名，被后世誉称为"金元四大家"。

（二）丹溪学派的主要学术思想

1. 阳有余阴不足论　朱氏在其代表作《格致余论》中明确提出了这

一名论，是后世称其为"养阴学派"代表人物的主要依据。他首先从"天人相应"的整体观念出发，论证了"阳有余阴不足"的理论依据，尝谓："人受天地之气以生，天之阳气为气，地之阴气为血，故气常有余，血常不足。何以言之？天地为万物父母。天，火也，为阳，而运于地之外；地，居天之中，为阴，天之大气举之。日，实也，亦属阳，而运于月之外；月，缺也，属阴，禀日之光以为明者也。"说明自然界中普遍存在着"阳有余阴不足"的现象。再者，他紧密联系人体生理现象，进一步阐明该理论的客观基础，如说："人身之阴气，其消长视月之盈缺，故人之生也，男子十六岁而精通，女子十四岁而经行。是有形之后，犹有待于乳哺水谷以养，阴气始成，而可与阳气为配，以能成人，而为人之父母。古人必近三十、二十而后嫁娶，可见阴气之难于成，而古人之善于摄养也。《礼记》注曰：惟五十然后养阴者有以加。《内经》曰：年至四十，阴气自半，而起居衰矣。又曰：男子六十四岁而精绝，女子四十九岁而经断。夫以阴气之成，止供给得三十年之视听言动，已先亏矣。人之情欲无涯，此难成易亏之阴气，若之何而可以供给也？"朱氏关于人体阴精之难成易亏的学术观点，跃然纸上。

正因为人体在生理状况下已存在阳有余阴不足，再加上"人之情欲无涯"，相火妄动，更易损耗阴精，从而导致阴阳偏颇而发生病变。因此，丹溪的"阳有余阴不足论"，既说明了人体的生理状况，又涉及病理变化，以此为佐证，使其立论更加有据有力。

基于"阳有余阴不足"的学术见解，朱氏十分强调维护人身的阴精，这是他养生观的核心思想，由此出发，提出了不少针对性的摄生方法。如对四时养生，指出："天地以五行更迭衰旺而成四时，人之五脏六腑亦应之而衰旺。四月属巳，五月属午，为火大旺，火为肺金之夫，火旺则金衰。六月属未，为土大旺，土为水之夫，土旺则水衰。况肾水常藉肺金为母，以补助其不足，故《内经》谆谆于资其化源也。古人于夏，必独宿而淡味，兢兢业业于爱护也。保养金水两脏，正嫌火土之旺尔。《内经》曰：冬不藏精者，春必温病。十月属亥，十一月属子，正火气潜伏闭藏，以养其本然之真，而为来春发生升动之本。若于此时恣嗜欲以戕贼，至春升之际，下无根本，阳气轻浮，必有温热之病。"此乃对《素问·四气调神大论》四时养生的发挥，弥足珍贵。这里尤其值得提出的是，朱氏认为"主闭藏者，肾也；司疏泄者，肝也，二脏皆有相火，而其系上属于心。心，君火也，为物所感则易动，心动则相火亦动，动则精自走，相火翕然而起，虽不交会，亦暗流而疏泄矣。所以圣贤只是教人收心养心，其旨深矣。"又说："古人谓不见所欲，使心不乱。夫以温柔之盛于体，声音之盛于耳，颜色之盛于目，馨香之盛于鼻，谁是铁汉，心不为之动也！善摄生者，于此五个月出居于外，苟值一月之虚，亦且暂远帷幕，各自珍重，保全天和，期无负敬身之教，幸甚！"朱氏谆谆告诫珍惜和维护阴精，于此可见一斑。

丹溪提出的"阳有余阴不足"论，自然成为丹溪学派的核心学术思想，其传人对此多有发挥，如王纶说："人之一身，阴常不足，阳常有余，况节欲者少，过欲者多，精血既亏，相火必旺，火旺则阴愈消，而劳瘵、咳嗽、咯血、吐血等症作矣。"又说："故宜常补其阴，使阴与阳齐，则水能制火而水升火降，斯无病矣。故丹溪先生发明补阴之说，谓专补左尺肾水也。"汪机谓："丹溪论阳有余阴不足，乃据理论人之禀赋也"，"无非戒人保守阴气，不可妄损耗也"。以上两家既道出了丹溪"阳有余阴不足"的真谛，又有自己的独到看法，且能紧密联系临床实际，并突出养生护阴这一主旨，确是对丹溪此论的阐扬，难能可贵。

2. 相火论　"相火论"是丹溪学派的主旨性学术观点之一，其与"阳有余阴不足论"是紧密相连、互为补充的。《格致余论》专列"相火论"一节，对相火的内涵、寄藏部位、生理功能和相火为病的广泛性以及调治方法等，做了原则性的论述。首先，丹溪认为"相火"的含义有二：一是指正常的阳气之动，即生理性相火，所谓"天主生物，故恒于动，人有此生，亦恒于动，其所以恒于动，皆相火之为也"。并强调指出："天非此火不能生物，人非此火不能有生。"其在维持人体生命活动上的重要性可想而知。实与后世称命门火为"生气之源"的观点颇相吻合。同时也不难看出，丹溪的相火论是以宋元理学"太极动而生阳，静而生阴"作为立论依据的；二是指异常的阳气之动，即病理性相火。朱氏说："相火易起，五性厥阳之火相扇，则妄动矣。火起于妄，变化莫测，无时不有，煎熬真阴，阴虚则病，阴绝则死。"这种妄动之相火，乃阴虚火亢的邪火，故曰"元气之贼"。相火寄于何脏？丹溪曰：相火"其于人者，寄于肝肾二部，肝属木而肾属水也；胆者，肝之腑；膀胱者，肾之腑；心包络者，肾之配；三焦以焦言，而下焦司肝肾之分，皆阴而下者也。"又说："肝肾之阴，悉具相火。"由是观之，相火寄于肝肾，为肝肾二脏所专司，且与胆、膀胱、三焦紧密相关，是与君火（心火）相对而言的。丹溪认为，相火为病极其广泛，既包括内伤"五性厥阳之火"戕害人体，又涉及外感火热之邪，或邪从火化引起诸病，尝谓："经曰百病皆生于风、寒、暑、湿、燥、火之动而为变者。岐伯历举病机一十九条，而属火者五，此非相火之为病之出于脏腑者乎？考诸《内经》，少阳病为瘈疭，太阳病时眩仆，少阴病瘖、暴喑、郁冒、不知人，非诸热瞀瘈之属火乎？少阳病恶寒鼓栗，胆病振寒，少阴病洒淅恶寒振栗，厥阴病洒淅振寒，非诸禁鼓栗，如丧神守之属火乎？少阳病呕逆，厥气上行，膀胱病冲头痛，太阳病厥气上冲胸，小腹控睾引腰脊上冲心，少阴病气上冲胸，呕逆，非诸逆冲上之属火乎？少阳病谵妄，太阳病谵妄，膀胱病狂颠，非诸躁狂越之属火乎？少阳病胕肿善惊，少阴病瞀热以酸，胕肿不能久立，非诸病胕肿，疼酸惊骇之属火乎？又《原病式》曰：诸风掉眩属于肝，火之动也；诸气膹郁病痿属于肺，火之升也；诸湿肿满属于脾，火之胜也；诸痛痒疮疡属于心，火之用也；是皆火之为病，出于脏腑者然也，注文未之发耳。"毋庸讳言，朱氏将火热之证多归咎于相火为患，混淆了内因与外因，以致"相火"的概念模糊不清，难免引起后人非议。

对于相火致病的治疗，丹溪从理学出发，十分重视精神方面的摄养，主张静以制动，如说："必使道心常为一身之主，而人心每听命焉，此善处乎火者。人心听命乎道心，而又能主之以静，彼五火之动皆中节，相火唯有裨补造化，以为生生不息之运用耳，何贼之有！"又说："医者立教，恬澹虚无，精神内守，亦所以遏此火之动于妄也。盖相火藏于肝肾阴分，君火不妄动，相火唯有禀命守位而已，焉有燔之虐焰，飞走之狂势也哉？"在这里，朱氏既阐述了"心主神明，为君主之官"，又发挥了君火与相火之间主次从属关系，强调"正心""收心""养心"，以理智克服欲念，是抑制相火妄动的重要举措，其有裨于养生保健，延年益寿，明矣！再从方药治疗来看，《丹溪治法心要·火》以"相火论"为主导，提出："阴虚火动难治。虚火可补，实火可泻，轻者可降，重者则从其性而升之。火郁可发，当看何经。凡气有余便是火，火过甚者，必缓之，以生甘草兼泻兼缓，参术亦可。"又说："有补阴则火自降者，炒黄柏、地黄之类。"

笔者认为，丹溪创制的名方大补阴丸（生地黄、知母、黄柏、龟板）滋阴降火并用，很适用于肝肾阴虚，相火妄动之证。此外，四物汤加炒黄柏、炙龟板亦可随证选用。

3. 气血痰郁四伤学说　这是丹溪论治杂病的总纲。丹溪传人王纶在《明医杂著·医论》中说："丹溪先生治病，不出乎气、血、痰，故用药之要有三：气用四君子汤，血用四物汤，痰用二陈汤。久病属郁，立治郁之方，曰越鞠丸。"道出了丹溪治疗杂病的精髓。笔者认为，其中郁证的论治心法，堪称是丹溪学派学术思想的核心内容之一，这里重点予以介绍。

朱氏在《丹溪心法》中明确提出："气血冲和，万病不生，一有怫郁，诸病生焉。故人身诸病，多生于郁。"其对"郁"在发病学和病理学上的重要性，可谓继承了《内经》有关郁证的理论而尤有重大发挥。朱氏所说的"怫郁"，不单纯指情志郁结，而是涉及诸多引起"气血怫郁"的致病因素，他提出的"六郁"观点，即是具体体现。何谓"六郁"？其门人戴元礼在《金匮钩玄》中说得很清楚："郁者，结聚而不得发越也。当升者不升，当降者不得降，当变化者不得变化也。此为传化失常，六郁之病见矣。气郁者，胸胁病，脉沉涩；湿郁者，周身走病，或关节病，遇阴寒则发，脉沉细；痰郁者，动则即喘，寸口脉沉滑；热郁者，瞀，小便赤，脉沉数；血郁者，四肢无力，能食，便红，脉沉；食郁者，嗳酸，腹饱不能食，人迎脉平和，气口脉紧盛者也。"在这里，戴氏既指出了"六郁"包括气、血、湿、热、痰、食六者之郁，而且还对其病理机制、临床症状作了扼要的记述。至于"六郁"的治疗，朱氏结合临证经验，创制了六郁汤（气郁：香附子、苍术、川芎；湿郁：苍术、川芎、白芷；痰郁：海石、香附、南星、瓜蒌；热郁：青黛、香附、苍术、川芎、栀子；血郁：桃仁、红花、青黛、川芎、香附；食郁：苍术、香附、针沙醋炒、山栀、神曲炒）和越鞠丸（苍术、香附、抚芎、神曲、栀子等分为末，水丸如绿豆大），可谓经世名方，古今临床广为应用，验案多多。

4. 湿热观　中医有关湿热病的理论和实践，源远流长。早在秦汉时期，我国最早的中医经典著作《内经》就对湿热病的发病及证候有明确的记述，如《素问·生气通天论》云："湿热不攘，大筋软短，小筋弛长，软短为拘，弛长为痿。"是把筋肉拘痿的原因归咎湿热。《素问·六元正纪大论》云："四之气，溽暑湿热相薄，争于左之上，民病黄瘅而为胕肿。"指出了湿热是黄瘅胕肿的主要病因,其发病与时令节气有很大的关系。朱丹溪秉承了《内经》的旨意,结合自己的临证经验,认为"六气之中,湿热为患,十之八九。"确是对《内经》湿热病因说的重大发展,这自然与朱氏生活于东南沿海一带,地处卑湿,气候温热,以致湿热病广泛流行有着密切的关系。对于湿热为病,朱氏认为可涉及外感、内伤诸多病证,如《丹溪心法》认为痢的病因,"赤痢乃自小肠来,白痢乃自大肠来,皆湿热为本"。吞酸的病因,指出"吞酸者,湿热郁积于肝而出,伏于肺胃之间。"对黄疸病因,尝谓:"疸不用分其五,同是湿热。"赤白浊的病因,认为"浊主湿热,有痰、有虚"。还强调指出:"痿证断不可作风治而用风药",其发病关乎"湿热"。诸如此类,不一而足。丹溪对于湿热病的治疗,《丹溪心法·中湿》有较详细的记述:"《本草》云:苍术治湿,上下部皆可用。二陈汤中加酒芩、羌活、苍术,散风行湿。脾胃受湿,沉困无力,怠惰好卧。去痰须用白术。上部湿,苍术功烈;下部湿,宜升麻提之。外湿宜表散,内湿宜淡渗。若燥湿,以羌活胜湿汤、平胃散之类。若风湿相搏,一身尽痛,以黄芪防己汤。若湿胜气实者,以神佑丸、舟车丸服之;气虚者,桑皮、茯苓、人参、葶苈、木香之类。凡肥人沉困怠惰,是湿热,宜苍术、茯苓、滑石。凡肥白之人沉困怠惰,是气虚,宜二术、人参、半夏、草果、厚朴、芍药。凡黑瘦而沉困怠惰者,是热,宜白术、黄芩。凡饮食不节,脾胃受伤,不能递送,宜枳术丸。去上焦湿及热,须用黄芩,泻肺火故也。又如肺有湿,亦宜黄芩;如肺有虚热,宜天门冬、麦门冬、知母,用黄芩多则损脾。去中焦湿与痛,热用黄连,泻心火故也;如中焦有实热,亦宜黄连;若脾胃虚弱不能运转郁闷,宜黄芩、白术、干葛;若中焦湿热积久而痛,乃热势甚盛,宜黄连,用姜汁炒。去下焦湿肿及痛,膀胱有火邪者,必须酒洗防己、黄柏、知母、草龙胆。又云:凡下焦有湿,草龙胆、防己为君,甘草、黄柏为佐。如下焦肿及痛者,是湿热,宜酒防己、草龙胆、黄芩、苍术。若肥人、气虚之人肿痛,宜二术、南星、滑石、茯苓。黑瘦之人,下焦肿痛,宜当归、桃仁、红花、牛膝、槟榔、黄柏。"已体现出根据湿重、热重及湿热并重及邪客部位、正气盛衰、兼夹证候等情况区别而治,对后世处方用药颇有启发。这里尤其值得一提的是,丹溪创制的治湿热方剂二妙散(苍术、黄柏)及后人据此而衍化的三妙丸(苍术、黄柏、川牛膝)、四妙散(苍术、黄柏、川牛膝、薏苡仁）均是传世名方，足见其影响之深远。

5. 治未病思想 "治未病"是中医的重要特色。早在二千多年前的《黄帝内经》就明确提出了"圣人不治已病治未病"的著名论点，昭示了"防重于治"的医学思想，其在世界预防医学发展史上无疑居于先进地位。朱丹溪即是继承和弘扬《内经》这一预防医学思想的名家。他在《丹溪心法》中列"不治已病治未病"专题，指出："与其救疗于有疾之后，不若摄养于无疾之先。盖疾成而后药者，徒劳而已。是故已病而不治，所以为医家之法，未病而先治，所以明摄生之理。夫如是则思患而预防之者，何患之有哉！此圣人不治已病治未病之意也。尝谓备土以防水也，苟不以闭塞其涓涓之流，则滔天之势不能遏；备水以防火也，若不以扑灭其荧荧之火，则燎原之焰不能止。其水火既盛，尚不能止遏，况病之已成，岂能治欤？"朱氏以取类比象的方法，生动形象地说明了"治未病"的重要性。至于如何"治未病"，朱氏也遵循《内经》的旨意，强调"摄生"是其核心内容和重要举措，如说："宜夜卧早起于发陈之春，早起夜卧于蕃秀之夏，以之缓形无怒而遂其志，以之食凉食寒而养其阳，圣人春夏治未病者如此。与鸡俱兴于容平之秋，必待日光于闭藏之冬，以之敛神匿志而私其意，以之食温热而养其阴，圣人秋冬治未病者如此。"又说："昔黄帝与天师难疑答问之书，未曾不以摄养为先……既以法于阴阳，而继之以调于四气，既曰食饮有节，而又继之以起居有常，谆谆然以养身为急务者，意欲治未然之病，无使至于已病难图也。"其"摄生"方法，涉及顺应四时、饮食起居、精神修养和体育锻炼诸多方面，这与《内经》所述是一脉相承的。再者，对"治未病"思想在疾病治疗上的体现，朱氏秉承仲景《金匮要略》"见肝之病，知肝传脾，当先实脾"的名训，进一步发挥说："见肝之病，先实其脾脏之虚，则木邪不能传；见右颊之赤先泻其肺经之热，则金邪不能盛，此乃治未病之法。"并以"秦缓达乎此，见晋侯病在膏肓，语之曰不可治；扁鹊明乎此，视齐侯病在骨髓，断之曰不可救也"为例，告诫医者须明"治未病"的重要性；警示病者不知"治未病"的危害性，可谓用心良苦。

朱氏"治未病"的思想，贯穿在他的学术见解和临床实践中。如前述"阳有余阴不足论""相火论""怫郁致病论"，均有充分体现。此外，《格致余论》中"养老论""慈幼论"还针对老人和小儿的体质特点，提出了诸多将养方法，影响深远。

（三）丹溪学派的主要人物（见下表）

丹溪学派主要人物简表

入室和再传弟子			私淑弟子		
姓　名	生活时代	著　作	姓　名	生活时代	著　作
赵道震	元代	《伤寒类证》等	虞　抟	明代	《医学正传》《方脉发蒙》《医学真诠》等
赵良仁	元代	《医学宗旨》《金匮方论衍义》《丹溪药要或问》	王　纶	明代	《明医杂著》《本草集要》《医论问答》等
戴思恭	明代	《推求师意》、《证治要诀》、《金匮钩玄》（校补）、《丹溪医按》等	汪　机	明代	《石山医案》《医学原理》《脉诀刊误》《伤寒选录》等
王　履	元代	《医经溯洄集》	程　充	明代	《丹溪心法》（校订）
徐彦纯	元代	《本草发挥》《医学折衷》	方　广	明代	《丹溪心法附余》
刘　纯	明代	《医经小学》《伤寒治例》《玉机微义》等	孙一奎	明代	《赤水玄珠》《医旨绪余》《孙文垣医案》

（四）丹溪学派对后世医学发展的影响

丹溪学派绵延六百余年，至今仍旺盛不衰，尤其是江南一带，该学派流传甚广，浙江自不待言。这里重点谈丹溪学派对新安医学的影响。所谓"新安医学"，是指出自皖南徽州地区的一种学术流派，其主要人物有汪机、程充、方广等，他们都是学宗丹溪，是丹溪学派的传人，自然将丹溪的学术溶入新安医学之中，这对新安医学的形成和发展无疑起到重要作用。此外，新安医家徐春圃、孙一奎、程国彭等对丹溪学说均有一定的研究和发挥。

丹溪学说还远播海外，特别是日本，据林乾良教授考证，"朱丹溪学说早在公元15世纪就传入日本，在织田、车臣时代（16世纪）有很大发展，到德川初期（17世纪）达到了高潮"。尤其在我国明代时，日人月湖、田代三喜等曾来华攻研丹溪之学，将丹溪学说传至日本。日本医学界曾成立丹溪学社，专门研究丹溪学说。显然，丹溪学说对日本汉医的形成和发展，起到了很大的作用。又如朝鲜，15世纪中叶由金礼蒙等编纂的大型医学类书《医方类聚》，就辑录了丹溪名著《格致余论》和《局方发挥》；

由许浚编撰的《东医宝鉴》，也大量载录丹溪书籍的有关内容。这对朝鲜传统医学的形成和发展，也有积极的促进作用。

尾语

唐代诗人孟浩然曰："人事有代谢，往来成古今，江山留胜迹，我辈复登临。"像朱丹溪这样的杏林巨擘，一代医宗，虽已成为历史人物，但他的风范和学术成就早已载入医林史册，为后人所传颂、所景仰，其学派也不断得到流传和弘扬。

就浙江而言，近20年来在传承发扬丹溪学派及其代表人物学术思想与诊治经验文献整理研究等方面做了大量工作，取得了显著的成绩，如出版了《丹溪医集》、《丹溪学研究》、《一代医宗朱震亨》、《名医朱丹溪论治痿痹的经验》、《格致余论》（点校本）、《丹溪心法》（点校本）、《金匮钩玄》（点校本）、《丹溪医书集成》（义乌市方志办公室组织编写，待出版）等。我省还召开了数次朱丹溪学术思想研讨会。

这里尤其值得一提的是，丹溪故乡义乌在上个世纪末修葺和扩建了规模盛大、风景秀丽的丹溪陵园，已成为知名的旅游景点和中医药教育基地。

当然，我们今天为丹溪树碑立传，缅怀他的业绩，目的在于激励人们认真继承和弘扬丹溪学说和浙江传统文化的优势，努力营造文化创新发展的良好氛围，使新一代的医家和文化名人脱颖而出，深信他们的业绩和成就，定会高于过去，超越前人。数风流人物，还看今朝！

（盛增秀）

朱丹溪学说对新安医学影响刍议

新安医学是中医学重要学术流派之一，丹溪学说对该学派的形成与发展影响极其深刻，究其原因，这主要是皖南徽州地区与浙江毗邻，其地理环境、气候条件、人民生活方式以及疾病的发生和流行多有相似之处，当然更主要的应该说是新安医家中不少系丹溪传人，他们将丹溪学说传入当地，融入新安医学之中。

明清时期，皖南徽州地区（歙县、休宁、祁门等县）为古新安群属地，其时名医辈出，誉满医林，时人称之为"新安医家"。丹溪学说至此时，经其门人戴元礼、王履等人整理阐发，已有一定影响。当时东南地区多崇尚丹溪之学，新安医家中更代有传人。其中影响较大，对丹溪学说有系统继承发挥的有：汪机、程充、方广等人。

汪机，字省之，号"石山"，明·安徽祁门人，为丹溪私淑弟子。其学多宗丹溪，并多有阐发。在医学理论方面，他沿承丹溪"阳有余阴不足论"，认为丹溪以"日明于月"的自然现象，印证"气常有余，血常不足"，主要是针对养生而论，"无非戒人保守阴气，不可妄耗损。"（《石山医案·营卫论》）又说丹溪"遇有病气虚则补气，血虚则补血"，并非专主阴虚论治。在丹溪养阴问题上，纠正后人的片面理解。他还整理戴元礼所著《推求师意》一书，发挥丹溪之学。

汪氏医学主旨虽宗丹溪，但又旁通东垣，他认为"丹溪以补阴为主，固为补营；东垣以补气为主，亦补营也"（《石山医案·营卫论》）。以营卫之说，横贯两家，不能不说是对丹溪学说的发展。这里还值得一提的是，汪机之父汪渭尝曰："病当滋补，治法则丹溪"，可见汪机崇尚丹溪医学，是深受家学的熏陶。

程充，字用光，号"复春居士"，安徽休宁人，亦为丹溪私淑弟子。"尝以《丹溪心法》有川陕两本，妄为世医所增附，深惧上有累于朱氏，乃为之彪分胪列，厘其误而去其复，以还其旧"（《丹溪心法·程敏政序》），故对《心法》明·杨楚玉刊陕西本和明·王季璱刊四川本，进行全面修订。修订过程中参考《平治会萃》《玉机微义》，并与丹溪曾孙朱贤家藏本对勘。经程氏整编后，每篇首列丹溪原论，次列戴元礼辨证、正方，再次为附录方。同时又增入外科、倒仓等篇。使《心法》一书比较完整、系统地反映丹溪学术思想，程氏是有一定功劳的。

方广，字约之，号"古庵"，明·安徽休宁人。亦私淑丹溪者，为医名著于时。他认为程充修订《心法》，未删附录，又进行删订，删去附录，突出正法正方，疾病分门别类，每证下，先列心法，次附方。卷首增丹溪《本草衍义补遗》，并将王纶《明医杂著》分隶卷中。经方氏精心删订的《丹溪心法附余》，既突出丹溪辨证论治之旨，又简明切要。

方氏在《丹溪心法附余》中，对《丹溪心法》内语录加以归纳、注疏，并对部分未发之意，则以前贤及自己经验加以增补。在治疗原则上，以辛凉、苦寒之剂，重视阴气的保护。他在《丹溪心法附余》中强调指出："求其可以为万世法者，张长沙外感，李东垣内伤，刘河间热证，朱丹溪杂病，数者而已。然丹溪实又贯通乎诸君子，尤号集医道之大成者。"其推崇丹溪跃然纸上，堪称习丹溪之学而有心得者。

此外，新安医家徐春圃、孙一奎、程国彭、汪文绮、吴澄等，对丹溪学说均有一定的研究和发挥。

综上所述，明清时期，丹溪学术思想在新安地区医家中，有较深较广的影响，而新安医家对丹溪学说也作了大量的整理工作，并有一定的发挥，其功绩是不可泯灭的。有传承才有创新，有创新才有发展。今天我们学习和研究新安医学，应该追本溯源，与丹溪医学紧密挂钩，这样对新安医学的形成和发展，会进一步加深认识。

（盛增秀　李安民）

五、学术流派概说

275

方广对朱丹溪学术的传承与发挥

《丹溪心法附余》系方广所撰。方广，字约之，号古庵，为明代医家。休宁（今安徽休宁）人。方广早年习儒，因其母病，时医误以天疱疮治之，遽然而卒。事后，知其母亲的病是因前医误治，悲愤之余，"由是心之于医"，常取丹溪著述研读。其在研读《丹溪心法》时，体会到《丹溪心法》中赘列了有悖于丹溪的附论，遂对《丹溪心法》进行了修订，前后历时五年，编成《丹溪心法附余》一书。

（一）删附录以正丹溪之学

方广由儒而医，尤其推崇丹溪之学，"读书之余，恒取医书《丹溪心法》览之"，通过认真的研读，体会"得医道之全者，丹溪一人；发丹溪之蕴者，《心法》一书。"认为丹溪能够"贯通乎诸君子，尤号集医道之大成者也。"但是在研读过程中，他体会到程充（用光）所校定的《丹溪心法》，赘列了一些与朱丹溪学术理论相矛盾的"附录"，影响了丹溪学术的传承，于是对《丹溪心法》进行了重新修订。首先，增补了丹溪《本草衍义补遗》置于书的首卷，"使人获见丹溪用药之旨也"，同时将《丹溪心法》之"十二经见证"、医论五篇，以及"河间风热湿燥寒论"《诊家枢要》"十二经脉歌"、"古庵药监"等相关病机、脉理、经络、药性等内容列于卷首，以明临证审证求因之旨。同时，他还删除了《丹溪心法》的有悖于丹溪学术的附录，将崔紫虚的《脉诀举要》、王纶之《明医杂著》中的相关内容分归于各门各类中，强调"附脉理庶知病之阴阳、表里、虚实、寒热之情也"，"盖节斋深得丹溪之旨，故备载以俟参考焉"，又因

《丹溪心法》详于法而略于方，于是选取了诸家方论缀于《丹溪心法》各门之后，所选诸论大多能与朱氏学术经验互相发明、补充，"附诸方以辅丹溪所不及"。并且将方广之经验以"广按"形式予以发挥，如此既突出了丹溪医论及治法治方，同时在此基础上对丹溪之学又有发挥与补充，体现了方广对丹溪之学的继承与发扬。

不仅如此，在本书的编撰时，方氏仍然遵循《丹溪心法》的编撰体例，将临床病证概定为一百个病种，"病目谨依《丹溪心法》之旧"，认为《丹溪心法》如此确定病目，虽然较"医经所言，人有四百四病"大大地减少，但其"可谓约矣，然简约之中，又有枢要存焉。"方广还进一步阐述道："医之末流虽繁，其本源也不过外感、内伤二者而已，故今定门类先之以外感、内伤。然外感又有风寒暑湿致疾之殊，故继之以风寒暑湿；内伤又有湿热痰火为病之异，故继之以湿热痰火。况外感、内伤久而不治，则成郁积，故郁积次之；郁积之久而无以解，则致虚损，故虚损又次之。至于妇人、小儿有病不同于男子、大人者，故妇人、小儿又其次之，可谓博而约且要矣。"所以《丹溪心法附余》的编撰中，除首一卷的《本草衍义补遗》以明丹溪用药之旨及部分医论外，其余二十四卷均以《丹溪心法》之目次为纲，间有发明者则归于各门类下新增以阐述之，如外感门新增了"冒寒""温热病"，内伤门新增了"调补脾胃"，痰门新增了"痰热"，在外感门瘟疫中，又增加了"岭南诸病"、运气证治等，在《丹溪心法》的基础上，对临床病证的治疗又进行补充了与完善，更加丰富了该书的内容，切合临床实用。

（二）传丹溪"阳有余阴不足"论

丹溪作为滋阴学派的创始人，提出了"阳常有余，阴常不足"的学术思想，方广承丹溪之学，十分重视人体阴血的存亡，尝言："夫阳为阴之先导，阴为阳之依附……不曰阳阴而曰阴阳，盖以阴有形，为阳无形之依附也。知此理者，可不以阴血为至宝乎哉。"强调了人体中阴血的重要性，这也充分体现在各种疾病的治疗中。如论述中风的治疗，方广认为，少壮之人不治者，其主要是由于"男子乃色欲过多，下元水亏，不能制火；女人乃经后产后，去血过多不能配气，适因忿怒动火，而阳气无所依附，则

五、学术流派概说

随火而发越矣。"阴亏于下，阳无所附，有余于上，则中风难疗。基于这一观点，方广在治疗用药上也强调须时时顾护阴液，"人之一身，阳常有余，阴常不足，气常有余，血常不足，故滋阴补血之药，自幼至老不可缺也。"故书中其所附之经验方也以滋阴津为主，兼以祛邪。如虚损门中创造的三一肾气丸，即是在古方肾气丸、固本丸、补阴丸的基础上加减而成，"夫五脏藏精血者也，精血一虚，邪炎乘之，而为湿热。补者，所以补其精血也；泻者，所以泻其湿热也……此方既用知母、黄柏以泻火，又用茯苓、泽泻以渗湿，尤为备也。"又如对民间用刺青筋治疗霍乱的方法，方广颇不认同，他认为刺青筋虽能散气，但同时造成血因之而伤，人身本是气有余而血不足，刺青筋的方法又伤其血，使本不足之阴血更为亏虚，"今阴血既乏，则阳气失其依附，必然发越，不死何待？"不仅如此，有鉴于当时《局方》之风盛行，香燥耗津之药滥用，病人因此而损亡者也非常痛心，他还告诫曰："殊不知人身中阳常有余，阴常不足，气常有余，血常不足，用此药损不足而益有余，实实虚虚之祸谁任其咎"。实乃对丹溪"阴常不足，阳常有余"思想的进一步发挥。

（三）临证发丹溪之未备

方广临证秉承丹溪之经验以治，并结合自己的体会而有所阐发。如对于外感、内伤的治疗，他认为张仲景与李东垣等诸家都已有论述，世之医者，有矩可循，但对于内伤挟外感的治疗，"未有言之者"，对此他提出了自己的见解：外感乃有余之证，当发不当补；而内伤乃不足之证，当补不当发；至于内伤挟外感者，又当补发兼施。"外感内伤不同，发表补中有异，如冰炭之相反，天壤之悬隔，学者苟无定见于中，临证投剂鲜不眩惑也矣"。在治疗用药上，对丹溪所说"皆以补元气为主，看所挟而兼用药"的治疗原则十分赞同，鉴于"先生之言引而未发"，对此，方广进一步阐发："如内伤挟外感者，则于补中益气汤内，春加川芎、防风、柴胡、荆芥、紫苏、薄荷之类……如内伤挟热郁于内而发者，则于补中益气汤内加火郁汤之类……如内伤挟痰者，则于补中益气汤内加半夏、竹沥、姜汁之类……"，从而使丹溪重视扶正，辨证治疗的用药原则得以更具体的体现。在临证组方上，丹溪有曰："予每治病，以某药为主治，以某药为引经，以某药为监制是也。"对此方氏做了进一步的发挥,如其对论述肺虚咳嗽的证治,认为"治嗽方中多用人参,以其肺虚故也……亦须知母、贝母、天门冬、麦门冬、瓜蒌之类择其一二味监制可也。"以自己的临床经验对丹溪的组方原则进行了补充。

又如对痞证的治疗,方广认为张洁古枳术丸(枳实、白术)补多而消少,李东垣橘皮枳术丸(枳实、白术、橘皮)则补消相半,方广在此基础上,结合丹溪"心下痞,须用枳实炒黄连"的观点,创制了橘连枳术丸(枳实、白术、橘皮、黄连),"补多消少,又兼清热也",使治痞证之方更加完善。又如对于噎膈翻胃的治疗,丹溪云:"此证切切不可用香燥之药,若服之必死,宜薄滋味。"对此方氏予以疏解:"夫证属热燥,固不宜用香燥之药,又香散气、燥耗血,而滋味助火而生痰也",明确了丹溪治疗本病的立法原则。针对丹溪所说翻胃"年高者不治"的观点,他进一步阐述:"盖少年气血未虚,用药劫去痰火,病不复生;老年气血已虚,用药劫去痰火,虽得暂愈,其病复作。"明确了临证治病,当因人而异,辨证论治。同时还结合自己的临证体会:用霞天膏加于补虚药中以治此证,"一人则吐泻以去积血,一人则吐泻以去积痰,俱获病安思食",但由于此证挟虚,虽说病去,而脾胃尚弱,"若用霞天膏吐泻后,宜用人参炼膏补之。"方广不仅对丹溪述而未发之论予以诠解,而且结合自己的临证经验予以补充,对当今临床具有积极的指导作用。

(四)承丹溪杂病治痰之经验

丹溪认为杂病的发生与痰有着密切的关系,尝云:"百病中多有兼痰者","凡痰之为患,为喘为咳,为呕为利,为眩为晕,心嘈杂,怔忡惊悸,为寒热痛肿,为痞隔,为壅塞,或胸胁间辘辘有声,或背心一片常为冰冷,或四肢麻痹不仁,皆痰饮所致。"在《丹溪心法》中,处处体现了丹溪论治痰证的诊疗经验。方广继承丹溪之学,认为痰是引起各种病症的主要原因,"痰之为物,随气升降,无处不到,或在脏腑,或在经络,所以为病之多也。"不仅专门列有"痰门"进行论述,且在其他疾病的论述中也多次论及"痰"的致病作用。如曰"中风、中暑而卒倒不省人事者,亦由痰之所致也","疟疾发作而僵仆不省人事者,盖由顽痰、老痰胶固于中，荣卫不行故也。"同时他体会到丹溪治病，以痰为重，所以《丹溪心法附余》中多处强调了治痰的重要性，如对中风病的治疗，"若是泻热散风而不豁痰，则病何由而止哉！"倡用清痰、化痰、降痰、燥痰、豁痰、消痰等法，并且根据"寒痰温之，热痰清之，湿痰燥之，燥痰润之，风痰散之"的原则选择药物。丹溪治痰，每以二陈汤为基本方，并强调随证加减，"二陈汤一身之痰都治管，如要下行，加引下药，在上加引上药。"对此，方氏予以进一步阐发："二陈汤治痰之主药也，如寒痰加附子、姜、桂，湿痰加苍、白二术，食积痰加曲糵、山楂，热痰加芩、连、栀子，风痰加南星、皂角，燥痰加瓜蒌、青黛，郁加枳壳、香附，老痰加海石、朴硝，乃合其宜。"使二陈汤的加减运用更加明确和实用。同时，方广还结合自己的临证经验，对治痰用药予以了疏解："南星治风痰，苍术治湿痰，天花粉治热痰，海石治燥痰，半夏治寒痰。""治痰之药，用南星、半夏者，所以燥之也；用橘红、枳壳者，所以散之也；用茯苓、猪苓者，所以渗之也；用黄芩、黄连者，所以降之也；用巴豆、附子者，流通之义也；用竹沥、瓜蒌者，润下之义也。"对治痰之药如此的衍义发挥，对指导后世临床用药确实起到了积极的作用。

（五）明药性强调灵机活法

"医之为道，曰药性，曰脉理，曰病机，曰治法，曰经络，曰运气，六者不可缺一焉。"然这六者中，方广认为药性是首当其冲的，因为只有明确了药物的性味功效，临床应用时才会心中明了，"俾药性与病情相对……则药无不效，病无不瘳者也"。"良医用药如良将之用兵，良医知药之性则可以处方而愈疾，良将知兵之法则可以破敌而取胜，其理一也"。故其在本书首一卷先列丹溪《本草衍义补遗》以明丹溪用药之旨，并附以《古庵药鉴》强调用药法则。"治风多行气开表药……治热多阴药……（治湿）宜用补气除湿药，又宜调中消导药、行湿利大小便药……（治燥）宜用解热生津药及滋血润燥药……治寒多阳药"。阐明风、热、湿、燥、寒五气的治疗大法及药物性味与用药原则。除此以外，《古庵药鉴》另有"诸疮门"详列外用治疗方法，以补前五气治法之不足。方广的这些用药经验，对后学临床治疗用药起到了提纲挈领的作用。

方广承丹溪"阳常有余，阴常不足"的思想，临证非常重视人体的阴液存亡，针对古方及《丹溪心法·附方》中的某些辛香燥热之剂，他认为皆是"补阳而消阴，助气而耗血"之剂，如果经常服用这类香燥之剂，必将造成"阴血潜消而心肾暗损，容颜日改而寿算日偷矣。"所以在编撰《丹溪心法附余》时，"将此等偏方不录外，止录简当中和之剂，以便后人也抑尝论之。"尽管如此，方广也不是毫无原则的一概摒弃温热峻烈之药，强调要辨脉理，明病机，"病机既明，用药勿忒"。书中多处提及用温热峻烈之药的原则。如诸虚门中方广认为，古人治疗诸虚证多用燥热之剂，而其中有用附子者，其弊更甚也，但如果辨证确是"肥白人阳虚、气虚、脾虚有湿，衰老人命门火衰，阳事不举，脉沉细而迟者，又不可舍附子也。"又如对中风病的治疗，方广对丹溪"肥白人多湿，少用乌头、附子行经是也"之旨评述道："用附子取效者，因肥白人多湿，故中节耳"，乃其病机所需也，但由于附子之性温热，强调"非肥白人，决不可用"。又如对痹证治疗用附子者，认为非附子性浮不沉而不能散寒湿之邪。再如在治疗伤食中选"用巴豆、大黄者，盖取其推逐积滞，积滞去而正气自复矣。如用石灰于田中杀稂莠，稂莠死而禾苗自茂也。夫巴豆性大热，号为斩关夺门之将，若伤生冷硬物不能消化，用之推逐可也，若施之于伤湿热之物，则是以火济火而反助病邪矣！大黄性寒，号为将军，若伤湿热之物不能转运，用之推逐可也，若施之于伤生冷之物，则是以寒治寒而扞格不入矣！"临证用药，以病机为准则，有是症则用是药，是选方用药的原则，故曰："善用药者，天下无弃物；善用兵者，天下无弃人。"同时方氏也多次强调："药乃气之偏，可用于暂而不可用于久，有病则病当之，无病则正气当之，所以不可久也。""中病则已，不可过服"，"此药紧峻，去病有功，病退则已，不可过服，恐伤正气。"这就告诫我们，药乃祛病之利器，病已则停，以免虚虚实实地耗伤正气，使旧病刚去，新恙又起。

　　方广钻研医学，治学态度严谨，对先贤"学者必务知要，知要则能守约，守约则足以尽博矣"的认识极为赞同，认为探求事物的原理，"不独可施于读书穷理而已，今予于医道亦然"。临床用药，不仅要掌握"滋阴补血之药，自幼至老不可缺也"的治疗原则，在具体治疗时，还强调辨证论治，根据地域之不同、人之老幼、病之新旧而分别治之。"地土有南北下湿高燥之殊，人之赋质有肥白黑瘦之异，所养有膏粱淡食之别，所病有寒湿热燥之差，不可不详审而明辨也"。如"西北之地高燥，又兼居人多食葱蒜、油烙、面食及煎炒、鱼肉、烧酒，以致内火燔盛"，在治疗上就当以清泄内火为主。"少年水亏火旺宜服六味地黄丸，老年水火俱亏宜服八味丸"，同是阴亏，年少之人多阴亏火旺，故治疗以滋阴而降火；年老之人往往伴有阳气不足，治疗当滋阴壮阳。"瘦人血虚多热燥，肥人气虚多寒湿，宜仔细分类治之"，强调了素体禀赋治疗上的差异。又如治疗伤食病人，"若夫少壮新病者，固当用药推逐，急去为美；若夫衰老久病者，又当用药消导，渐去为佳"，年少新病，正气未虚，荡涤积食，病去而安；年老久病，正气已亏，缓以消导，扶正祛邪。一以推逐急去，一以消导渐去，其重视正气存亡，因人而异的治疗方法昭然若揭。方广临症强调"不可不详审而明辨"、"宜仔细分类治之"的用药原则，体现了方广临证重视辨证，用药强调灵动的治疗经验，对后世有很大启发。

　　总之，方广在《丹溪心法》的基础上删补完成了《丹溪心法附余》的编撰，不仅传承了丹溪的学术思想与诊治经验，并且对其学说进行了很好的补充与发挥，对于传承与弘扬丹溪学术起到了积极的作用，并且对当今临床治疗具有很好的指导作用，不失为一部内容丰富、切合实用的综合性医书，影响深远。

（王英）

阵营、素质、地位——朱丹溪学派特点研究

丹溪弟子众多，通过师徒授受，学派流传，其学风行全国，历有明一代三百年而不衰。比起其先的河间、易水学派而言，丹溪学派有其显著特点。

（一）阵营强大，人数众多

丹溪弟子众多，宋濂说，丹溪学成归乡之始，"乡之诸医，始皆大惊，中而笑且排，卒乃大服，相推尊愿为弟子"。吴之器云："学成而归，每治往往以意为之，巧发奇中，按之书，无有也。诸医皆惊，已而讪且排者，卒乃大服，愿为弟子"。戴良亦有类似说法。经考证，丹溪入室弟子有姓名可考者即近二十人，再传弟子有赵友亨、赵友同、夏建中、李肃、朱文梐、冯彦章、袁宝、王彬、王宾、王彦昭、楼宗望、楼宗起、王伯承、许湛、刘纯等；三传、四传有陈有戒、俞士朝、李黉、仰瞻、朱宗善、韩叔旸、盛寅及其子弟孙侄盛宏、盛僎、盛伦、盛恺、王观、沈仲实、沈承先、陶浩、王天荫、王经、李懋、刘毓等，有数十人之多。而私淑其学者不可胜数，遍布全国，大体有三种情形：一是如程充、杨楚玉、卢和、方广、高子正等私淑丹溪之学，编纂修订《丹溪心法》系列著作，是传播丹溪之学的功臣；一是如虞抟、王纶、汪机等发扬光大丹溪学说并参以己见，形成自己的学术思想，并造成深远影响；一是如蒋用文及其子主善、主敬、主忠、主孝，如王世相、卢铣等私淑丹溪之学，并在实践中运用体验，有心得有经验，人数众多而默默无闻，是丹溪学派的基础，并使之具有实践和理论的生命力。

相形之下，河间、易水学派就显得单薄多了，河间仅穆子昭、董系、马宗素、镏洪、葛雍、荆山浮屠及子和弟子常德、李子范，易水仅张元素、李东垣之下有王好古、罗天益、张璧，寥寥无几，自不可相比。

（二）遍布全国，地域广泛

丹溪浙人，医事活动主要在浙江，弟子也多江浙人。明初，丹溪弟子的主要分布地江浙两省，成为全国的经济、文化中心，也成为全国的医学中心地区，具有向全国辐射的影响力。众弟子由于任职、迁居而遍布全国，如赵道震徙居安徽，刘叔渊迁移陕西，王履任职秦王府而旅居西安，戴原礼、蒋用文父子、赵友同等人先后任职太医院而居京师，戴思温则"出游吴楚，东沿淮泗至齐鲁，往来公卿"，虽无迁居而活动广泛。通过他们的医疗实践，著书授徒，丹溪学派的学术影响范围之广，可以想见。如王纶所称，"丹溪南医也，刘宗厚世其学以鸣于陕西"，陕西王天荫、王经父子即是由刘纯而得丹溪之学的。《丹溪心法》的版本就有陕本、蜀本、闽本和徽本等多种，也可从另一侧面看出丹溪学术思想影响的地域的广泛性。

河间、易水学派活动于南北分裂的金元时期，自然范围不广，只局限于冀南豫北。《青岩丛录》载："李氏弟子多在中州，独刘氏传之荆山浮屠师，师至江南，传之罗知悌，南方之医皆宗之。"亦即经荆山浮屠、罗知悌至丹溪，北学南渐，再经丹溪学派的广泛传播而遍及全国。但是，就河间、易水学派本身而言，其分布区域是非常狭窄的。

（三）三百年间，长盛不衰

从元泰定间，丹溪学成归乡，诸医相率愿为弟子，开始形成丹溪学派；直至明代中后期，尊崇丹溪，推行其说者不绝于世，学派活动绵延三百余年，在医学史上产生久远的影响，开创了一个新的时代。其表现之一在于，学派的许多骨干人物就是诸多医学派别和学科领域的学术带头人。例如，汪机继承发展了丹溪的气血论，既是明代温补大师孙一奎的先生，又是新安医学的开山鼻祖，其新感学说突破了温病都属伏邪化热的传统观念开拓了温病学派的思路，丰富了温病发病学内容。王履的《医经溯洄集》从概念、病因病机、治则治法各方面，把温病同伤寒划出明确界限，为温热学说的独立奠定了基础。王纶发挥"阳有余阴不足"而作"补阴丸方论"，首先完整地提出了养阴学说的理法方药；赵献可据以述"滋阴降火论"，构成命门学说的中心内容；薛己创命门温补派先河，其说即附于王氏《明医杂著》而行。我们研究明清时代各医学学派，都可以发现与丹溪学派有着密不可分的关系。

河间、易水学派生当金元之际，战乱不已，社会动荡，生产力和经济文化事业频受严重摧残，对医学的发展极为不利。在刘、张、李一代，理论的创新突破开创了一个新的时代。但这种学术繁荣有如昙花一现，后继乏人，乏力，众弟子守成不足，创新无力，学派很快就衰落下去了。幸经荆山浮屠、罗知悌，心香一脉传诸丹溪，而得发扬光大。明清时代诸多医学学派的学术渊源，若可追溯及河间、易水，则多经丹溪学派的转接中介。

（四）素质精良，著作繁多

丹溪本人和众多的弟子都出身世家大族，有诗书传家的文化传统，有良好的文化素养。丹溪本人为儒而兼医者，侧身儒林，《宋元学案》列其于"北山四先生学案"，其母家妻族为以儒著名的"戚氏家学"；戴、赵两姓为诗礼世家，与元代浙西学派颇多交往，多人都从学浙西大儒柳贯、黄溍等人，并与明初大儒宋濂、方孝孺有通家之好，著名文学家戴良是戴士尧同胞兄弟，赵良本姻亲，原礼、思温、思乐是其子侄；王履"学究天人，文章冠世，极探医源，直穷奥妙"，"工诗文，兼善绘事，尝游华山绝顶，作图四十幅，记四篇，诗一百五十首，为时所称"；刘纯"博学工文辞，喜吟咏，深明医道"；徐彦纯、王顺、王宾、陶浩等为"儒而兼医"者；楼厘曾任处州府学录。因此，丹溪学派众多成员具有极高的文化素养，从事医学研究具有非常有利的条件。丹溪学派不仅著作多，且学术价值高，影响大。现存丹溪及其弟子传人著作入选《四库全书》者，即有《格致余论》《局方发挥》《金匮钩玄》及《丹溪心法》《丹溪心法附余》《医经溯洄集》《玉机微义》《医学正传》《明医杂著》《石山医案》等，有十余种之多。由此可见丹溪学派的学术著作的价值和意义。

这一点河间、易水远不能及丹溪学派多矣。生于兵荒马乱之中，性命衣食尚且难以顾及，文化事业饱受摧残，也就不能不影响到医家的文化素养。据有关记载，刘完素、张子和都自幼习医；张元素则因试经义进士犯庙讳下第而去学医；李东垣"世以赀雄乡里"，因母病习医，而操有余以自重，人不敢以医名之。长期的医疗实践使他们积累了丰富的经验，总结各自的经验而上升为理论，从而成为一代大家，但是自身的文化素养和自觉的理论修养则远不如丹溪。他们的著作由于有突出的理论创新而受到人们的普遍重视，在医学史上有着重要的地位，所以《素问玄机原病式》《脾胃论》等都入选《四库全书》，且成为"医之门户分于金元"的重要标志。但是，他们的弟子辈如穆子昭、董系、马宗素，事迹无闻，著作无存，也就谈不上影响了。若葛雍编《伤寒直格》，镏洪编《伤寒心要》，常德编《伤寒心镜》，均传河间之学；王海藏著《阴证略例》《此事难知》，罗天益著《卫生宝鉴》，都有一定的地位。元延祐二年，杜思敬将他们的著作汇编成《济生拔粹》一书，序曰："洁古之书，医中之王道；云岐子璧为其子；东垣、海藏，宗其道者；罗天益，绍述其术者。其要以扶护元气为主，谓类王道，良有以也。"但是，就总体而言，刘、张、李的弟子辈是无法与丹溪学派的众多弟子相比较的。

（五）地位显赫，人显言重

浙江是朱元璋起家立国的主要根据地，浙西的儒学集团是其主要谋士群体，而丹溪及其弟子与他们有着密切的良好关系。因此，明朝立国，戴原礼就和诸暨石迷一同就职南京太医院，原礼后为太医院院判，直至永乐年间。此后，蒋用文蒋主善父子、盛寅、韩叔旸、赵友同等人，先后执掌太医院，影响所及直至景泰年间。刘毓、李懋为御医，王履、王经先后为秦王府良医正，赵道震、赵友同等人直接参与编纂《永乐大典》，袁宝、王彬、王彦昭则直接受皇帝之命从学于戴原礼，楼氏兄弟曾奉诏赴京为成祖治病，王纶则为官僚兼医者，其他任地方医学训导、训科、正科等职者更众。本身职务及其与帝王、官僚的密切关系，自然扩大加深了丹溪学派的影响。

这也是全由平民医生组成的河间、易水学派所无法比拟的。刘完素号河间处士，金章宗三聘不起；张元素是不第士人，从未入过官场；张子和自幼习医，六十岁前后曾供职太医院，但"旋告去，隐然名重东州"；李东垣虽"世以赀雄乡里""尝以纳赀得官"，也只不过是个土财主，将财求官，算不上有多少的地位权势；众弟子中也没有个出人头地的人物。所以，河间、易水两学派是纯粹的民间医学学派，在只看重官位，鄙视技术，把医学贬为与卜、星、相同列的"下九流"的封建社会里，也就不能不使他们的影响只停留在民间，人微言轻，难以扩展，难以流传。

小结

无论是学派本身的特点，还是生活的社会环境，也还是学术贡献，丹溪学派与河间、易水学派的差别是巨大、明显的：从空间言，广布全国和局限一隅；从时间言，延绵不绝和昙花一现；就数量言，不可胜数和寥寥无几；而医家素质、社会地位，都有大不同。所以，从学术渊源言，丹溪学派是河间、易水学派的延续，但是由于这些特点的显著差别，确实应分属二派。

（刘时觉）

天时、地利、人和——朱丹溪学派时代背景研究

丹溪生活在元朝相对太平的时代，从事学术研究和医疗实践，带徒授业，有其必要的安定环境条件，身后不久即爆发了元末农民大起义。短暂的战乱之后，丹溪学派活动最为活跃的时代正是明朝的鼎盛时期，政治安定，文化发达，工商业兴盛，城镇繁荣，社会分工深化，流动人口增多，知识分子队伍发展和分化，都为医学的发展繁荣和学派的学术活动创造了良好的社会环境条件。可以说，天时、地利、人和都有利于丹溪学派的存在发展。这又是刘、张、李诸家所无法企及的。

（一）天时

医学学派存在的天时，主要包括两方面的内容，一是整个社会环境、时代特征；一是中医学术发展的时代特征。

河北的河间、易水学派活动的时间，大约在金代中后期至元初，河间从医最早，《宣明论方》成书于 1172 年，至最晚出的李东垣于 1249 年著成《脾胃论》，刘、张、李三家主要活动于 1170 至 1250 的 80 年间；而 1266 年罗天益辑《东垣试效方》，1281 年著《卫生宝鉴》，1308 年王好古逝世当年著成《此事难知》，则众弟子活动至此。这一百余年间，中国北方战乱频仍，社会动荡，经济凋残，人民流离失所，饥饱失时，瘟疫频发，自然大不利于医学的发展进步。但是，医学的发展有其内在的规律性，由于隋唐以来医学实践的长期积累发展，北宋王朝对医籍进行了大规模的继承整理，为三家之学的理论突破创造了基本条件；而且，战争倾覆了北宋王朝，也摧毁了和剂药局，避免了《和剂局方》独擅医坛的局面，

制造了有利于新理论、新思想生长的土壤，这也是三家之学得以产生的另一重要条件。但是，异族统治，战乱不已，摧残了社会生产力和经济文化事业，也使得河间、易水学派的学术繁荣无力持久，有如昙花一现，后继乏人，乏力，很快就败落下去了。古人亦以天时之异来解释学派学术观点的差异，葛应雷说，"医当视时之盛衰为损益。刘守真、张子和辈，值金人强盛，民悍气刚，故多用宣泄之法；及其衰也，兵革之余，饥馑相仍，民劳志困，故张洁古、李明之辈多加补益；至宋之季三医者，大抵务守元气而已。"后来亦有类似说法。但诸人年岁相近，时代、地理环境相同，这种说法并不正确。

　　除宋末、元末的短暂战事外，南方数百年间基本维持了和平局面，经济日趋繁荣，文化日益发达。这种"得天独厚"的优越条件是丹溪学派兴盛的基本环境，也是北方三家所无法比拟的。但南方在如此优越的环境条件下竟不能产生三家之学的医学新理论，则也是同一"天时"造成的：宋室偏安一隅，《和剂局方》地位稳固，且经百余年修订增补，推广运用，形成强大的习惯势力，禁锢思想，限制创新，不仅使南方医学在安定的社会环境里远远落后于北方；更因为南北对峙，文化隔绝，医学亦无法沟通，竟然对北方日新月异的理论突破了无所知，直至蒙古铁骑席卷全国，才打破了这种局面。《局方》的学术统治使江南医界落后于北方一百余年，而这百余年更使《局方》弊端毕现，变得与发展了的形势格格不入，陷为守旧的代表，它窒息了创新的萌芽，而成为医学发展的障碍，也激发了医学界寻求变革的决心和行动。丹溪之前，陈无择、严用和、许叔微有过理论探索；葛应雷、倪维德、吕复、滑寿等有识之士则转向北方寻求新的理论武器，有过努力，也有过成绩。但从根本上改变整个局面的，当推丹溪学派。丹溪从罗太无处学得刘、张、李三家之学，"乡之诸医，始皆大惊，中而笑且排，卒乃大服，相推尊愿为弟子"，开始形成丹溪学派。后三百年间，其门人弟子众多，再传、二传、乃至三四传者，不可胜数，私淑其学者遍布江南。丹溪学派最重要的历史贡献，便是彻底摧毁了《局方》独擅医界的霸主地位，改变医学界风气，为明清时代中医学的繁荣开辟了道路。《四库全书总目提要》说，《局方》"盛行于宋元之间，至震亨《局方发挥》出而医学始一变也"。窒锢思想的桎梏打碎了，理论得到迅猛发展，实践取得长足的进步，整个医学界出现了崭新的局面。所以，《四库总目》

把"丹溪之学与宣和局方之争",同"河间之学与易水之学争"并重,视为"医之门户分于金元"的重要标志。

（二）地利

谈到地利,必须一提的是,金元时代北方战乱频仍之际,却有唯一一方安定兴盛的绿洲,这就是真定。可以说,河间、易水学派尤其是东垣及其诸弟子得此地利而成就其医学事业。真定自隋唐以来就是北方的交通枢纽,既是东西南北的陆路交通要道,又有滹沱河东西水运之便,所以商业相当发达。《河朔访古记》说:"真定路之南门曰阳和,其门颇安固……左右夹二瓦市,优肆倡门,酒炉茶灶,豪商大贾,并集于此。大抵真定极为富丽者。"史载,成吉思汗时的著名将领、元世祖忽必烈的丞相史天泽父子祖孙三代人,拥有一支强大的武装力量,控制真定几十年,坚持爱护百姓,涵养民力的政策,竭力排斥异族统治阶级的破坏干扰,确保了真定一地的安定繁荣。真定又是北方的文化中心之一,宋以后,又成为契丹、女真、蒙古等少数民族与汉族文化的融会处。早在1170年,南宋诗人范成大出使金国,途经真定,就颇为感慨地说:"虏乐悉变中华,唯真定有京师旧乐工,尚舞高平曲破。"他还专写了一首真定舞的诗。而史天泽在真定当权时则不断丰富了这里的文化因素。他参加了灭金之役后,将十多万中州流亡百姓迁移安顿在真定,"故汴梁、郑州之人多居真定,于是有故都之遗风焉。"金亡前后,北方名士多流离失所,史天泽保护文化的政策实为众望所归,"知公好贤乐善,偕来游依"。曾为李杲、王好古之师的王若虚、后来作了著名的《伤寒会要序》的元好问,以及李敬斋、白华等大批文人学士都来投奔史天泽,从而使真定成为文人荟萃之地。在这样一个政治上有强大的保护伞,经济上相当繁荣,文化上又有那么多文人聚集,真定成为易水学派的中心和摇篮,也是顺理成章了。这也可能是东垣弟子王好古、罗天益还颇多成就,延佑间杜思敬还有能力为之编纂中国第一部医学丛书《济生拔粹》,而河间、子和弟子却基本默默无闻的原因所在。这也进一步说明,安定的社会环境实是医学繁荣进步的基本条件。

丹溪及其弟子多江浙人,丹溪学派鼎盛的元明时期,江浙两省已成为全国的经济、文化中心,资本主义萌芽,工商业兴盛,城镇繁荣,社会分工深化，流动人口增多，知识分子队伍发展和分化，都给丹溪学派的成长提供了最为优越的"地利"条件。江浙并逐渐成为全国的医学中心地区，具有向全国辐射的影响力；众弟子由于任职、迁居而遍布全国，通过他们的医疗实践，著书授徒，更大大扩展了丹溪学派的学术影响。《丹溪心法》有陕本、蜀本、闽本和徽本等多种版本，也可看出丹溪学术思想影响的广泛。

真定虽好，其经济实力、文化积淀、辐射能力都远不能与江南相比，它给河间、易水学派，给李氏师徒提供了地利，但这只是提供生存的"局部"之利，只是"沙漠里的绿洲"，而不是发展的机遇和条件。

（三）人和

这里所说的人和，指学派存在的人际环境，也应包括两方面的内容，一是当时人文科学对医学的影响和作用，一是与当时社会各阶层尤其是高层统治阶层的关系。

朱丹溪是虔诚的理学信徒，黄宗羲等人的《宋元学案》列丹溪于"北山四先生学案"，反映了他与许派传人的密切关系。丹溪之师许谦，字益之，学者称白云先生。许谦及其上三代宗师：何基、王柏、金履祥，在金华地区递相授受朱熹理学，是金华理学的主要传人，史称"金华四先生"，亦称"北山四先生"。《元史》载："何基、王柏、金履祥殁，其学犹未大显，至谦而其道益著。故学者推原统绪，以为朱熹之世嫡。"时人黄潜谓："程子之道得朱子而复明，朱子之大至许公而益尊。"所以元代金华是程朱理学的正绪所在，充满浓郁的学术气氛自不待言，丹溪生于此时此地，具有良好的人文环境，这也是丹溪学派成长的最主要的"人和"条件。

丹溪生于书香门第，家世习儒，从曾祖朱杓、朱锷，深究理学兼通医学，祖父朱环曾中乡试。其母家妻族，更是诗书传家的翰墨人家。外高祖戚如琥出于吕祖谦门下，进士出身；外从高祖如圭、如玉，亦游太学，先后中进士；外祖戚绍入元不仕，号贞孝先生；舅父兼岳父戚象祖先后主持和靖、道一书院二十年；妻弟兼姑表兄弟戚崇僧，亦为丹溪同学；连襟吕汲及其兄弟吕洙、吕溥，子吕权、吕机，均为许谦弟子。黄宗羲《宋元学案》有"戚氏家学"专条，戚家五代六人列焉。吕氏二代四人同出许谦门下，与丹溪是亲戚兼同学的关系，并列《宋元学案》的"白云门人"条下。由此亦知，丹溪母家妻族的理学传统和家学渊源，更为深厚。丹溪同学、友人兼姻亲胡翰，同学、友人叶仪，都是当时著名文人；明初"开国文臣之首"宋濂，与丹溪及其诸弟子过往甚密，交情颇深。其自谓："盖自加布于首，辄相亲于几杖间，订义质疑，而求古人精神心术之所寓。先生不以濂为不肖，以忘年交遇之，必极言而无所隐。故知先生之深者，无逾于濂也。"又说："予尝从先生游，而交原礼诸父间甚久。"戴、赵两姓为诗礼世家，与元代婺学学派颇多交往，多人都从学浙西大儒柳贯、黄溍等人，并与宋濂、方孝孺有通家之好，著名文学家戴良是戴士垚同胞兄弟，赵良本姻亲，原礼、思温、思乐是其子侄。所以，丹溪学派的人际环境处于非常浓郁的文化氛围之中，这是丹溪学派诸多成员具有优良素质的原因所在，也为丹溪学派的成长提供了极为良好的条件。

浙江是朱元璋起家立国的主要根据地，浙西的儒学集团是其主要谋士群体和统治集团核心，而丹溪及其弟子与他们有着密切的良好关系，这是丹溪学派"人和"的另一方面。明朝立国之初，戴原礼就任职南京太医院，后为院判，直至永乐年间。此后，蒋用文蒋主善父子、盛寅、韩叔旸、赵友同等人，先后执掌太医院。刘毓、李懋为御医，袁宝、王彬、王彦昭则直接受皇帝之命从学于戴原礼。本身职务及其与帝王、官僚的密切关系，自然扩大加深了丹溪学派的影响。

这种"人和"条件看来是北方两大派所缺乏的。刘河间、张元素未闻与士人的交往，张子和与刘祁、常仲明、麻知几交好，但性格高傲，"不接众工"，曾为一度入太医院为太医，旋即为人所诬而去。元好问《伤寒会要序》说：（李东垣）"世以赀雄乡里，诸父读书嘉宾客，所居竹里，名士日造其门"，但又说："士大夫或病其资高謇，少所降屈，非危急之疾有不得已者，则亦未始谒之也"。所以其人际关系也并无所长。他们的生活年代正是金元异族统治之时，出于民族气节，自然不会与统治集团有所交往。因此，河间、易水学派的生存环境缺乏融洽的"人和"关系，这不能不损害其成员的素质和学派的影响。这也是他们无法取得丹溪学派这样的社会影响的原因之一。

（刘时觉）

六、名方应用例释

左金丸临证思考

左金丸出自元代著名医家朱丹溪著的《丹溪心法》。其云："左金丸，治肝火。一名回令丸。黄连六两，吴茱萸一两或半两。上为末，水丸或蒸饼丸，白汤下五十丸。"又云："回令丸，泻肝火，行湿为之反佐，开痞结，治肝邪，可助补脾药。"左金丸用药简洁，仅由黄连和吴茱萸两味组成，然临床应用广泛，疗效可靠。一般认为，本方具有清泻肝火、降逆止呕的功效，主治肝火犯胃证，诊见胁肋疼痛、嘈杂吞酸、呕吐口苦、舌红苔黄、脉弦而数等。然有关本方的配伍含义、组方比例等仍有不同看法，今笔者结合读书学习和临证实践，对左金丸的方名意蕴、方义解析及用药配比等作些思考，略述体会如次。

（一）方名意蕴

本方为何命名为"左金"，朱丹溪未作说明，清代医家王子接在《古方选注》中谓："经脉循行，左升右降，药用苦辛，肃降行于升道，故曰左金。吴茱萸入肝散气，降下甚捷；川黄连苦燥胃中之湿寒，胜胃中之热。"对左金丸的命名意蕴做了解释，因中医藏象理论认为，肝居于左，属升道；肺处于右，属降道。如果说"左"指肝之升道，"金"指肃降的话，则"左金"者，言本方的功效，即使得肝火平降。朱丹溪又言左金丸"一名回令丸"，这"回令"又是何意呢？笔者遍找方书，未得要领。我想还是结合本方的配伍意义，从"金"字中寻找答案。左金丸中，重用黄连为君，大苦大寒，入心泻火，心为肝之子，心火清则火不克金，金能制木，肝火自平，乃"实则泻其子"之法，故为君药；吴茱萸辛热，能入厥阴肝经，行气解郁，又能引热下行，故以为反佐。一寒一热，故能相反相成，且辛开苦降。二药合用，共收清泻肝火、降逆止呕之效。如此说来，这个"金"是指肺。中医五行理论认为，木生火，心为肝之子，通过黄连泻其心火，心火清则火不克金，金（肺）能制木（肝）。那么，"左金"之意是否这样理解，"实则泻其子"，心火泄，火不克金，金能制木，肝（左）火自平。同样，按照五行生克学说，经肝、心、肺的相互迂回作用，从金（右）之肃降之令而行于木（左），起到平肝之效。这或许也是"回令"之意。当然，仅从字面理解，"回令"乃古军交战，得胜回营交令之谓。此比喻本方疗效之佳捷。笔者对本方命名意蕴的探寻，更倾向于"左金"指平降肝火，"回令"喻取效之好。

（二）方义解析

左金丸中的黄连和吴茱萸，二药之性，一温一寒，完全相反，吴茱萸起反佐之用；一苦降一辛开，共疏泄肝胃气机，降泄肝胃逆气，起相反相成之妙。左金丸中吴茱萸能散肝胃寒气，降肝胃逆气，一般的认识较为一致。而对黄连的清肝火之说，有人认为是通过其清心火之力，经"实则泻其子"而达清肝火之效。如《医宗金鉴·删补名医方论》曰："左金丸独用黄连为君，从实则泻其子之法，以直折其上炎之势。"因吴茱萸入肝经，性温反佐，与黄连相配，引导其苦寒之性，清泄肝胆之火。故《丹溪心法》中又提到"有火盛者，当伐肝木，左金丸治肝火"。黄连合吴茱萸，果能清泄肝胆之火，实际上黄连本身即有清肝火之功，不必绕道"泻心火"或与吴茱萸组合。《丹溪心法》有一方叫"抑青丸"，单取黄连半斤，为末，蒸饼糊丸服，功效"泻肝火"。《本草纲目》载"黄连泻肝胆心脾火，退客热"。笔者理解，黄连不仅能泻心火和胃火，而且还能泻其他脏腑之火，能泻三焦火热之邪，临证应根据具体症状灵活运用。这里抄录李时珍在《本草纲目》中的一段话，很有参考价值。曰："五脏六腑皆有火，平则治，动则病，故有君火相火之说，其实一气而已。黄连入手少阴心经，为治火之主药。治本脏之火，则生用之；治肝胆之实火，则以猪胆汁浸炒；治肝胆之虚火，则以醋浸炒；治上焦之火，则以酒炒；治中焦之火，则以姜汁炒；治下焦之火，则以盐水或朴硝研细调水和炒；治气分湿热之火，则以茱萸汤浸炒；治血分块中伏火，则以干漆末调水炒；治食积之火，则以黄土研细调水和炒。诸法不独为之引导，盖辛热能制其苦寒，咸寒能制其燥性，在用者详酌之。"

（三）用药配比

关于左金丸中黄连和吴茱萸的药量配比，《丹溪心法》中载黄连六两，吴茱萸一两或半两，一般认为药量比是6∶1。笔者体会对此不必拘泥，如治肝胆火热实证，黄连用量宜重，吴茱萸宜轻，原方中就有比一两更小的"或半两"。其实朱丹溪用左金丸，其药量配比也是灵活的，如《丹溪心法》治"痞"方有"吴茱萸三两（汤浸煮少时），黄连八两。粥糊为丸，每服五七十丸，白术陈皮汤下"。朱丹溪在《局方发挥》中写道："予尝治吞酸用黄连、吴茱萸制炒，随时令迭为佐使，苍术、茯苓为主病，汤浸炊饼为小丸，吞之。"就没有具体的药量规定。笔者治疗火热致口苦泛酸者，习惯用量是黄连9克，吴茱萸3克，或黄连6克，吴茱萸2克；若治疗寒湿泄泻，则两者药量等同，甚至可取吴茱萸的药量更大，以发挥吴茱萸散寒温肠、黄连燥湿厚肠的作用。

（四）临证应用

左金丸为临床常用之方。《丹溪心法》载本方的适应证，只有"治肝火""开痞结"，实际临证应用却十分广泛。古代医家有用左金丸治痛症的，如《醉花窗医案》载一治"头痛如裂，身热如火"案，"灯下诊之，脉滑而数。告曰：此必有大不遂事，以致肝郁头痛，平肝痛自止。""乃处以左金丸，三更后颇可。"又《续名医类案》治腹痛案，"副郎李孟卿，常患腹痛，每治以补中益气汤加山栀即愈。一日，因怒腹痛，脉弦紧，以前汤吞左金丸二十粒而愈。"现代中医也善用本方，或单用左金丸，或用左金丸辅以其他药物，或通过辨证，调整两药的用量比例，用于治疗多种疾病。如名老中医王少华言用左金丸治疗胃脘痛，证属肝失条达，气郁化火，胃失和降，逆气上冲而成，并见痞满，胁肋胀痛，嘈杂，呕恶吞酸，嗳气，口干口苦，甚则心烦易怒，舌红苔黄，脉弦数等症。其诊断要点是："①胃脘或食管处其痛如灼；②嘈杂泛酸；③口苦。"杜昌华用左金丸治眩晕：某男，50 岁。患者因眩晕不能平卧 1 小时而来就诊。素无眩晕病史，血压正常，舌偏红，苔薄白，脉弦数。追询病史，2 天来心情不畅，郁怒不已，以致肝火化风。嘱服左金丸 1.5 克，服后 1 小时已能平卧，眩晕消失，次日已去上班。笔者喜用左金丸治疗消化系统疾病，如幽门螺杆菌感染性胃炎、糜烂性胃炎、胆汁反流性胃炎、食管炎、消化性溃疡、幽门梗阻、肠梗阻、功能性腹痛、上腹饱胀综合征、肠易激综合征、慢性结肠炎、急性阑尾炎术后肠粘连及急慢性肝炎、急性胆囊炎、胆石症等。另外，消化道肿瘤及其化疗、手术后患者，症状丛生，若肝郁化火，胃气上逆明显者，可用本方加味治疗。有人实验发现，左金丸对人胃癌细胞具有抑制其生长活性和诱导凋亡的作用。临证时左金丸多用于复方，如笔者用治胃热气滞湿阻证时，本方加黄连温胆汤；肝郁血滞而脘腹胁肋痛甚者，本方合金铃子散和芍药甘草汤；伴经前乳胀，情绪波动者，合柴胡疏肝散；兼湿热上扰心神而不寐者，加半夏秫米汤等。

结语：综上所述，笔者认为左金丸的"左金"之意，指本方平降肝火的功效，又名"回令丸"中的"回令"，喻本方疗效之好。左金丸中的黄连，既能清心火，也有泻肝火的作用。左金丸临床应用广泛，临证多用复方，其黄连与吴茱萸的用量配比不必拘泥于六一比，灵活用治消化系统疾病，疗效满意。

（陈永灿　白钰）

朱丹溪《痛风论》及其痛风方评述

在多年的诊治痛风过程中，朱丹溪的《痛风论》及其痛风方给了我们有益的启迪。

（一）痛风论，接近痛风本质的认识

《痛风论》载于《格致余论》，是一篇重要医论。《格致余论》为朱丹溪的代表作。格致，系儒家语，即"格物致知"。元代学者许谦将格物致知作为探究理学的手段，丹溪为其弟子，承其学，取"格致"命名，反映了其书要旨在于考证推论，探究医理。《格致余论》共收集医论 42 篇，每篇各有其主题内容，《痛风论》是对痛风医理的探讨。

《格致余论·痛风论》："彼痛风者，大率因血受热，已自沸腾，其后或涉冷水，或立湿地，或扇取凉，或卧当风，寒凉外搏，热血得寒，污浊凝涩，所以作痛；夜则痛甚，行于阴也。治法以辛热之剂，流散寒湿，开发腠理，其血得行，与气相和，其病自安。"丹溪此论，涉及了痛风的发病、病理及治疗。论发病，《痛风论》指出，人体气血运行，"气行脉外，血行脉内，昼行阳二十五度，夜行阴二十五度"，达到平衡。但是，这种平衡易受寒、热、暑、湿、燥、火六气的影响，喜、怒、忧、思、悲、恐、惊七情的伤害，使气血运行失去常度，导致发病。

病有千变万化，至于发为痛风，大多因为血分有热，血热犹如水气沸腾，此时受冷水、水湿、凉风的侵入，导致"寒凉外搏，热血得寒，污浊凝涩"，血凝则痛作。寒属阴邪，故有"夜则痛甚"的特点。结合《丹溪手镜》中的"痛风，血久得热，感寒冒湿，不得运行，所以作痛"论述，不难发现丹溪对痛风病理的独到见解：内有血热，当风、遇湿、受寒，热得风寒湿邪壅遏，血行瘀阻，经脉痹塞不通。

基于"污浊凝涩"阻遏脉道，影响气血的正常运行，丹溪强调治法以辛热之剂，流散寒湿，开发腠理，通过发汗解肌、渗湿利尿、通腑缓泻等，祛除"污浊"，恢复气血的和顺畅通，使病体得以安和。

紧接其后，《痛风论》以医案为例讲述了痛风的数种变异情况。

东阳傅文，年逾六十，性急作劳，患两腿痛甚，动则甚痛。予视之曰：此兼虚证，当补血温血，病当自安。遂与四物汤加桃仁、陈皮、牛膝、生甘草，煎，入生姜，研潜行散，热饮。三四十帖而安。

又，朱宅阃内，年近三十，食味甚厚，性躁急，患痛风挛缩数月，医祷不应。予视之曰：此挟痰与气证，当和血疏气导痰，病自安。遂以潜行散入生甘草、牛膝、炒枳壳、通草、陈皮、桃仁、姜汁，煎服，半年而安。

又，邻鲍六，年二十余，因患血痢用涩药取效，后患痛风，叫号撼邻。予视之曰：此恶血入经络证，血受湿热，久必凝浊，所下未尽，留滞隧道，所以作痛；经久不治，恐成偏枯。遂与四物汤加桃仁、红花、牛膝、黄芩、陈皮、生甘草，煎，入生姜，研潜行散，入少酒饮之，数十帖；又与刺委中，出黑血近三合而安。

傅案虚证，补血温血以求温通；朱案痰气阻滞，和血疏气导痰；鲍案恶血入络，血受湿热，凝浊留滞隧道，养血活血配合放血疗法。三案治法虽各异，但均认准经脉不通之基本病理特征，治疗用药的补之、疏之、攻之、刺之，目的只有一个，气血经脉的和通畅达。

痛风是一个特指的病名，由于长期嘌呤代谢紊乱，表现为高尿酸血症、急性关节炎反复发作、痛风石沉积、慢性关节炎和关节畸形等。痛风发病有内在的遗传因素，外因则与饮食因素、生活习惯、受凉、疲劳、情绪变化等有关，而尿酸盐结晶积累到一定程度是引起发病的重要病理基础，其病多在夜间发作。应该说，早在千年之前，医家不可能用嘌呤代谢紊乱、高尿酸、尿酸盐沉积来阐述痛风的本质，但我们不得不佩服丹溪的"热血得寒，污浊凝涩，所以作痛，夜则痛甚"这一接近痛风本质的认识。

（二）痛风方，治疗痛风之通剂

论痛风治疗，《痛风论》提到的是"辛热之剂"。对于辛热药的使用，丹溪设问答进行强调。他说，燥热之药，功能燥湿，病证轻浅者湿痰得燥则开，热血得热则行，可暂时取效，但燥热不能补养亏少之阴血，病深血亏甚者，用燥热会使阴血愈加劫耗，病情愈加深重。可见他用热药之理，着眼于疏导，用作药引，用量小，与其他药配合着用。这一精神充分地体现在他创立的痛风方中。

痛风方是丹溪治疗痛风的名方，《丹溪心法》不出方名，仅说"治上中下疼痛"，《金匮钩玄》命名"上中下痛风方"，《丹溪治法心要》称作"治上中下痛风方"。《丹溪心法》卷四《痛风》："治上中下疼痛：南星（姜制）、苍术（泔浸）、黄柏（酒炒）各二两，川芎一两，白芷半两，神曲（炒）一两，桃仁半两，威灵仙（酒拌）三钱，羌活三钱（走骨节），防己半两（下行），桂枝三钱（行臂），红花（酒洗）一钱半，草龙胆半钱（下行）。上为末，曲糊丸梧子大，每服一百丸。空心，白汤下。"

分析痛风方组方用药，南星燥痰散风，苍术祛湿，黄柏清热，用量最重，推为主药。南星燥湿化痰，祛风定惊，消肿散结，善祛经络骨节之痰，治风痰肿痛；黄柏泻火，燥湿，解毒；苍术燥湿健脾，祛风辟秽。苍术与南星同用，可使燥湿祛痰的作用得以加强；与黄柏同用，善治湿热下注，筋骨疼痛，足膝红肿热痛。三药相互配合，清热、燥湿、祛痰，起到主导作用。其次如防己除湿行水，羌活、威灵仙祛百节之风，白芷祛头面风，桂枝温经通络，川芎引血中之气，桃仁、红花活血行瘀，龙胆草泻肝经之火，神曲消中焦积气，各尽其用。

《医方集解》对该方有很高评价：此治痛风之通剂也。黄柏清热，苍术燥湿，龙胆泻火，防己行水，四者所以治湿与热也；南星燥痰散风，桃仁、红花活血去瘀，川芎为血中气药，四者所以治痰与血也；羌活祛百节之风，白芷祛头面之风，桂枝、威灵仙祛臂胫之风，四者所以治风也；加神曲者，所以消中州陈积之气也。疏风以宣于上，泻热利湿以泄于下，活血燥痰消滞以调其中，所以能兼治而通用也。证不兼者，以意消息可矣。

痛风的病因病机是血热而又感受风寒、湿邪，血凝气滞，经络不通，以致四肢百节、上中下走痛。痛风方诸药相合，祛风湿，行痰瘀，温散通利，清泻蕴热，可使上中下诸痛消除。

分析该方取效的原因，其用量及炮制是重要的一环。

用量上，桂枝三钱，仅南星、苍术、黄柏的六分之一，是川芎、神曲的三分之一，是白芷、桃仁、防己的二分之一，与威灵仙、羌活等量。《丹溪心法》解释桂枝功用："能横行手臂，领南星、苍术等药至痛处"。用量更轻的是红花一钱半，龙胆草半钱，与桂枝相比，一活血，一清火，一温行，药性虽异，用意相同，用作引经药。

炮制上，南星用姜制，一是取其解毒之用，二是用作引经，使其开结闭、散风痰、消肿痛的作用得到加强。苍术泔浸，使能宣行通利，除湿发汗，即如李东垣所说：苍术有雄壮上行之气，能除湿，经泔浸火炒，能出汗。黄柏酒炒，可降低苦寒药性，免伤脾阳，并能活血通络，引药上行；又如威灵仙酒拌，红花酒洗，加强了温通的作用，有助于上中下痛风治疗效果的提高。

现代研究表明，痛风在发病过程中多伴有炎性反应，血尿酸增高，而川芎、防己、威灵仙、桃仁、红花、南星有抗炎解热镇痛作用，苍术、黄柏、龙胆草有抗炎作用，并能降血尿酸，这可能是该方治疗痛风取效的原因之一。应该说，丹溪痛风方的创立，为现代多发病痛风的治疗提供了确有疗效的治疗良方。

（三）《痛风论》及痛风方的贡献

现代的痛风病证，按中医辨证大多符合《痛风论》所述湿热蕴结，痰瘀阻滞病证，治疗中，只要将痛风方稍作化裁，即可取效。

房氏等在《邯郸医学高等专科学校学报》2000年第5期撰文介绍，以痛风方为主治疗痛风性关节炎30例，其中趾关节22例，踝、膝关节5例，腕关节3例。药用黄柏、苍术、南星、桂枝、威灵仙、红花、羌活、防己、桃仁、川芎、龙胆草、白芷、神曲为主方，关节红肿热痛甚者加土茯苓、萆薢，痛风症状明显加昆布、海藻，发作期后用金匮肾气丸、人参健脾丸等调治，以巩固疗效。急性发作期，配合用秋水仙碱片0.5毫克，早晚饭后服一次，每晚用消炎痛栓塞肛，用药3天后停用。经治疗后，关节红肿热痛消失，关节活动正常，血沉、尿酸正常27例，占90%。

高氏在《江苏中医药》2010 年第 5 期撰文介绍，以丹溪上中下痛风方为基础，加用土茯苓、萆薢、虎杖、海桐皮、川牛膝清利湿热，通络止痛，治疗痛风，收到较好的治疗效果。如王某，男，62 岁。患高尿酸血症 10 年，两足第一跖趾关节交替肿痛，反复发作。痛发时服秋水仙碱可暂时缓解。2003 年 3 月 12 日初诊，3 天前突现右足第一跖趾关节红肿剧痛，不能任地，伴两踝、右膝关节酸痛，夜难安寐，口干苦，脘痞纳呆，大便溏而不爽，小溲黄赤，舌红苔薄黄腻，脉弦滑数。血尿酸 646μmol/L。诊为急性痛风性关节炎，以上中下痛风方加减：苍术 15 克，黄柏 15 克，木防己 15 克，威灵仙 15 克，制南星 10 克，桃仁 10 克，红花 10 克，川芎 10 克，龙胆草 10 克，萆薢 15 克，虎杖 15 克，滑石 30 克，土茯苓 30 克，苡仁 30 克，海桐皮 15 克，川牛膝 10 克。每日 1 剂，水煎服。5 剂后，右足第一跖趾关节红肿热痛明显减轻，左膝关节疼痛消失。守方续服 15 剂，诸关节肿消痛止，活动自如。巩固治疗 10 天，查血尿酸 300μmol/L，随访 1 年未复发。

本人治疗痛风，以痛风方为基础，经过数百例实践，收到良效。如王某，50 岁，义乌市荷叶塘人，中国小商品城经商。平时多应酬，海鲜吃得多，大量喝酒。自诉嗜酒如命，喝下的白酒不下 1000 斤，原来一次可喝两瓶；痛风频繁发作后，每次 3 两，一日 2 次。1998 年起出现右足拇指关节肿痛，服西药后消除，但足趾常有隐痛，尿酸长年偏高，2004 年 5 月 12 日为 592 单位。在杭州工作的儿子告诉他，5 月 17 日有痛风防治知识讲座，便从义乌赶到了位于杭州城西的浙江省立同德医院听我讲痛风保健。他形体肥胖，诉手足困重，喜睡懒动，苔黄腻，舌质胖而滑润，尖有红点。治法遵丹溪要旨，祛湿泄热行瘀，用痛风方加减。

2004 年 10 月 22 日，陈某来到杭州，他是东阳市湖田人。东阳与义乌比邻，曾给王先生配药的药工介绍，王服药后效果很好，他便赶到杭州求诊。他 58 岁，痛风 10 年，反复发作，近半年几乎没有间隔期，持续疼痛。两跖骨小头处肿大，曾行痛风石手术取石治疗，术后未见好转，疼痛频繁，发则关节红肿疼痛，曾服多种西药，效均不佳。就诊时右足拇指关节、踝关节肿痛，局部热肿，苔浊腻，舌黯红，脉弦，尿酸 571 单位。处方以痛风方为主，加用清热毒药，7 剂。10 月 31 日复诊，红肿消退，疼痛减轻，继以痛风方出入，并用散剂调治。

2004 年 10 月 24 日，李某找到了我。他说，今年 51 岁，有 10 年的痛风史了，左足底疼痛，常影响行走。他家住义乌市江东新村，在小商品城经商，与王某是好友，看到王某的服药效果，也要我处方。他长年饮酒，每日数瓶啤酒。苔白厚浊而腻，根部黄厚，质胖滑润，脉弦数。处方也是痛风方出入。

王、陈、李 3 个患者在 2004 年用药后，均有随访。王某曾数次复诊，根据不同病证，处方稍作调整，病情基本稳定，每天的酒还是照样喝，他说宁可一边吃药一边喝酒，如果没有酒就是要了他的命。陈某说，应酬多会有足趾隐痛，这时赶快按方配药服用，病证稳定后做成胶丸还是管用的。

在取得经验的基础上，我们在省中医药管理局的支持下，开展了"丹溪痛风方临床研究"，以丹溪痛风方为观察组，中成药痛风定胶囊为对照组，进行观察研究。选择符合西医诊断"痛风"标准及中医辨证"风湿热痹证"标准，年龄在 18 ～ 65 周岁，并经知情告知后自愿接受治疗者 64 例，随机分为观察组和对照组各 32 例。观察组采用丹溪痛风方原方，每人每天用量为：姜制南星、制苍术、酒炒黄柏各 12 克，川芎、炒神曲、桃仁、酒拌威灵仙、羌活、防己各 6 克，白芷、桂枝、酒洗红花各 3 克，龙胆草 1.5 克（所用药物按照原方要求进行规范炮制，按量称取，加水浸 2 小时后，用煎药机煎煮 1 小时，用包装机包封，每包 200 毫升，每剂 3 包。每日 3 次，分别于早中晚后半小时服用 1 包），连续用药 4 周。酒黄柏、酒红花二药委托浙江中医药大学中药饮片厂将规范加工，按 3:1 量做成胶囊，连同中药煎剂规范给药。对照组采用中国中医研究院中汇制药公司生产的中汇"痛风定胶囊"（由黄柏、秦艽、赤芍、车前子等组成，功能清热祛风除湿，活血通络定痛），批准文号为（97）卫药准字 Z-128，按照原处方用药，每日 3 次，每次 4 粒，于食后用温开水送下，连续用药 4 周。观察治疗前后临床证候、主要化验指标（包括血尿酸、血沉）、止痛起效时间、止痛持续时间及 1 年内复发次数，结果观察组总有效率 87.5%，对照组总有效率 62.5%，统计学处理有显著性差异（$P<0.05$）；两组中医证候疗效比较，观察组总有效率 93.75%，对照组总有效率 65.63%，统计学处理有显著性差异（$P<0.01$）；临床症状（积分）改善情况比较，两组均较治疗前有明显改善（$P<0.01$），但观察组改善情况更为明显，与

对照组比较，有显著性差异（$P<0.05$）；主要化验指标（血尿酸、血沉）情况比较，两组均较治疗前有明显改善（$P<0.01$），而观察组改善情况更为明显，与对照组比较，有显著性差异（$P<0.05$）；止痛起效时间、止痛持续时间比较，统计学处理有显著性差异（$P<0.01$）；一年内复发情况比较，观察组痛风发作次数明显减少（$P<0.01$），与对照组比较有显著性差异（$P<0.05$）。研究结果显示，丹溪痛风方治疗痛风明显优于痛风定胶囊。

（施仁潮）

清热祛湿话二妙

朱丹溪尝谓："六气之中，湿热为患，十之八九。"此乃朱氏对湿热病因说的重大发展，这与他生活于东南沿海一带，地处卑湿，气候温热，以致湿热病广泛流行有着密切关系。因此，丹溪临证治病，十分重视清热祛湿之法，二妙散即是其创制的代表方剂。

二妙散出《丹溪心法》，由黄柏（炒）、苍术（米泔浸炒）各等分组成，具有清热燥湿之功效。方中黄柏性味苦寒，苦能燥湿，寒能清热，尤善于清下焦湿热；苍术性味苦寒，功擅燥湿。二药相配，药简效宏，堪称是治疗下焦湿热的经世名方。临床适应于湿热下注所引起的两足酸软无力，足膝红肿热痛，步履艰难，或妇女湿热带下，或湿疮、淋浊等病证，患者舌苔多黄腻。受其影响，《医学正传》于本方中加牛膝，名"三妙散（丸）"，主治湿热下注，脚膝麻木热痛；《成方便读》于三妙散（丸）中加薏苡仁，名"四妙散（丸）"，主治湿热下注，两足麻痿肿痛等症，从而拓宽和发展了本方的应用范围。

临床应用举隅

1. 痛风性关节炎 俞氏报道用"痛风合剂"治疗本病60例，获得满意疗效。其组方为：苍术10克，黄柏10克，生米仁30克，土茯苓30克，金钱草15克，羌、独活各10克，制川、草乌各5克，木通5克，生地15克，车前子（包）12克，生甘草3克。每日1剂，水煎服。（编者注：本方为二妙散加味）并配合外敷消瘀止痛膏。治疗结果：显效27例，有效31例，无效4例，总有效率为96.7%。（《上海中医药杂志》1997年第2期31页）

2. 热痹　王氏介绍用二妙散加味治疗热痹 28 例，其方药组成：苍术 12 克，黄柏 15 克，牛膝 12 克，苡仁 30 克，连翘 20 克，银花 12 克，海桐皮 10 克，豨莶草 15 克。1 日 1 剂，煎汤 600 毫升，每次饮 200 毫升，3 次／日，1 至 2 周为 1 疗程。治疗结果：治愈 18 例（占 64.2%），好转 8 例（占 28.6%），无效 2 例（占 7.2%）。如治郑某，男，68 岁，住院号 6400。4 天前因受凉而感周身关节酸痛，口干，自服感冒清片 3 天，右膝关节红肿热痛，活动时加重，口干，微恶寒，尿黄。门诊以风湿关节炎收住，入院时右膝关节红肿热痛，活动不利且加重，口干，微恶寒，尿黄。查：右膝关节灼热，皮肤发红，关节肿胀，触痛。查血沉 16mm／小时，抗"O"类风湿因子、C 反应蛋白、尿酸均为阴性。中医诊断：热痹，辨证湿热阻络；西医诊断：风湿性关节炎。治则清热除湿，通络止痛。投二妙散加味。服药 1 周，右膝关节红肿热痛消失，口干，微恶寒，尿黄愈。复查血沉 8mm／小时。随后出院。（《云南中医药杂志》1995 年第 5 期 46 页）

3. 风湿性肌炎　苏某，男，30 岁，1976 年 3 月 6 日入院，住院号：0363。2 月中旬，左侧小腿肌肉突然疼痛，约经半小时后自行缓解，后来类似情况反复发作 5 次。于 2 月 24 日两侧小腿肌肉疼痛加剧，行走困难，并伴头晕身困，大便溏，小便黄等症状。曾服中西药未见好转而送来我院就诊。诊见舌红苔白厚，脉象濡缓，体温 37℃。两侧小腿肌肉压痛明显，局部未见红肿，需拄持拐棍才能行走，神经反射正常。辨为湿热下注，浸淫肌肤之证。治宜清热化湿，活血通络。方投四妙散加味：苍术 15 克，黄柏 10 克，薏苡仁 25 克，牛膝 12 克，秦艽 12 克，赤芍 12 克，归尾 10 克，红花 8 克。水煎分 3 次服，每天 1 剂，连服 2 天。3 月 8 日二诊：服上方 2 剂后，两侧小腿疼痛大减，可丢掉拐棍步行，仅感活动不自然。守原方再进 2 剂。住院 5 天，诸症消失。（《广西中医药》1984 年第 1 期 23 页）

4. 周期性麻痹　闭某，男，17 岁，1976 年 4 月 6 日入院，住院号：0511。4 月 4 日清晨，自觉四肢酸胀重着，至 10 时左右，双手不能上举，两下肢不能活动，无发冷发热头痛咳嗽等症，大便稀烂，日 1～2 次，无黏液脓血，尿黄无灼痛。4 个多月前曾患类似病证，以西药治疗 7 天而愈。诊见血压 138／80 毫米汞柱，神清，表情痛苦，被动体位，两侧提睾反射减弱，两侧膝、跟腱反射消失，肱二头肌、肱三头肌反射消失，四肢肌张力差。舌质红，苔微黄而腻，脉象滑数。辨为湿热痿证。治宜清热化湿通络。

方投四妙散加味：苍术 10 克，黄柏 15 克，薏苡仁 15 克，牛膝 12 克，银花藤 30 克，鸡血藤 20 克，威灵仙 10 克。水煎分 3 次服。4 月 7 日二诊：药后，半夜自觉四肢微热和麻木感，逐渐能活动，可自行翻身，今早能下床行走，经检查各肌腱反射均正常。上方共进 3 剂，于 4 月 9 日痊愈出院。（引同上）

5. 多寐　胡某，女，48 岁，1980 年 6 月 18 日初诊。嗜睡易倦，白天每 2 小时左右就得躺下睡一觉，不然困顿难堪。头昏略痛，有如物缠头部之感，视物不清，耳目失聪，周身沉重，小便黄赤。舌质红，苔腻略黄，脉象濡数。病已年余，曾服健神滋补之剂罔效。该患论证审因查脉，当从清热化湿为治，拟用二妙散。处方：黄柏 15 克，苍术 20 克。水煎饭后服。3 剂。复诊：6 月 21 日。服完上药后，小便黄赤加重，视物略清晰，余无反应，按前方续进 6 剂。服完此药，诸证消除，精神清爽，唯胃部不适。按原方加草蔻 10 克，黄柏减为 10 克，又服 2 剂，清余邪，安中州，遂痊愈。（《黑龙江中医药》1984 年第 5 期 46 页）

6. 痢疾　王某，男，64 岁，工人。时处酷暑，炎热郁蒸，饮食与湿热相结，气血凝滞不行，传导失职，遂成痢证，而见腹痛，里急后重，下痢脓血，赤白夹杂，发烧，口渴，脉滑数，苔黄腻等症。治以清热燥湿，调气行血法，方用二妙散合芍药汤化裁，3 剂而愈。（《黑龙江中医药》1983 年第 2 期 43 页）

7. 带下　苏某，女，17 岁，学生。黄白带下，量多，味腥臭，时下如烂肉样条状物，少腹重坠绵痛，经期超前，经血色深，脉沉缓，苔黄白而腻。诊为脾虚肝郁，下焦湿热内结所致。治以清热燥湿，健脾舒肝法，方用二妙散加味，并仿逍遥散法，3 剂痊愈。（引同上）

8. 产后会阴切口感染　张氏等报道用二妙散加味治疗产后会阴切口感染 32 例，中医辨证属下焦湿热，治以清热燥湿，凉血解毒，其组方为：苍术 30 克，黄柏 9 克，大青叶 30 克。每日 1 剂，水煎 2000 毫升，熏蒸会阴部，1 日 2 次。全部病人均作会阴切口扩创术。疗效观察：3 天内全部病人会阴切口创面清洁无红肿，干燥，收敛。其中 1 天见效者 20 例，占 62.5%，2 天见效者 10 例，占 31.25%，3 天见效者 2 例，占 6.25%。如治陈某，28 岁，住院号 37650。产前阴道检查 1 次。因胎儿宫内窘迫行产钳助产娩一女婴。羊水呈草绿色。产后持续低热 37.5℃以上。产后第 4 天会阴切口拆线后部分裂开，局部红肿有脓液。经扩创后应用二妙散加大青叶熏洗患处，2天后病人会阴切口创面肿退，清洁、干燥，切口新生肉芽，于1周后出院。(《中医杂志》1989年第1期62页)

9. 膝关节创伤性滑膜炎 邰氏介绍用二妙散合身痛逐瘀汤治疗膝关节创伤性滑膜炎52例，基本方为：苍术、黄柏、桃仁、红花各9克，秦艽、羌活、地龙、川芎、没药、当归、牛膝、五灵脂、甘草各6克，香附3克。每日1剂，1周为1疗程。治疗结果：显效35例，有效15例，无效2例，总有效率为96.2%。认为此症属中医痹证范畴，其主要病理变化为血瘀阻络，湿热下注，因基本方有清热祛湿，活血化瘀，行血通络之功，故获良效。(《辽宁中医杂志》1997年第2期71页)

10. 腰椎间盘突出症 傅氏等以二妙散为主，配合物理疗法，治疗本病47例，取得满意疗效。其中内服方药为：黄柏、赤芍、土牛膝各15克，苍术、车前子、薏苡仁各20克，桑寄生、宽筋藤、木瓜各30克，川芎10克。每日1剂。治疗结果：治愈37例，好转8例，无效2例。如治陈某，女，42岁，于1993年10月9日车送入院，住院号148842。患者从事仓管员工作，经常搬抬重物，于月前始觉腰部疼痛不适，并向右下肢延伸，伴右下肢麻木，近两天来疼痛加剧，不能行走，痛甚则下肢震颤，夜不能寐，大便少，小便短，口苦干，舌淡暗，苔黄厚，脉弦滑。体检腰骶部及右下肢沿坐骨神经走向深压痛，右直腿抬高试验阳性。门诊腰椎X线摄片未发现异常。入院后经腰椎CT检查确诊为L5／S1椎间盘突出，伴S1骨质增生。治以清热祛湿活血通络止痛法，方用二妙散加味。处方：黄柏、赤芍、乳香、没药各15克，苍术、土牛膝各20克，桑寄生、木瓜、宽筋藤各30克，川芎10克。配合使用维生素B_1、维生素B_{12}、谷维素、芬必得。每天上下午各行1次腰椎牵引，红外线照射，电脑多功能以及超短波治疗。经治疗几天患者能起床活动，但夜间睡眠、站立、扶持下行走时仍觉下肢牵拉样疼痛。上方加地龙15克，蜈蚣3克，牵引理疗每天1次，继续治疗10余天，患者能短距离独立行走，腰腿部疼痛基本消失，继续服用上方及理疗以巩固治疗。于1993年11月20日痊愈出院，追踪至今未见复发。(《新中医》1996年第11期38页)

综观上述，二妙散临床应用广泛，疗效显著，很值得进一步传承和弘扬，使之更好地为防病治病服务。

(盛增秀　寿旦)

大补阴丸现代临床应用述略

（一）方药考证

大补阴丸，即丹溪大补丸。《丹溪心法》卷三《补损》载：大补丸，降阴火，补肾水。其方由黄柏、知母、熟地、龟板、猪脊髓、蜂蜜组成。药物的炮制、制作要求：黄柏炒成褐色，知母酒浸后炒过，熟地酒蒸，龟板酥炙，猪脊髓、蜂蜜用作制丸的原料。用量前两味各四两，后两味各六两，一并研成粉末，用猪脊髓、蜂蜜和丸。空腹时服，用淡盐开水送下。

在《丹溪心法》卷三《补损》中，还有以大补丸命名的另一方，药仅黄柏一味，做法：炒成褐色，研粉，用水和丸。谓其去肾经火，燥下焦湿，治筋骨软。同时强调气虚以补气药下，血虚以补血药下，并不单用。

黄柏单味用，其意在于取性寒味苦，寒能清热，苦能燥湿坚阴，对于湿热痿证，湿热去而筋骨健，故言补。黄柏降火治痿为医家所推崇，张元素曾用黄柏治诸痿痹脚膝无力，于黄芪汤中加用，使足膝气力涌出；东垣以黄柏配苍术为治痿要药。但毕竟泻火以言补，黄柏本身并无滋补之力，故强调气虚用补气药，血虚用补血药送下，以期达到真实意义上的补益效果。

气虚配补气药，血虚配补血药，对于气或血偏虚者较为适宜；但对肝肾精血亏虚者，则以配合知母、熟地、龟板、猪脊髓诸滋阴补虚为宜，此即大补阴丸制方的奥义所在。综观全方，君药熟地、龟板滋阴潜阳，壮水制火；臣药黄柏、知母苦寒降火，保存阴液，平其阳亢；佐药猪脊髓、蜂蜜，助龟板、熟地滋补精髓以培本，又能制约黄柏之苦燥。诸药合用，滋养阴精，制约相火，培本清源，对于治疗肝肾阴精亏虚，相火亢盛，而见腰酸腿软、骨蒸潮热、盗汗遗精、眩晕耳鸣、失眠多梦诸症大有裨益，堪称丹溪"滋阴"的代表方剂。

（二）临床应用

1. 类风湿性关节炎 类风湿性关节炎属于中医痹证的范畴，正虚邪凑是其发病主因。素体禀赋不足，正气虚衰，腠理不固，风寒湿三气入侵，损伤肝肾，筋脉骨骼失其濡养，故有筋脉挛缩、骨骼变形之症。大补阴丸补肝肾，益精髓，降火气，强筋骨，有助于阻止骨质破坏，阻断病情发展。张氏等用大补阴丸加味治疗 21 例，药用：龟板、知母、炒杜仲、桑寄生各 10 克，黄柏、川芎、当归、炒白芍、淫羊藿各 15 克，熟地、黄芪各 30 克，肉桂 6 克。水煎 2 次，早晚分 2 次温服。4 周为一个疗程，连续服用 2～4 个疗程。兼挟寒湿者加制附片 10 克，炒白术 15 克；兼瘀血者，加鸡血藤 30 克，姜黄、红花各 10 克。关节肿痛明显者，配合外洗。结果临床缓解 9 例，显效 7 例，有效 3 例，总有效率为 90.48%。治疗后血沉明显降低（P<0.01），血红蛋白明显回升（P<0.01），经统计学处理，有显著性差异。显示该方有缓解疼痛、消除关节肿胀、降低血沉、提高血红蛋白、控制病情的作用。（《陕西中医》2005 年第 8 期 769 页）

2. 干燥综合征 本病多素体肝肾亏虚，阴津不足，水亏于下，相火妄动，精不生髓，骨骼失养，而有肌肤干燥、眼干、口干、关节疼痛等，用大补阴丸壮水益阴，可以取效。在汤剂治疗病情缓解后，考虑到此病迁延，难以速愈，仍守原意，制丸药服用，缓治其本。王氏报道，黄某，男，42 岁，5 月前出现皮肤干燥，双目干涩，口燥咽干，近 3 月病情加重，双膝关节变形，灼热疼痛，潮热盗汗，确诊为干燥综合征，遵丹溪意，以大补阴丸加减：黄柏、知母、山茱萸、麦门冬、北沙参各 12 克，熟地黄 20 克，龟板、山药各 18 克，枸杞子 15 克。每日 1 剂，连服 7 剂后，干燥略减，两膝关节疼痛减轻。守方加玄参 12 克，牡蛎 15 克，继服百余剂，膝关节修复满意，诸症基本消失。继服成药大补阴丸巩固疗效。（《河南中医》2004 年第 1 期 69 页）

3. 系统性红斑狼疮 本病病程长，多因久病阴血耗伤，阴虚火旺，出现肢痛挛急、低热不退、红斑、关节肿胀灼热诸症。大补阴丸养阴培本，降火清源，能使水充火降，阴平阳秘，达到痊愈。王氏治田某，女，37岁，3年前出现不明原因高热，四肢关节疼痛，时灼热肿胀，面部起红斑，疲倦乏力，腰痛尿少，血沉110mm/Ph，抗"O"正常，类风湿因子（－），尿蛋白（++），补体C40.68gPL，血检找到狼疮细胞，诊断为系统性红斑狼疮，用激素及环磷酰胺等治疗，病情缓解出院。近又发病，前医以二妙散加味，强的松用至40mgPd，热未退，关节肿痛益甚，并见筋腱挛缩，屈伸不利，五心烦热，咽干口燥，骨蒸盗汗，腰酸耳鸣，舌红少津无苔，脉细数。用大补阴丸加味：黄柏6克，知母、秦艽、桑寄生、丹参、紫草、赤白芍各12克，熟地黄20克，龟板、葛根各18克，地骨皮10克。每日1剂，服7剂后，膝、踝关节肿痛明显减轻，诸症好转。继而随症加减，服用40余剂，强的松减至15mgPd，诸症基本消失。（《河南中医》2004年第1期69页）

4. 糖尿病周围神经炎　糖尿病的病机，阴虚为本，燥热内结，故有多饮、多食、多尿、消瘦诸症，糖尿病周围神经炎是糖尿病最主要的慢性并发症，以周围对称性感觉和运动神经病变及自主神经病变最为多见，多属营阴被灼，络脉受阻，不通则痛。用大补阴丸加减，养阴制火，能获满意疗效。刘氏用大补阴丸加减治疗本病47例，结果显效33例，有效10例，总有效率为91.48%。基本用药：知母、黄柏、秦艽各10克，熟地30克，龟板20克。脉弦滑或滑数，舌苔黄腻者，加苍术、苡仁各30克；脉滑，苔白腻或白滑者，去黄柏，加木瓜10克，苍术、苡仁各30克，蚕沙10克；脉细数，舌质红，少苔者，加麦冬20克，石斛20克。每日1剂，水煎服。如赵某某，男，67岁，因双下肢麻木、疼痛1年，空腹血糖10.89mmol/L，尿糖（++++），诊断为Ⅱ型糖尿病并周围神经炎。舌质淡红，苔薄黄微腻，脉弦滑。方用知母、黄柏、秦艽各10克，熟地、苍术、苡仁各30克，龟板20克。连服30剂，下肢麻木、疼痛消失，血糖为7.3mmol/L，尿糖（+）。（《湖南中医杂志》2000年第3期40页）

5. 崩漏　《兰室秘藏》云："妇人血崩，是肾水阴虚，不能镇守胞络相火，故走而崩也。"故补肾水，制相火，乃是治疗本病的有效方法。南京中医院周仲瑛教授治金某案：患者27岁，崩漏5年，月经常20～30天不尽，此次月经，先崩后漏，用大量中药及西药黄体酮治疗仍迁延约两月难净，呈咖啡色，左乳房隐痛，疲劳乏力，面色萎黄，苔黄质红，脉细滑。辨证为肾虚肝热，冲脉失约。急则治标，首诊用多味化瘀止血药涩漏止崩，配合生地、山萸肉滋肾阴，丹皮、黑山栀清肝火。此后每逢经期，选大补阴丸为主方，以炙龟板先育阴阳，调补冲任，生地、女贞子、旱莲草、炒阿胶珠、仙鹤草凉血养血止血，黄柏、知母清热止血，炙乌贼骨、茜根炭、陈棕炭、血余炭、茺蔚子化瘀止血，防宿疾再作。调治后月经周期、色、质、量正常。（《辽宁中医杂志》2003 年第 4 期 255 页）

6.更年期综合征 本病为中医经断前后诸症，系肾气衰弱，冲任虚损，精血不足，以致脏腑经络失于濡养和温煦所致。用大补阴丸补肾阴，泻相火，有标本兼治之功。薄氏等以大补阴丸加减治疗 48 例，基本方：炒黄柏 10 克，知母、淫羊藿各 12 克，熟地黄、龟板（醋炙）、山茱萸各 15 克。未绝经而经血多者，加益母草 30 克，三七粉 2 克，阿胶（烊化）10 克；汗多者，加地骨皮 15 克，浮小麦、煅龙骨、煅牡蛎各 30 克；失眠多梦者，加夜交藤 30 克，炒枣仁 20 克；肝瘀胁胀者，加川楝子、郁金各 12 克，白芍 9 克。每日 1 剂，水煎，早晚分服。10 天为 1 疗程，4 疗程后统计疗效，有效率为 93.75%。（《中医药学刊》2006 年第 2 期 349 页）

孙氏报道，应用大补阴丸加减治疗本病 78 例，两周为 1 个疗程，总有效率达 93.16%。如陈某，49 岁，近年来月经周期紊乱，或二三月一次，或一月二行，经量时多、时少，常有颜面潮红，全身烘热汗出，烦躁而好发脾气，有时头晕目眩，有时眼睑及下肢浮肿，甚者手足心发烫，夜寐少安，心悸，舌红苔薄，脉象细数。药用：黄柏、知母、熟地各 12 克，龟板、防己、女贞子、旱莲草各 10 克，枸杞子、地骨皮、酸枣仁各 15 克，生黄芪 20 克。服 3 剂，面部潮红退去，烘热汗出亦减，手足心已不烫，睡眠改善，浮肿渐退。前方加减再服 7 剂，诸症基本消失，改服大补阴丸，每日 2 次，每次 6 克（上海雷允上药业有限公司生产），连服两月，诸症消失，半年后随访无恙。（《浙江中医杂志》2003 年第 5 期 196 页）

7.老年认知功能障碍 老年认知功能障碍多因年老体衰，肾精亏损，脑海空虚，肾阴不足，相火独旺，上扰神明，故有错觉、焦虑、过度兴奋、失眠、不安、激越诸症，大补阴丸颇切肝肾阴虚，阴虚火旺病机，治之有效。谢氏以本方加减治疗 69 例，取得较好的疗效。基础治疗：改变生活习惯，加强智能锻炼，控制危险因素，积极防治动脉粥样硬化、冠心病、糖尿病、高血压、低血压、血脂异常、短暂性脑缺血发作、卒中等。药物治疗：大补阴丸加味：龟板12克，生地、杞子、柏子仁、丹参各15克，知母、黄柏、菊花、枣仁、天冬、麦冬各10克。每天1剂，加水煎服。结果总有效率91.43%。（《浙江中西医结合杂志》2007年第6期373页）

8. **咳血** 《医宗金鉴》曰："朱震亨云：阴常不足，阳常有余，宜常养其阴，阴与阳齐，则水能制火，斯无病矣。今时之人，过欲者多，精血既亏，相火必旺，真阴愈竭，孤阳妄行，而劳瘵、潮热、骨蒸、咳嗽、咳血、吐血等证悉作。"大补阴丸"壮水之主以制阳光"，颇合咳血阴常不足、虚火内扰之病机。王氏介绍治李某，男，51岁，支气管扩张咯血，身热，咳嗽，痰少，痰中带血，甚则咳吐鲜血，口干，心烦易怒，五心烦热，舌红少苔，脉细数。X线摄片提示：支气管扩张合并肺部感染。辨证属虚火咳血，投大补阴丸加减。处方：黄柏、知母、北沙参、川贝母、蒲黄炭、阿胶珠各12克，熟地20克，龟板18克，麦冬15克，仙鹤草15克。3剂，咳血顿减，身热渐退；7剂，咳血止，潮热退。（《湖南中医药导报》2003年第12期29页）

9. **尿血** 尿血有因阴虚火旺者，久病肝肾阴精暗耗，相火内炽，伤及肾与膀胱之络而至尿血，离经之血又加重经络阻滞，使尿血反复不止。在滋阴降火的基础上，着力化瘀止血，水足火自降，瘀去血自归经。王氏介绍治常某，男，46岁，7年前患肾结核，右肾已切除，仍反复发作无痛性血尿，近年来遇劳则发，多次治疗不能止其复发。证见尿血色暗红混有血凝块，兼有眩晕、耳鸣、盗汗、腰膝酸软、咽干便结、手足心热，舌质红有瘀斑，脉细涩而数。此为肾阴不足，虚火妄动，灼伤阴络，投大补阴丸加减：黄柏、知母各15克，熟地30克，龟板、鳖甲各24克，山药20克，琥珀粉2克，茜草、花蕊石各12克，三七粉3克。进药5剂，血尿即消，随访2年未发。（《湖南中医药导报》2003年第12期29页）

10. **原发性血小板减少性紫癜** 紫癜多病程长而反复，中医辨证有肝肾阴虚、心脾两虚、脾肾两虚、热盛血瘀等证型。杨氏等报道治疗原发性血小板减少性紫癜20例报道，其中肝肾阴虚型7例，用大补阴丸加减，药用：生地30克，熟地、炙龟板各20克，知母、女贞子、旱莲草、水牛角各15克，黄柏、赤芍、白芍各10克。每日1剂，水煎服。连服2周，出血症状明显改善。（《医学论坛》2006年第9期133页）

王氏介绍治丁某，女，34岁，3年前突然出现全身散在紫斑，两上肢为甚，大小不等，压之不褪色，无痛痒，伴有齿龈出血。近两月病情加剧，血小板计数43×10^9/L，骨髓穿刺提示巨核细胞系统有成熟障碍，诊断为"原发性血小板减少性紫癜"。服用强的松等药物治疗，效果不佳。诊见头晕耳鸣，潮热，倦怠乏力，腰膝酸软，心烦不寐，口干，牙龈肿痛，时有渗血，鼻衄每周发作2～3次，皮肤散在紫斑，月经淋漓不断，色鲜红，舌边尖红，少苔，脉细数无力。实验室检查：血小板计数44×10^9/L，血红蛋白90g/L。用大补阴丸加减：黄柏9克，知母、阿胶珠、花生衣、旱莲草、女贞子、茜草、丹皮、鸡血藤各12克，熟地20克，龟板18克，黄芪、白术、紫草各15克。连服15剂后，精神转佳，出血渐止，紫斑减少，血小板计数上升至67×10^9/L。上方出入，调治两月余以求巩固。（《湖南中医药导报》2003年第12期29页）

11. 血精症 血精多因阴虚火旺，下焦湿热，灼伤精室血络所致。张氏用大补阴丸加减治疗28例。用药：黄柏、知母、阿胶、丹皮各10克，熟地黄、龟板、生蒲黄各12克，白茅根30克。每日1剂，水煎2次，早晚分服，10天为1个疗程。结果1个疗程治愈者3例，2个疗程治愈者9例，3个疗程治愈者14例。（《北京中医》2000年第6期39页）

12. 复发性口疮 复发性口疮即复发性口腔溃疡，是口腔黏膜病中的常见病，多发病。其发病与素体阴虚，复因劳损，阴精亏虚，虚火上炎有关。有报道，130例口疮患者，临床证型均为阴虚火旺，治以滋肾养肝，降火清热为法，用大补阴丸加减：熟地黄30克，龟板40克，知母15克，山茱萸、黄柏、玄参、麦冬、牛膝各10克，山栀、薄荷各7克。疮面充血明显、疼痛剧烈者，加白蔹、紫花地丁；小便黄者，加木通、淡竹叶；眠差者，加酸枣仁、合欢皮；口干苦、烦躁者，加龙胆草、菊花、白芍；夹湿热者，加藿香、薏苡仁。每日1剂，日服2次。15天为1个疗程，一般服药1～2个疗程。外用纯蜂蜜局部涂抹患处，每天3次。用药后1、3、6、12个月追踪观察，总有效率89.23%。（《广西中医药杂志》2009年第1期45页）

13. 失眠 周仲瑛教授治隋某，男，58岁，失眠20年，近年加重，刻下入睡困难，神思纷杂，烦躁不安，右足心热，右腿胀，腰痛，尿黄，口干，苔薄黄腻质黯，舌体稍胖，脉细滑。辨证属君相火旺，阴不涵阳。

药用：生地、丹参各 12 克，炙龟板、黄柏、阿胶、黑山栀、法半夏、麦冬、白芍、莲子心各 10 克，知母 9 克，黄连 5 克，熟枣仁、珍珠母各 30 克，炒延胡索 15 克。服药 14 剂，寐眠明显改善，烦躁减，右足心发热，时有痒感，但入睡仍有困难，口干不重，尿不黄，苔黄质黯紫，脉细弦。原方加玄参 10 克，改生地 15 克。年近六旬，病久及肾，阴亏津少，水不济火，心阳独亢，心扰神明。正如《景岳全书·不寐》所云："真阴精血不足，阴阳不交，而神有不安其室耳。"本案失眠长达 20 年，多以清肝、安神之治，难以奏效。周师从足心热、尿黄、腰痛、口干等证结合病史，断其为君相火旺，阴不涵阳。治选大补阴丸为主方，正对病因，故症情稳定改善。(《辽宁中医杂志》2003 年第 4 期 255 页)

14. 汗证　《医学正传·汗证》："盗汗者，寝中而通身如浴，觉来方知，属阴虚，营血之所主也。盗汗宜补阴降火。"周仲瑛教授治卢某，男，35 岁，夜寐盗汗，迁延不愈，睡后肌肤烘热，汗出，腰骶部酸有沉坠感，晨尿色黄，苔薄黄腻质红，偏黯，脉细弦。证属肝肾不足，阴虚热郁。药用：生地 12 克，玄参、麦冬、黄柏、知母各 10 克，煅龙骨、牡蛎(因价格关系，将大补阴丸中龟板改为龙牡)各 25 克，炙鳖甲 10 克，瘪桃干 20 克，五味子 5 克，鹿衔草、桑寄生各 15 克，糯稻根、浮小麦各 20 克，楮实子 10 克。二诊：烘热汗出减轻，夜寐可，纳差，腰酸重，有坠感，尿黄，苔黄腻质黯，有齿印，脉细弦，加炒谷芽、麦芽各 10 克，炒杜仲 12 克。(《辽宁中医杂志》2003 年第 4 期 255 页)

(三)应用体会

1. 阴虚内热病证均宜使用　近年来，大补阴丸在临床中得到广泛应用，除了本文涉及病证外，还有顽固性腰痛、皮肌炎、慢性咽炎、声带麻痹、慢性荨麻疹、黄褐斑等，病种涉及内科、妇科、儿科、男科，以及骨伤科、皮肤科、五官科等。临证掌握同病异治、异病同治的灵活性，掌握阴虚火旺病机，用之有效。如类风湿性关节炎、系统性红斑狼疮、白塞氏综合征、干燥综合征、银屑病等，在不同的病理阶段，均会出现阴虚内热病证，接受糖皮质激素治疗者，这种现象尤为显著。所以均宜于用大补阴丸治疗。

2. 气虚配补气药，血虚配补血药　丹溪论述单味药黄柏时，强调"气虚配补气药，血虚配补血药"，既是考虑到黄柏缺乏补气或补血之力，又考虑对证配合补益药。其理可供使用大补阴丸时借鉴。大补阴丸所选诸药基于"阴常不足，阳常有余，宜常养其阴"的理论，熟地、龟板、猪脊髓补肾之真阴，黄柏、知母泻肾经虚火，育阴不忘潜阳，着眼点在于阴虚火旺，治法在于培补真阴，清降虚火。而兼气虚者，可配合选用补气药；血虚者，可配用选用养血药。这对提高临床治疗效果是有裨益的。

3. 寻找代用药　近人在应用大补阴丸时，考虑到药物的经济、便利，常采用代用药。用药时猪脊髓可用鹿角胶、龟板胶取代。南京中医药大学第一临床医学院叶丽红在介绍周仲瑛大补阴丸验案时说，周老常考虑龟板的价格原因，将方中的龟板改为龙骨、牡蛎。又如猪脊髓，是考虑到制作方面的原因，特别是原方改用汤剂时，多不采用，而改用龟板胶、鹿角胶、阿胶等。

4. 汤剂祛病，丸剂调补　王海藏《汤液本草·东垣用药心法》：汤者，荡也，去大病用之；丸者，缓也，舒缓而治之。大补阴丸改成汤剂，取其力著效显，用于改善症状；症情基本稳定后，恢复用原来的丸剂，取其从缓图治。由于目前成药往往缺售，个人经验，可将方中药物加工成粉末，蜂蜜炼过后，入猪脊髓用缓火炖烊，再搅入余药粉末，和为丸服用。

（施仁潮　韩宝兰）

越鞠丸考究及后世对其组方和应用发挥

越鞠丸，出自《丹溪心法》卷三："越鞠者，解诸郁，又名芎术丸。"本方由苍术、香附、川芎、六神曲、栀子所组成，适用于气、血、痰、湿、火、食"六郁"之证。六者可单独为病，又可相互为病，其中气郁是"六郁"的关键。朱丹溪认为："气血冲和，万病不生，一有怫郁，诸病生焉，故人身诸病，多生于郁。"所以立此方以总治诸郁。越鞠丸一方由五药而治气、血、痰、火、湿、食等郁结所致的胸膈痞闷、脘腹胀痛、吞酸嘈杂、饮食不化、嗳气呕吐等症。而现代则用于治疗胃神经官能症、胃及十二指肠溃疡、慢性胃炎、胆石症、胆囊炎、肝炎、抑郁症、肋间神经痛、妇女痛经、月经不调等而有六郁见症者。本方重在治病而求于本，故其用药思路及特点值得我们加以考究：

"六郁"病因病机浅述

朱丹溪在《内经》气血津液学说的基础上，首创郁证的"六郁"之说，故本方所治郁证系由肝脾气机郁滞，而致气、血、痰、火、食、湿等相因结聚成郁。正如朱丹溪的弟子戴思恭述："郁者，结聚而不得发越也，当升者不得升，当降者不得降，当变化者不得变化，此为传化失常，六郁之病生矣。"说明郁证是气机升降失常所导致的一种病理变化，人以气为本，气和则病无由生。六郁之成，与肝脾关系最为密切，正如朱丹溪所说："郁病多在中焦，中焦脾胃也，水谷之海，五脏六腑之主，四脏一有不平，则中气不得其和而先郁矣。"肝藏血主疏泄，喜条达而恶抑郁，若喜怒无常、忧思过度等则肝气郁结、气机郁滞，即"结聚而不得发越也"，"当升者不得升"。而根据五行相克原理，肝病又可导致脾的功能失常。脾胃位居中焦，主运化水谷，升降气机，肝气郁结，疏泄失度，则脾胃运化和升降功能失常，则湿邪停滞而为湿郁。脾胃腐熟运化不及则食积停滞而为食郁。而湿、食郁积均可化而为痰，张秉成有"积郁之处，必多痰滞"之说。而气与血关系甚为密切，气为血之帅，气能行血，肝气郁结可致肝血郁滞而成血郁，而久郁又能化热生火。朱丹溪云："气有余便是火"，"病得之稍久则成郁，久郁则蒸热，热久必生火"。故火郁成矣。

1. 越鞠丸方药配伍分析 越鞠丸选用香附，其辛香入肝能散肝气之郁，微甘性平而无寒热之偏，故为疏肝理气解郁之要药，可治肝郁气滞所致之"气郁"，故为君药。朱丹溪《本草衍义补遗》谓：香附子，"凡血气药必用之"；方中川芎又名"抚芎"，朱丹溪谓："川芎辛温，兼入手、足厥阴气分，行气血而邪自散也。"又谓其能"开郁行气"，故其辛温芳香走窜入肝胆，为血中之气药，既可活血祛瘀，以治血郁，又可助香附行气解郁之功，两者相配，相得益彰；山栀子苦寒而降邪，清散三焦之火，尤善清心火，为治疗热病烦闷之要药。朱丹溪谓："栀子清气凉血，散三焦火郁之药也"，"山栀子仁，大能降火，从小便泄去"。故选用此药而治"火郁"；苍术味苦性温，燥湿运脾，以治"湿郁"，朱丹溪谓："苍术治湿，上、中、下皆有可用，又能总解诸郁。"又谓"苍术为足阳明经药，气味辛烈，强胃健脾，发谷之气，能径入诸药，疏泄阳明之湿，通行敛涩，香附乃阴中快气之药，下气最速，一升一降，故郁散而平。"故香附、苍术君臣相配，则郁散而症自平；神曲味甘性温入脾胃，消食导滞，《药性论》谓其有"化水谷宿食，癥结积滞，健脾暖胃"之功，故以此治"食郁"，四药共为臣佐药。然"痰郁"多由脾湿所生，亦与气、火、食有关，气机流畅，诸郁得解，则痰郁亦随之而消。故朱丹溪认为："治痰法，实脾土，燥脾湿是治其本。"又说："善治痰者，不治痰而治气。"因气顺则痰饮化而津液行，故方中不另加化痰药，此亦治病求本之意。费伯雄《医方论》发挥说："凡郁病必先气病，气得流通，郁于何有？……郁者香附为君，湿郁者苍术为君，血郁者川芎为君，食郁者神曲为君，火郁者栀子为君"。由此观之，方中五药，又当根据"六郁"侧重点不同，均可成君药，洵"用之中的，妙不可言"。本方配伍之严谨，深得后世医家称道。

2. 越鞠丸后世加减运用 后世医家"得古人之意而不泥古人之方"，根据郁证侧重点不同调整其组方，使方证相符，用于治疗不同疾病。现将后世发挥概述如下：

（1）明·薛己收入于《口齿类要》之越鞠丸，方用苍术（炒）、神曲（炒）、香附子、山楂、山栀（炒）、抚芎、麦芽（炒）各等分组成。此方即朱丹溪方加山楂、麦芽而成。顾名思义，即配伍中用神曲、山楂、麦芽这三味药，以助其消食化滞，健运脾胃之功。用治"六郁牙齿痛、口疮、或胸满吐酸、饮食少思"之证。

（2）清·吴本立《女科切要》卷二之越鞠丸，方用香附、山栀、半夏、神曲、川芎、郁金、胆草而成。此即朱丹溪方去苍术加半夏、郁金、龙胆草。郁金其行气解郁之力强，兼得疏肝利胆之功，《本草衍义补遗》谓其："治郁遏不能散"。半夏、龙胆草清热燥湿之力盛，龙胆草专泻肝胆之火，以肝胆湿热为主，其气味厚重而沉下，善清下焦湿热，故本方兼具行气解郁，清热燥湿之功，主治"妇女思想无穷，所欲不遂，带脉不约，发为白淫。"

（3）明·龚廷贤所著《寿世保元·嘈杂》之痰火越鞠丸，方由海石、胆南星、栝楼、山栀、青黛、香附、苍术、川芎组成。此即朱丹溪方神曲加海石、胆南星、栝楼、青黛而成。朱丹溪谓海石："治老痰积块，咸能软坚也。"其化痰软坚之力盛，胆南星、栝楼清火化痰之力盛，青黛具有清热解毒，清肝泻火之功。故本方清热化痰之功效较原方显著，偏治"痰郁""火郁"尤为相宜，主治"嘈杂。痰火内动，如阻食在膈，令人不自安"。

（4）明·吴昆所著《医方考》卷三之食郁越鞠丸，方用山楂、神曲、砂仁、香附（童便制）、苍术（米泔浸七日）、抚芎、栀子。此方即朱丹溪之越鞠丸加山楂、砂仁而成，后世医家释之方义："香附、苍术、抚芎以顺气，栀子以泻火，山楂、神曲、砂仁以消食"，其行气消食之力较原方更著，故对气郁或食郁所致的噎膈等证更为适宜。

（5）《医方考》卷四之火郁越鞠丸，方由山栀（炒黑）、青黛（飞）、香附（童便浸五日）、抚芎、神曲（炒）、苍术（米泔浸七日）组成。此即朱丹溪之方加用青黛，吴昆用青黛和山栀相须为用，增强原方清热解毒、泻火之力，故以此方用于"火郁"为主所致的"吞酸，小便赤，脉来沉数者"。

此类方剂还不胜枚举，例如《金匮翼》卷三中提到"加味越鞠丸"，即原方加针砂、山楂，用于治疗食积、酒毒发热；《古今医鉴》卷四中的"加味越鞠丸"，即原方加橘红、白术、黄芩、山楂等分，用于解诸郁火痰气，开胸膈，进饮食；《嵩崖尊生》卷九中"加味越鞠丸"，即原方加山楂、陈皮、半夏、草蔻，用于治疗胃脘痛等。

3. 养身保健良方越鞠丸　　笔者认为，本方在"治未病"和养生保健上有着重要作用。以"亚健康"为例，其在人群中占有相当的比例。所谓"亚健康"，是指介于健康与疾病之间的中间状态，被人称之为"第三状态"。对于这类人群，如何增强其体质，调整其体内潜在的不平衡状态，以免疾病的发生，或将疾病消灭于萌芽状态，这是"治未病"的重点内容之一。"亚健康"的主要表现是情绪紧张、心情郁闷、失眠多梦，记忆减退、食欲不振，精神疲乏等等，但经各项理化检查却未发现实质性病变。按中医分析多系气机郁滞，脏腑功能失调所致，因此很适合用越鞠丸调治，以消除导致气机郁滞的诸因子，促使机体恢复气血通畅而臻于康健。但是令人遗憾的是，当前社会上有不少人（包括亚健康人群）对补品产生误解，片面追求和迷信补品能强身健体、延缓衰老，坚持常年服用不懈，更有甚者有些医生投人之所好，不加辨证地滥用补剂。诚然，对于体质虚弱者来说，因人制宜地服用一些补品，确有一定的益处，无可厚非，但对于气血郁滞者来说，误用滋腻之补剂，反而会使气血愈加壅滞，这无异于鲧治水，只用堵塞之法而不疏通河道，势必偾事。对此清代医家王孟英早就提出告诫，他针对当时"不知疗病，但欲补虚，举国若狂"的局面，大声疾呼"一味蛮补，愈阁气机，重者即危，轻者成锢"，极力反对滥用补剂。鉴于"亚健康"的成因与气机怫郁有很大的关系，笔者有理由认为越鞠丸不失是调治良方之一，我们切勿以其药味平淡无奇，价格低廉而轻视之。《内经》有谓"疏其血气，令其调达，而致和平。"《金匮要略》亦说"若五脏元贞通畅，人即安和。"试观越鞠丸的制方用意，与经旨正合，也与现代名医颜德馨教授提出的"生命在于流动"（当指气血流通）颇相符节。其在养身保健上的价值，未可低估，有着广阔的应用前景。

（虞江梁）

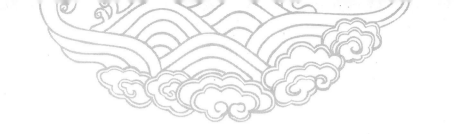

七、海外影响述略

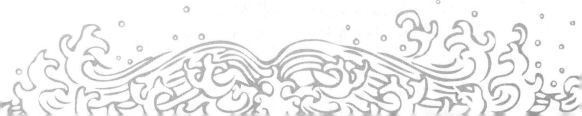

朱丹溪学说在海外的影响

朱丹溪学说不仅对我国，还对邻国朝鲜、日本等海外也影响深远。现略述如下：

（一）在朝鲜的影响

中朝两国医学交流自公元前 2 世纪就已开始。隋唐以来，中国医书如《素问》《针经》《难经》《脉经》《神农本草经》《甲乙经》等传入朝鲜，成为学医的教材。明代是国内"丹溪学说"兴盛时期，因此，当时的朝鲜在广为引进中国医书时也翻刻刊行丹溪及其弟子的著作。如朝鲜李朝宣祖年间出版的《考班撮要》载，自 1430 年到 1585 年，刊行的中国医书有 70 多种，其中就包括丹溪弟子虞抟的《医学正传》在内。金礼蒙等自 1443 年底起，对 15 世纪以前的 150 多种中国医籍与文献进行研究，从中辑录各医家的论述及方剂，用中文分类汇编，于 1445 年编成大型中医学类书《医方类聚》，其中引用的朱丹溪及其门人（包括私淑弟子）著作有《局方发挥》《格致余论》《金匮钩玄》《玉机微义》等。公元 1596 年，朝鲜医家许浚按照先王命令开始编纂《东医宝鉴》，并于 1613 年发行，在朝鲜医家所撰的医著中最负盛名。诚如当时的朝鲜国王光海君说："东垣为北医，丹溪为南医，宗厚为西医，许浚为朝鲜之医，谓之东医。"朝鲜"东医"因此得名，许浚也因而在韩国享有"医圣"之名。《东医宝鉴》是一部综合性医书，与专门收集文献的《医方类聚》等类书不同，它是以指导临床为目标。本书深受丹溪学说的影响，具体体现在以下三个方面：

其一，宗学说。丹溪擅治气、血、痰、郁等杂病，其辨证论治在《东医宝鉴》中屡有引述。《东医宝鉴》"内景篇"卷之一"气郁"中多处引用丹溪及门人虞抟的论述。如开篇即引丹溪："气之初病，其端甚微，或因七情，或感六气，或因饮食，以致津液不行，清浊相干，自气成积，自积成痰，气为之郁，或痞或痛。"接着又引虞抟《医学正传》："气郁而湿滞，湿滞而成热，故气郁之病多兼浮肿、胀满。"在治法上，又依据丹溪所谓的"气无补法，俗之言也。不思正气虚者，不能运行，邪气着而为病。经曰：壮者气行则愈，怯者着而成病，苟或气怯，不用补法，气何由行"及虞抟"男子属阳，得气易散；女人属阴，遇气多郁。是以男子之气病常少，女人之气病常多。故治法曰：女人宜调其血以耗其气，男子宜调其气以养其血"的观点为旨。而在具体方药上，基本沿用丹溪治疗气郁的常用药。如丹溪谓"气郁须用川芎、香附、栀子、芩、连。又曰：木香行中下焦气，香附快滞气，陈皮泄逆气，紫苏散表气，厚朴泄卫气，槟榔泄至高之气，藿香上行胃气，沉香升降真气，脑、麝散真气。凡此皆泄气之标，不能治气之本"和"久患气证，气不归元，久服药无效者，以破故纸为君则效。其方破故纸（炒）一两，茴香（炒）、乳香各五钱，为末，蜜丸，梧子大，空心白汤下五十丸。""治上升之气，用香附、黄连、黄芩、栀子"。这些都是尊崇丹溪学说的结果。

其二，参医著。《东医宝鉴》是一部综合性医书，与专门收集文献的《医方类聚》等类书不同，它是以指导临床为目标，但其中也参考了朱丹溪及其门人（包括私淑弟子）的医学著作。在"内景篇"卷之一"历代医方"中，标明朱丹溪所著的有《丹溪心法》，丹溪门人（包括私淑弟子）所撰的有：刘纯（宗厚）的《玉机微义》，戴元礼的《证治要诀》，王履（安道）的《百病钩玄》，虞抟的《医学正传》《医学权舆》《医学集成》，方广的《丹溪心法附余》，楼英的《医学纲目》，王纶（汝言）的《明医杂著》《丹溪附余》《本草集要》等12种，占全部所引书目86种的八分之一，尤其是占元以后医书的三分之一强。值得一提的是，"内景篇"卷之一"历代医方"中虽然没有列入《局方发挥》《格致余论》等丹溪的代表作，但在《东医宝鉴》"内景篇"卷之一"先贤格言"中直接引用了《格致余论》的"色欲箴"和"饮食箴"2篇原文。"内景篇"卷之一"气为诸病"中引《局方发挥》原文："丹溪曰：周流乎一身以为生者，气也。苟内无所伤，外无所感，何气病之有哉。今者冷气、滞气、逆气、上气，皆是肺受火邪，气得炎上之化，有升无降，熏蒸清道，甚而转成剧病。《局方》例用辛香燥热之剂，是以火济火也。"说明许浚在编撰《东医宝鉴》时也看过《局方发挥》《格致余论》等丹溪的代表作，只是没有将其列入参考书目中。

其三，引方药。《东医宝鉴》一书引用了大量的丹溪及门人的方药，由于该书篇幅较大，笔者尚未进行过详细统计，但粗看之下比比皆是。如产后大便秘结，单验方中收了《丹溪心法》中的"麦糵末，酒调下一合，神效"和《医学正传》中的"苏麻粥"，方剂收录了《医学正传》中的"滋肠五仁丸"，其方药引用率达100%。在虚痨用药上，收录了丹溪创制的补阴丸、大补阴丸、加味补阴丸、虎潜丸、济阴丸、加减济阴丸、补天丸等，还收录了丹溪医案中的"阴虚暴绝治法"，其方药引用率为50%。此外，丹溪反对《和剂局方》滥用香燥方药，受其影响，《东医宝鉴》一书中所附的方药也较少引用《和剂局方》的香燥方药。如"内景篇"卷之二"血"中引丹溪曰："诸见血，皆热证。所谓知其要者，一言而终是也"。又曰："凡用血药，不可单行单止，又不可纯用寒凉，药必加辛温升药，如用凉药，用酒煮、酒炒之类，乃寒因热用也"。故治疗方药上没有引用《和剂局方》中的地榆散、神效参香散、必胜散、胶艾汤等治疗血证的方剂，而是以丹溪及其门人医书中的方剂为主，如《丹溪心法》中的三黄补血汤、大蓟饮子、四生丸、生地黄散、当归散、槐花散、十灰散、血余散等，说明该书在方药引用上也非常重视"丹溪学说"。

（二）在日本的影响

中日两国自秦汉以来就开始了文化交流，但大规模的医药交流始自唐朝，至明代形成高潮。公元1487年，被日本医界誉为"后世派开祖"的田代三喜以僧人身份来华，在钱塘（今杭州）跟随日本僧医月湖学医。月湖是浙江名医虞抟之弟子，虞抟又是朱丹溪的私淑弟子。田代三喜在钱塘共生活了13年，于1498年学成归日，脱僧籍收徒行医。田代三喜大力倡导金元四大家，特别是丹溪学说。他根据朱丹溪的"气血痰郁四伤"理论，把疾病分为血病、气病、痰（水毒）病三类。认为体内致病因素均可以气、血、痰概括，故治疗上应"病由气发，通气汤主之；由血发，补荣汤主之；由痰发，和中汤主之。"并在上述三处方基础上随证加减以治疗各种杂病，如气病痢下，通气汤加芍药、木香、槟榔、桔梗；气病水肿，通气汤加木通、槟榔、泽泻、猪苓、当归，减甘草；气病呕逆，通气汤加半夏、良姜、丁香、柿蒂。血病眩晕，补荣汤加白芷、菊花、茯神、人参；血病大便秘结，补荣汤加桃仁、枳壳、槟榔；血病衄血，补荣汤加阿胶、茜根。痰病泄泻，和中汤加苍术、芍药；痰病喘息，和中汤加桑白皮、枳壳、前胡；痰病疝积，和中汤加槟榔、莪术、三棱等。田代三喜的学生曲直濑道三在他病故后返回京都，创办医学校，广传医术。道三涉猎大量古今医书，结合自己的诊疗经验，著成《启迪集》8 卷。书中引用中医文献约 64 种，其中不乏朱丹溪及其门人之作，如《格致余论》《丹溪心法》《医学正传》《玉机微义》《明医杂著》等。《启迪集》因受到正亲町天皇赏识诏令颁行，而流传久远。道三宗丹溪之说，将疾病分为气血痰郁四证，认为气血痰三证为病之源，三证病久则兼郁。他以朱丹溪的医学理论为核心，建立"丹溪学社"，在日本传播"丹溪学说"，但又不拘泥，能将师承与古训融会贯通，参以临床经验而自成一家，影响很大，逐渐形成了独自的医学体系"后世学派"。道三的弟子门人挥宏其说，如其亲传弟子曲直濑玄朔及再传阁本玄冶、长泽道寿、古林见宜等皆为名医。他们施术传学，使"丹溪学说"发扬光大。曲直濑玄朔（1549—1631）对朱丹溪及其门人虞抟、刘纯之学尤重。其著作中多次引用了他们的观点，同时又强调不可偏执一说。如他在《十五指南篇》中所说："广阅《内经》，遍窥《本草》。诊切主王氏《脉经》，处方宗仲景，用药专事东垣从洁古，辨治诸证师丹溪从天民。外感法仲景，内伤法东垣，热病法河间，杂病法丹溪。"所以治验颇丰。他曾治愈正亲町天皇、后阳成天皇以及德川秀忠之疾，倍受赞赏。后世派盛行日本医坛二百余年，在日本医学史上具有划时代的意义。

通过上述史实，可证实丹溪学说对朝鲜和日本等海外传统医学的形成与发展有着深远的影响与渗透。

（竹剑平）

朱丹溪医学在日本的发展

朱丹溪的学术思想，不仅使我国的医学发生深刻的变化，同时也影响到邻邦日本的医学理论发展。

（一）室町时代（1336—1573）：丹溪医学初入日本

中日医学交流最早可追溯到南北朝天正二年（552）梁元帝赠日本《针经》时，至镰仓时代（1185—1333）已有大量僧人来我国访问。据统计，入南宋日僧不下百人，入元日僧更多于此。他们大多从明州登陆，历访江、浙、闽诸寺，饥则斋食，暮则投宿，受所至各地僧俗的热情接待，此后中日民间的交流往来一直未曾中断。这一时期，我国医学学派百家齐放，"儒之门户分于宋，医之门户分于金元"，当时的学派争鸣也推动了日本医学的发展。

室町时代的日僧月湖于 15 世纪中期入明，自称"明监寺"，又号"润德斋"，寓居钱塘，师从丹溪私淑弟子虞抟。15 世纪后期，出身日本伊豆医学世家的田代三喜入明求学，旅明十二年来，研习当时盛行的金元医学，尤尚东垣、丹溪学说，并随月湖临证。田代三喜学成返日之后应关东管领足利成氏之邀移居古河，其间名声益振。三喜大力倡导金元四大家之学，特别是丹溪学说。日本现代医史学家大塚敬节的《东洋医学史》中，将田代三喜的登场作为日本医学史前后两期时代的分界，视其为开创汉方医学体系的先驱。但三喜的医学足迹远离日本当时的文化中心京都，因而未能将其推崇的丹溪学说普及全国。

丹溪擅治气、血、痰等杂病，其辨证论治在其著作中也有独到的阐述，《丹溪心法·秘方一百》总结其治法道："以气、血、痰为主。凡病血虚，四物；气虚，四君子；有痰，二陈。"田代三喜宗丹溪之学创立气血痰病理观，指出凡体内致病因素均可以气、血、痰概括，其治可概述为"病由气发，通气汤主之；由血发，补荣汤主之；由痰发，和中汤主之"，而后随证加减。通气汤的组成即是四君子汤加陈皮，补荣汤为四物汤基础上加茯苓和甘草，和中汤则是体现了三喜对丹溪治痰法的融会贯通。三喜宗丹溪之学，结合日本实际，创立的一套气血痰病理观及相应的治疗体系，不仅使得丹溪医学落地日本之后"随方土而异"趋于本土化，更是使得日本汉方摆脱了对局方医学的长期盲从，有了长足的发展。

（二）安土桃山时代（1573-1603）：丹溪医学发展迅猛

室町时代末期至安土桃山时代，日本出现了"道三流"学派，这是日本李朱医学的主流。其创始人初代曲直濑道三在二十二岁游学关东时，入田代三喜门下，尽得其学后，回到京都，因治愈了足利义辉将军的病而名动朝野。"道三流"学派于京都开设"启迪院"，培养学生，著书立说，其门下名医辈出，学派影响力巨大，使得后世派医学（也称"李朱医学"）在这一时期达到了高潮，由此丹溪学说得以在日本迅速传播。

受其师田代三喜影响，曲直濑道三对丹溪医学颇为推崇，承袭丹溪学说可谓精深，日本《内阁文库》现存的道三所著《诊脉口传集》卷末记云："日本道三，丹溪流也"。曲直濑之姓，由其本人所命，日本现代学者认为其为"丹溪分流于日本一支"之意。道三在其著作《启迪集》中多处引用丹溪论述并专设"诸气篇""血证篇""痰饮篇"，而《启迪集》一书也被后世奉为李朱医学的经典。道三"先通风滞，后调气血经络"的观点，既吸收承袭了丹溪"中风大率主血虚有痰，治痰为先，次养血行血"的中风治疗经验，又有自己的见解，知常达变。丹溪曾批判局方派不谙疾病理论、临证仅用成方，主张辨证论治；道三继承了丹溪的这一观点，并浓缩了辨证论治的理论，使其法则化，既便于把握，又符合当时日本实际情况。

道三养子曲直濑玄朔，即二代曲直濑道三，也继承了道三的医学主张，推崇丹溪学说，同时也十分重视学宗丹溪的刘纯、虞抟、王纶的学术思想。相比田代三喜与曲直濑道三，玄朔更多地将丹溪医学与其他医学名家的理论相结合，博采众长，在其所著《十五指南篇》中，玄朔告诫后人："用药以东垣为师，旁及洁古，辨治诸证以丹溪为师，尚从天民。外感法仲景，热病法河间，杂病法丹溪"。

（三）江户时代（1603-1867）前期：后世古方对峙争鸣

日本江户时期高僧泽庵宗彭曾描述过江户前期日本医学界的实况："朱丹溪医学由田代三喜导入，曲直濑道三撰著大量医书，由教授讲学，集天下医者为弟子，初开医道，日本国医者大半皆为道三流"，说明在这一时期，以丹溪医学为宗的后世派占据着日本医学体系的主流。

在这样的背景下，日本有医家开始慨叹"世之医家皆取刘、张、李、朱等后世医家之说，不知张仲景为本"，力倡医方复古之论，以名古屋玄医为先驱的古方派开始崛起。由于以丹溪医学为代表的金元医学理论繁杂，后世派在后期渐渐流于空洞，提倡仲景医学的古方派由此迅速为讲求实效的日本民众所接受，古方派代表人物之一的吉益东洞提出的"万病一毒论"，否定阴阳五行学说，否定朱丹溪"阳常有余，阴常不足"的理论以及后世派医家元气虚损的观点，一时压倒诸家之论而盛行于世。日本医学界由此出现了后世派与古方派争鸣对峙的局面。

古方派的代表人物，吉益东洞之子吉益南涯，对其父过于偏激的医学观点加以修正，他所创的气血水学说，虽可溯源于《伤寒论》，但日本学界也有不少观点认为其理论来自于丹溪的气、血、痰、郁四伤学说。气血水学说认为："凡入口者，不出乎饮食之二，化为三物"，即气、血、水，其三者取义于四伤学说中的气、血，以水代痰，并将郁包含于气血水诸证中，其实质可概括为气、血之变为血瘀，气、水之变为痰饮的病理过程。可见尽管古方派医家对丹溪的理论加以否定，但实际上仍受其影响颇深。

（四）江户时代后期：折衷考证择优而用

18世纪中后期，在后世派和古方派争鸣对峙的局面下，折衷派应运而生。江户时期的日本特殊的时代背景，当时正值权力中心从京都迁移到江户之际，医学文化重心也渐从关西向关东转移，诞生于此时的折衷派对于后世古方之争有着独到的见地，他们认为无论是否定后世独尊仲景的古方派，还是无视古方推崇李朱的后世派，均有失偏颇，仲景学说与丹溪、东垣学说应当择优而用，融合古今，取各家之长。

但折衷派医家许多出自于古方派，因而多持"医学应宗古方，辅以后世新方"的观点，中神琴溪就指出："中古虽传汉土之医道，但多为东垣、丹溪之术，以五行配当相克之理以疗病，云甘温养脾胃则疾自去，虽沉疴痼疾，投补中益气辈，大黄畏之如虎。"这里一方面可以看出丹溪医学一度在日本医界的盛行，另一方面也看到部分后世医家对金元医学理论的理解流于空洞。由于丹溪所倡辨证论治及道三在其基础上创立的察证辨治方法，在应用中对医理和医技有着较高的要求，因而后期部分后世派医家返用成方，出现一味提倡温补，拒用攻邪药物的风气，因而许多古方派、折衷派医家均对此提出了反对的意见。

丹溪医学在发展在这一时期，由于后世派的衰落，古方派的鼎盛，折衷派的兴起，以及西方医学传入导致的对整个日本汉方医学界的冲击，放缓了前进的脚步。

（五）明治维新（1868）至今：经历衰退重获新生

1868 年日本实行明治维新，新政府规定废止传统医学，从此包括丹溪医学在内的汉方医学遭受重创，学术研究陷入困境。此后由于两次世界大战等原因，学术发展多次停滞。尽管有和田启十郎等有识医家的号召与倡导，日本汉方医学在 1965 年之前仍是少有进展。直到 1972 年中日正式建交，才真正步入复兴时期。

在现代日本社会，西方医学仍然是主流，但日本医学界对于丹溪医学的研究和探索从未停歇。尤其在汉方药颗粒制剂工艺水平领先的背景下，日本学界开始将丹溪经典方应用于现代临床，并取得了良好的疗效。以《丹溪心法》柴苓汤为例，日本早在 20 世纪八九十年代就将其应用于肾病综合征、慢性肾炎、慢性肝炎、腹泻、类风湿性关节炎、皮炎湿疹、全身性红斑狼疮、小儿渗出性中耳炎、溃疡性结肠炎、带状疱疹以及突发性血小板减少性紫癜等多种疾病的临床治疗。这种东西方医学结合的思路，以及经方用于现代临床的尝试，对于丹溪医学以及整个汉方医学具有积极推动的作用；但是同时也必须认识到，经过明治年间日本汉方所遭逢的毁灭性打击之后，日本汉方医学界在对于经典中医理论的认识与研究方面，仍是有所欠缺，这种汉方颗粒制剂在客观上挤压了中医的灵活性，从丹溪所提倡的辨证论治倒退回简单的"方病相对"。

日本的医学，在其发展前期，完全以中国医学为模式，到了后期才开始结合本国国情开始独立发展，而划分前后期的里程碑式的事件，就是田代三喜将以丹溪医学为主的金元医学学术思想带至日本。此后数百年间，丹溪医学在日本的发展有盛有衰，有褒有贬，并在演进过程中不断与日本实际国情互相影响结合，经历代医家的解读与发挥，形成了更加日本化的医学理论。目前日本整个汉方医学界仍处于复兴阶段，经历了西方医学的冲击之后，现今对于丹溪医学的研究仍然存在着思维模式、研究方法西方化的问题，在中西医结合的道路上也面临着诸多难题。日本医学界面对的问题和困境也正是我们所要面对的，我们也应当能从丹溪医学在日本几百年的发展轨迹中总结出经验，为我们研究工作的开展提供更多借鉴和思考。

（李晓寅　庄爱文　王英）

论朱丹溪学说走向世界

朱丹溪学说，即朱震亨的学术理论体系，涵盖了滋阴学说、"气血痰郁四伤"理论等。丹溪弟子众多，通过师徒授受，学派流传，形成了丹溪学说和丹溪学派。由古及今，丹溪学说不仅在国内独树一帜，还在世界上影响深远。

（一）朱丹溪学说国际化的历史渊源

古代由于地域交通的限制，丹溪学说对日韩两国产生的影响最为深广，其学说理论不仅被收录国家典藏的书目，更在一定程度上左右了当时日韩汉医界的学术导向。

日僧田代三喜被认为是向日本传输丹溪学说的第一人。田代三喜（1465-1537），名导道，讳三喜，字祖范，号范翁、三归翁、江春庵等，出生于医学世家，因迫于"非僧侣不得习医"的习俗，15岁出家。1487年，田代三喜远洋渡海来中国学医，他跟随先期已定居钱塘的僧医月湖修业临证。月湖，称明监寺，号润德斋，同样是赴明求法的日本僧医，精通丹溪学说之道，著有《全九集》，其中多数引用了丹溪流派的医书。田代三喜师从月湖十余载，深受其师影响，对丹溪学说尤为信服，故归国后不仅将师傅月湖所著《全九集》一同带回，还将自己在中国所学所闻记录成册，撰成《三归翁医书》。然真正将丹溪学说日本化的学者当属田代三喜的弟子曲直濑道三。曲直濑道三（1507-1594），号一溪，意寓"丹溪分流于日本一意"，其编著的《启迪集》中多次引用了丹溪学说的主要医书，如《玉机微义》《丹溪心法》，可见其对丹溪学说的推崇。如若仅仅是照搬丹溪学说，还未必能推广成功，曲直濑道三的《启迪集》正是融合了日本特色的思想特点，将中国医学的"辨证论治"法则化，才得以扎根于日本本土。因此，曲直濑道三与其师田代三喜堪称是将丹溪学说导入日本的先驱。

朱丹溪学说对韩国东医体系的建立也具有一定的贡献。韩国东医体系成形于朝鲜王朝（1392—1910），其主要标志为三大古典著作《乡药集成方》《医方类聚》和《东医宝鉴》的问世。其中许浚所著《东医宝鉴》被誉为韩国最佳古典医著，并且最早创用"东医"作为韩国传统医学的专用名，从此确立了韩医学的独立地位。而在这本具有极高历史价值的《东医宝鉴》中，许浚引用《黄帝内经》《医学入门》和《丹溪心法》的频次最高。另外，于16至17世纪成书的韩医学名著《医林撮要》中亦有引用《丹溪心法附余》的记录。足以可说明丹溪学说在传入韩国以后即受到了学者们的高度重视。

（二）朱丹溪学说走向世界的现代契机

随着现代医学的发展，丹溪学说也越来越得到临床实践和实验数据的肯定。如今中医理论走向世界的过程虽然由国外单向输入转换为以我国主动输出为主，但毫无疑问，丹溪学说在世界医学面临的各种难题前已经显现出其潜在的应用价值。

1. 大补阴丸与性早熟　大补阴丸出自《丹溪心法》，是丹溪学说中滋阴降火的代表方剂。目前，大补阴丸在临床广泛应用于治疗性早熟，尤其是对特发性真性性早熟具有很好的临床疗效。特发性真性性早熟是由于患儿的下丘脑－垂体－性腺轴提前发动、功能亢进所致，目前国际上西医治疗的首选药物是促性腺激素释放激素拟似剂（GnRHa），但是长期使用此药会出现增加患儿多囊卵巢综合征的发生率等副反应，并且被国外学者认为是一种昂贵的侵袭性治疗。因此，开展大补阴丸治疗性早熟的实验研究将有助于丹溪学说受到国际上的认可。例如，多例研究已经发现大补阴丸可以通过下调下丘脑 Kiss-1/ G PR54mRNA 的基因表达，抑制下丘脑 GnRH 的合成和释放，从而抑制下丘脑－垂体－性腺轴的启动，发挥治疗真性性早熟的作用，进一步明确了大补阴丸的起效机制。

2.越鞠丸与抑郁症　越鞠丸，是中医治疗郁证的代表方剂，同样出自《丹溪心法》，"越鞠丸，解诸郁，又名芎术丸"，被认为是中医学历史上第一张治疗郁证的专方。抑郁症是精神科常见疾病之一，据世界卫生组织统计，全球抑郁症的发生率约为3.1%，在发达国家接近6%，目前已经成为世界第四大疾患，到2020年可能成为仅次于心脏病的第二大疾患。临床上，西医抗抑郁治疗需要长期服药，而合成类的抗抑郁药，除了大多存在抗抑郁谱窄、副作用大、药价高和易复发等缺陷以外，还会出现一系列的撤药综合征，因此国内外在抗抑郁药的研制与开发方面越来越重视天然药物。高巧林等人总结发现，临床应用越鞠丸加减可以治疗包括原发性抑郁症、中风后抑郁症、更年期抑郁症在内的多种类型的抑郁症。而越来越多的实验研究也相继证明越鞠丸在治疗抑郁症方面的价值，这将进一步推动丹溪学说在海外的发展。例如多例研究结果均显示越鞠丸可以通过调节体内某些重要神经递质，如去甲肾上腺素、5-羟色胺、多巴胺等，来改善抑郁模型的应激行为。越鞠丸作为中药复方治疗抑郁症疗效安全可靠、无明显毒副作用、病患依从性较高，其海外市场前景广阔。

（三）展望

朱丹溪总的学术特色可分擅长滋阴降火和擅治杂病两方面。他倡导"阳有余而阴不足论"的新说；又因其擅治杂病，后世存有"杂病宗丹溪"之说。正因为丹溪学说的实用性，历史上日韩两国才会先后借鉴以发展本土医学。如今，现代学者对于大补阴丸和越鞠丸等方剂在临床实践和实验研究上的报道和探讨，将有助于丹溪学说的理论体系得到长足发展和国际上更为广泛的传播。

（杨梓　王颖）

八、其他

从琼玉膏的由来看朱丹溪及其传人对本方应用的发挥

琼玉膏由人参、生地黄、茯苓、蜂蜜4种药材构成，是益气养阴之名方，是在2009年纳入到《世界遗产名录》下的《东医宝鉴》（1610）全篇中最先登场的重要方剂。宋代洪遵所著的《洪氏集验方》（1170）是现存最早的琼玉膏记录，同书卷一中以"铁瓮先生神仙秘法"描述着本方。并且在之后的《卫生家宝》（1184）、《直指方》（1264）、《御药院方》（1338）、《扶寿精方》（1530）以及《理虚元鉴》（17世纪）等历代诸医书中均有收录。

但是此方被不同时代的医书收录时，其构成、用法、功效及主治均有一些改变，通过治疗各种病证，其主治与适应证不断扩张，成为人们心目中的万能治疗的灵丹妙药。因此，在如今的韩国社会，琼玉膏成为从老人到妇人，甚至到上学儿童用于所有年龄段进补虚弱体质的补药代名词。甚至到了迎接岁时节日时人们送礼之上品的地步，深受人们爱戴。

一开始，琼玉膏以滋阴润燥、益气养血的功效成为可以补充老年人精髓，润泽五脏，使白发变黑，返老还童的秘方。而基于儒学素养的中国与朝鲜的儒医们通过更为合理的思考和分析，将此方发展成适用于治疗阴虚劳瘵、痈疽、消渴、干咳、津液不足、肺痿等病证的方剂。

在韩中两国，关于琼玉膏的研究大部分是论证琼玉膏及琼玉膏加减方之功效的实验研究，或有关琼玉膏主治与适应证的临床研究。除了方剂学教科书或方剂词典类的概括性整理著作以外，几乎找不到关于本方的医史文献研究。近来在韩国有一项是对琼玉膏功效与制法进行文献研究后，将其中代表性医书中收录的琼玉膏的功效与制法进行对比研究。

本文试着以我们熟悉的琼玉膏为例，再一次确认东亚医学的发展是通过古代韩-中两国之间的药材交易与医药知识的交流实现的历史真相。特别是探讨琼玉膏方剂的变迁过程中，朱震亨（1282—1358）对本方的理论分析在日后的主治证与临床适用范围的扩展起到了哪些影响。

（一）琼玉膏的由来与新罗人参的交易

宋代洪遵（约1120—1174）所著的《洪氏集验方》卷一中写着"铁瓮先生神仙秘法琼玉膏"，这是现存最早的琼玉膏记录。身为翰林学士的洪遵与苏轼、沈括一样，不是业医而是儒医。他当时将民间分散的著名方剂收集起来编著此书。而这些著作的成书背景，是以风靡宋代的范仲淹（989—1052）的"不为良相，宁为良医"的儒医论为立足点。随之他将相传为神仙秘方的琼玉膏收录到自己的著作当中，而他引用的铁瓮申先生是谁尚不清楚。

但是，同书"铁瓮申先生交感丹"的注释中明确指出交感丹的出处是"俞居易侍郎传"。随后说明本方的内容中记载着"居易之祖传通奉遗训"，遗训内容如下："在我51岁时，偶遇铁瓮申先生传授此秘方，并从此严格遵循和执行……今年85岁，坐享天寿，虽眼前一片渺茫却无遗憾，唯独觉得应该将此药传给诸多后世之人才是正确之举"。可以推测铁翁申先生是洪遵搜集的侍郎俞居易的爷爷生前所遇并受助的一位道人，约在1100年前活跃的人物。

另一方面，据《镇江府志》记载，铁瓮申先生是宋元间江苏镇江人士，名申道玄，他所居住的镇江在古代被称为铁瓮城，因此世人称其为铁瓮申先生。相传，他精通于医术，朱震亨、葛可久等医学者也追随了他的学术。虽然著有一本《申铁瓮方》，却已失传。其中"琼玉膏"被世人所珍惜，而且在后代李时珍的《本草纲目》中经常登场，搜录了各种版本处方。

琼玉膏中最主要的药材人参在《洪氏集验方》中特定为"新罗人参"。

同书中的其他处方中并没有非新罗人参不可，相反唯独琼玉膏中指明了是"新罗人参"。关于此，可在同书卷二痈疽篇化毒排脓内补散中找到缘由。这一方也是以人参为主药，在其注释中指出"今以新罗者为上，择团结重实滋润者，洗净去芦，薄切焙干。"表明了在重要的处方中会选用上品新罗产人参。可以推测不管是琼玉膏还是此方，只有像侍郎、翰林学士以及丞相之兄等在位于高官职位的有势之士，才有能力选用从遥远的朝鲜引进的新罗人参。

唐代李珣编著的《海药本草》中写有"人参出新罗国所贡"，可见当时已有新罗人参流通。制造琼玉膏时采用了通过新罗与大唐贸易引进的新罗参，又原原本本传承到宋代列入文献之中。

在朝鲜，琼玉膏处方虽然是通过高丽时代的《卫生家宝》《直指方》《御药院方》《臞仙活人心》等方书流传，然而现传的《乡药救急方》《御医撮要方》等高丽医书中却没有留下关于琼玉膏的记录，而且朝鲜初期的《乡药集成方》中也找不到记录，可见直至朝鲜初期琼玉膏并未得到活用。到了朝鲜时代，琼玉膏在《医方类聚》（1445）中收选，名为铁瓮先生琼玉膏，同样以新罗人参为主要药材，与生地黄、白茯苓、白沙蜜等四味药物共同组成。

此后，在杨礼寿所著《医林撮要》中引用和介绍了虞抟的《医学正传》，与此同时收录了铁瓮先生方，并与臞仙的加减方进行了对比，可以得知当时已有各类加减方被广为使用。之后，受壬辰倭乱前后引进的《医学入门》的影响，《东医宝鉴》"身形门"的卷首中以养性延年药饵第一方登场，在这里是以《医学入门》为据收录的，而且对比收录了卫生方和明代太医院会议时加减的益寿永真膏，可见到了朝鲜时代琼玉膏的使用变得活跃。随之琼玉膏在朝鲜的使用，从《医方类聚》"诸虚门"中的补虚损方，到《医林撮要》中治疗虚劳引起的咳嗽方，最终在《东医宝鉴》中成为养性延年、健康长寿的食疗方。

（二）朱丹溪的方剂解释与意义拓展

丹溪在其著作《格致余论》的"阳有余阴不足论"中指出："气常有余，血常不足""水谷以养，阴气始成，而可与阳气为配，以能成人"。强调了生命活动中阴血的重要性。在"茹淡论"中引用《黄帝内经》的"精不足者，补之以味"，指出要滋补精血，当以五味补阴血。"补精以阴，求其本也。故补之以味，若甘草、白术、地黄……天门冬之类，皆味之厚也。"提示地黄为补阴血的代表药。同时在"养老论"中，单用人参以补肺气，治疗咳嗽、吐血的久病劳嗽的虚乏证直接选用独参汤进行治疗，可能正是根据丹溪的这种理论与经验使用了琼玉膏。

现存的朱丹溪著作《丹溪心法》中指出："损虚吐血，不可骤用苦寒，恐致相激，只宜琼玉膏主之"，且"好色之人，元气虚弱，咳嗽不愈，宜琼玉膏主之。治虚劳干咳嗽，最捷。"这类事实可以从他的弟子们整理的丹溪遗作和其他著作可以确认。《丹溪医书纂要》（1484）卷十"咳嗽门"中指出："好色之人元气虚，咳嗽不愈，琼玉膏"，可见此处收录的琼玉膏是用于治疗阴虚日久所致的劳嗽。《丹溪医书纂要》是明代医家卢和搜集了相传为朱震亨所著医书，如《格致余论》《金匮钩玄》《丹溪衣钵》《丹溪心法》等，选取其中要义和有效的方剂编写而成。本书传入朝鲜以后，1545年经李元诚、金允阎等校对后发刊在庆北醴泉，而后在庆州重刊，开始在朝鲜广为流传。

另外，以丹溪学说为基础，综合整理了诸多名方的方广在《丹溪心法附余》（1536）中对琼玉膏的功效指出："有能服过一料者，活百余岁，白发变黑，老返童颜，妙不可言矣。"记录了琼玉膏的惊人效果。但是在此书中只有最后一卷，卷24"杂治门驻容颜"中收录了此方，可见除了其美容效果卓著以外，尚未广泛使用。

由丹溪的门人整理、明代高叔宗校正的《丹溪治法心要》（1543）"消渴（第三十）"中指出："（消渴）大法，养肺降火生血为主……消渴而小便频数，琼玉膏亦妙。"琼玉膏用于治疗消渴。在《丹溪摘玄》（明万历间）之中也指出："丹溪云，消渴之痰，燥热郁甚，惟宜养肺降火，生血滋水为主，渴痰通用方见诸虚条下，治消渴。"将琼玉膏用于治疗燥热所致的消渴与痰郁所致的消渴证。根据以上内容，可以看出丹溪在生前已把琼玉膏从用于延年益寿的神仙秘方，发展成以滋补阴血来治疗老年久嗽、劳嗽所致的吐血和消渴证引起的口渴与化痰解郁的处方，还用于改善面色、促进毛发生长的老年长寿之补益剂。

另外，在《古今名医方论》中指出："故丹溪以地黄为君，令水盛则火自息；又损其肺者益其气，故用人参以鼓生发之元"。这种方论同样也为朱丹溪对传承下来的方剂赋予新的理解、扩大琼玉膏的功效提供了理论依据，正是基于朱丹溪的代表作《格致余论》中的"茹淡论"与"阳有余阴不足论"为理论背景。他的这种思维，还可以通过明代丹溪学派的杰出继承人的著作中可以确认。

接下来的内容，可以看出明代医学主流由丹溪学术思想派生。在研讨丹溪医学对于朝鲜医学的影响的会议上，车雄硕提出："自从明代……尤其是继承了朱震亨学术思想的医学者们，这一方面的努力非常明显，其中以刘纯最具代表。刘纯是朱震亨弟子刘橘泉之子，虽未直接师从于朱震亨，但在《医经小学》与《玉机微义》中……将既存医学以朱震亨的医学思想为中心进行了阐述"，并且"同样是丹溪学派的王纶，在《明医杂着》中指出：'外感法仲景，内伤法东垣，热病用河间，杂病用丹溪'，可以看出想要从朱震亨医学角度去理解金元四大家的医学的意图。到了16世纪，与朱震亨既是同乡也是丹溪学派一员的虞抟编撰了《医学正传》，更系统地总结了金元四大家在医学上的成就，16世纪中叶方广编著《丹溪心法附余》，再一次整理了《丹溪心法》之后的丹溪学派的医学成就"。

车雄硕的论文中还提出："《医学入门》中系统地记录了明代丹溪学派医学者们以朱震亨的医学理论为中心，包含和发展了各家学说的内容。而李梴是通过《医学入门》将丹溪学派积累的临床经验从伤寒与杂病、内伤与外感的角度统一分类，提出了症状的鉴别要点，为提高丹溪学派的临床应用做出了贡献。"证明了李梴是丹溪学说忠实的继承者。

根据以上讨论，可以得知丹溪学派的传承和发展中通过诸医家的著述所呈现的丹溪医学，有力地说服了朝鲜的儒医们，同时为琼玉膏能轻而易举地在朝鲜得到广泛应用奠定了基础。

（三）东医学中的临床适用范围扩展

在前面提到《东医宝鉴》内经篇"身形门"中，将琼玉膏以"养性延年药饵"的代表方，记录在全书最首。关于琼玉膏的说明如下：

[方名] 琼玉膏

[功效] 填精补髓，调真养性，返老还童，补百损，除百病，万神俱足，五脏盈溢，发白复黑，齿落更生，行如奔马，日进数服，终日不饥渴，功效不可尽述。

[期待效果] 一料分五剂，可救瘫痪五人，一料分十剂，可救劳瘵十人，若二十七岁服起，寿可至三百六十，若六十四岁服起，寿可至五百年。

[方剂组成] 生地黄十六斤捣绞取汁，人参细末，二十四两，白茯苓细末，四十八两，白蜜炼去滓十斤。

[制法] 右和匀入磁缸内，以油纸五重，厚布一重，紧封缸口，置铜锅内，水中悬胎，令缸口出水上，以桑柴火，煮三昼夜，如锅内水减，则用煖水添之，日满取出，再用蜡纸，紧封缸口，纳井中，浸一昼夜，取出，再入旧汤内，煮一昼夜，以出水气，乃取出。

[服法] 先用少许，祭天地神祇，然后每取一二匙，温酒调服，不饮酒，白汤下，日进二三服，如遇夏热，置阴凉处，或藏冰中，或埋地中，须于不闻鸡犬声，幽净处，不令妇人丧服人见之，制时终始，勿犯铁器，服时忌食葱蒜萝菖醋酸等物。

[加减应用]《卫生方》生地黄八斤 人参三十二两 白茯苓二十四两 白蜜五斤 本朝永乐中，太医院会议，加天门冬、麦门冬、地骨皮各八两，进御服食，赐号益寿永真膏。不仅如此，介绍延年益寿功效之后，在诸多病证条目之中也能见到。兹将《东医宝鉴》中出现的琼玉膏方内容按病证条目制成表如下：

表：《东医宝鉴》各文中收录的琼玉膏

所在篇目	病证分类	功效	主治及适应症	出处
内经篇/身形门	养性延年药饵	琼玉膏……皆能延年益寿	填精补髓，调真养性，返老还童，补百损，除百病，万神俱足，五藏盈溢，发白复黑，齿落更生……终日不饥渴，功效不可尽述	《入门》卫生方 本朝永乐中，太医院会议，加天门冬、麦门冬、地骨皮……益寿永真膏
内经篇/精门	补精药饵	宜服……琼玉膏	[琼玉膏]生精补气	（方见身形）
内经篇/虫门	治诸虫药	劳瘵补虚，宜琼玉膏	[琼玉膏]治劳瘵滋血补气、固元气之圣药	《入门》（方见身形）

（续表）

所在篇目	病证分类	功效	主治及适应症	出处
杂病篇/燥门	燥宜养血	经曰燥者润之，养血之谓也。积液固能生气，积气亦能生液，宜服琼玉膏		（方见身形）《入门》
	虚劳通治药	虚劳通用……琼玉膏		（方见身形）
	劳嗽	虚劳咳嗽也好色之人，元气虚弱，咳嗽不愈，宜琼玉膏	治虚劳乾咳嗽，最捷	（方见身形）《丹心》
	干嗽	干嗽，宜用琼玉膏	干咳者，肺中无津液也。干咳嗽，极难治。此系火郁之证，乃痰郁火邪在肺中，用苦桔梗以开之，下用补阴降火之剂，不已则成劳，顺行倒仓法，此不得志者有之，用四物汤，加竹沥、炒黄柏之类	《入门》（方见身形）《丹心》

　　如上表，琼玉膏仅在《东医宝鉴》之内就出现在《内经篇》的身形门、精门、虫门，以及杂病篇的燥门中。包括养性延年药饵、补精药饵、治诸虫药、燥宜养血、虚劳通治药、劳嗽、干嗽等7处病证条目中以主治方收录，其适用范围非常广泛。尤其是以丹溪学说的忠实继承者儒医李梴的《医学入门》为母体刊登了《医学正传》和《丹溪心法》之中的内容，可见依据丹溪学说的琼玉膏应用之法备受重视。进而《东医宝鉴》中琼玉膏的用法被后世用于治疗中风后遗症代表症之一的"瘫痪"，被评价为其治疗范围得到了扩展。

　　根据以上讨论的结果，许浚在《东医宝鉴》之中以丹溪学说为基础，将琼玉膏定为既是延年益寿、养生延年的代表方，又是补精血的虚劳通治药，治疗劳瘵的治诸虫药，同时重视其养血润燥的功效，为治疗劳嗽、干嗽等诸多病证的主治方广泛使用。进而将实际临床适应证从劳瘵吐血所致虚证，扩展到最具代表性的中风后遗症手足不仁、麻痹症，将此方从单纯的养性延年药饵秘方，扩大为具有治疗性的方剂。

（四）结论

琼玉膏是通过宋代与高丽之间的交易引进的新罗人参为主要药材首创的延年益寿之代表方，具有滋阴润燥、益气养血之功效。本方于 1170 年左右首次在宋代医书中记载为长生不老之神仙方后，在历代医书中经常收录。

金元时代，与朝鲜交易不畅的时候丹溪改变了以地黄为君药的处方意义，而是基于自己提倡的阳有余阴不足理论为滋补肺肾的方剂，在老年性咳嗽、消渴症以及美容等广泛应用。并且被许多丹溪学说的医学家所推崇。受丹溪学说强烈影响的朝鲜医学者们将琼玉膏以《东医宝鉴·内经篇》的第一首处方收录，定义为养性延年药饵的代表方。并且在琼玉膏多种功效与主治证基础上，增加了从劳瘵到中风后遗症所致瘫痪，扩展了主治范围，将历代医书的加减应用一一予以传承，形成了今日广为流传的长寿秘方。

（韩国学者　安相佑）

近五年来朱丹溪学说研究学术论文的计量学分析

文献是人类知识的客观记录，是科学技术存在和表现的主要形式，也是获取知识信息的最基本的来源。人类的科研活动及其成果的绝大部分都是以文献的方式来记录和贮存的。通过对文献的计量学研究，即以文献体系和文献特征为研究对象，运用数学、统计学等计量方法，进而研究学科文献的分布结构和数量关系，可从中发现一些变化规律。因为某一学科的文献量的增减变化，标志着相应学科的兴衰起伏。我们可以通过对文献在数量和内容上的变化进行统计与分析，从而追踪某一学科或技术领域的产生、发展、相互渗透及其动向。并据此调整科研力量，或集中突破新兴领域，或填补某方面空白，或加强重点学科的研究，从而调节管理和服务，为科研计划和发展规划的制定提供重要依据。

本文拟采用文献计量学研究方法，对在 2010-2014 年间发表的朱丹溪研究论文进行了论文年度分布、作者群落分布及论文研究涉及的内容分布的统计与分析。以研究分析这些论文研究的对象与问题涉及丹溪研究的哪些方面，并统计涉及这些学科论文的篇数。从而判断分布的广度和深度，以及空白点。

（一）研究对象、研究方法与研究内容

1. 研究对象　研究对象以独著或列为第一作者撰写的在 2010-2014 年间在国内正式刊物上发表的研究朱丹溪学术思想及其著作等的学术论文为主。对这些丹溪研究论文的篇名、刊载期刊、作者、作者单位及所在地、研究内容等逐一进行调查与分析。

2.研究方法

（1）文献检索法：运用文献检索法与相关技术软件，检索收入论文的各学术资源数据库（如 CNKI、万方等）和当年的纸质中文类期刊，查出 2010-2014 年间各地作者发表的丹溪研究的相关论文。

（2）数理统计法：运用数理统计方法和有关公式，对检索获得的所有论文，按照既定的框架和区分予以定量统计和量化对比。

（3）分析综合法：运用软科学研究通用的情报分析方法，对获取的数据进行定性分析，并予以类比及综合叙述。

3.研究内容

（1）年度分布研究：统计近五年各年度作者丹溪研究论文发表的数量（每年的总数、变化数），以及作者、载体分布变化情况，从而发现丹溪研究的空白或其研究的规律与趋势。

（2）作者分布研究：统计这些论文作者的单位、作者的群落（地区、专业分布）等，从而分析各个地区研究力量的强弱。

（3）学科（项目）分布研究：分析这些论文研究的对象与问题都涉及丹溪研究的哪些方面，并统计涉及这些学科论文的篇数。从而判断分布的广度和深度以及空白点。

（二）统计与分析

1.总量分布统计与年度统计分析　2010-2014 年间，作者专著、第一作者的以朱丹溪为主题词的研究论文共计 505 篇，关键词检索共计 403 条。其中 70 篇为研究朱丹溪临床经验的论文，占比例最高。研究丹溪学说 21 篇，《丹溪心法》12 篇，《格致余论》4 篇，《局方发挥》1 篇。其余皆是研究金元四大家的研究文章中提及朱丹溪或临床运用中提及滋阴学派。在主题词检索的 505 篇中，以朱丹溪为主题词的博士论文 27 篇，硕士论文 34 篇，会议论文占 67 篇，其余为期刊文章。按年度统计 2010 年 101 篇，2011 年 141 篇，2012 年 140 篇，2013 年 77 篇，2014 年 46 篇。从数量上看，近两年间发表的论文篇数不多，总数仅为全部论文的四分之一。每年的发表量在逐年下降，下降趋势明显。这个现象应该引起中医学术界的重视，并就此采取相应的对策。

表1　2010-2014年文献年度分布

年份	2010	2011	2012	2013	2014
文献量	101	141	140	77	46
累计量	101	242	382	459	505

2. 作者地区分布统计与分析　这五年中，博硕士论文集中在广州中医药大学与北京中医药大学，各有 14 及 25 篇，但内容大都是提及朱氏，并无专门研究朱氏的研究生论文。除去报纸发表的短篇科普或摘要外（如《中国中医药报》《中医药通报》等），在期刊论文中分布如下，北京 80 篇、浙江 50 篇、广州 37 篇、山东 23 篇、上海 23 篇，安徽 18 篇、辽宁 17 篇、江苏 15 篇、河北 15 篇、贵州 15 篇、四川 14 篇、河南 14 篇、陕西 13 篇、湖北 13 篇、福建 11 篇、甘肃 10 篇、湖南 8 篇、吉林 8 篇、江西 8 篇、云南 7 篇、山西 6 篇、新疆 5 篇、广西 5 篇、黑龙江 4 篇、内蒙古 2 篇、深圳 2 篇、海南 1 篇，宁夏 1 篇。另外还有日本 2 篇，韩国 2 篇为会议交流文章。

由上可见，除了中医科研力量雄厚的北京，作为朱丹溪故乡的浙江是丹溪学术研究的"大户"，其发表的学术论文远多于其他各地。

表2　发文地域分布表

地区	发文数	占比
北京	80	18.6%
浙江	50	11.6%
广州	37	8.6%
上海	23	5.4%
山东	23	5.4%
安徽	18	4.2%
辽宁	17	4%
江苏	15	3.5%
河北	15	3.5%
贵州	15	3.5%
四川	14	3.2%

地区	发文数	占比
河南	14	3.2%
陕西	13	3%
湖北	13	3%
福建	11	2.5%
甘肃	10	2.3%
湖南	8	1.8%
吉林	8	1.8%
江西	8	1.8%
云南	7	1.6%
山西	6	1.4%
新疆	5	1.2%
广西	5	1.2%
黑龙江	4	0.9%
内蒙古	2	0.5%
深圳	2	0.5%
日本	2	0.5%
韩国	2	0.5%
海南	1	0.2%
宁夏	1	0.2%

3. 研究侧重点及学科项目分布 在研究丹溪临床经验的文章中，从临床经验角度，治疗痰证18篇、痛风9篇、脾胃9篇、咳嗽4篇、郁证6篇、泄泻4篇、痹证3篇、针灸3篇、心理3篇，另外也有极少从老年病、睡眠、艾滋预防、气功、易经与丹溪医学等角度撰文。从上述数字可看出，凡是临床常见病，对它的关注度就大，研究的论文就多。浙江也有强势项目，其研究论文篇数也不少，如"痛风"及"学术流派"的研究等。

（三）小结与建议

1. 关于总量分布 文献是学科兴衰变化的客观记录，生长曲线一般呈波浪形。2010-2014年间朱丹溪研究的论文发表量偏小，尤其是近两年呈下降趋势，虽说有一些客观因素，但毕竟反映了萎缩的表象，这应该引起我们的思考。建议行业管理部门加大科研投入，加强激励措施，组织从事丹溪研究的专门科研力量，充分调动科研人员的积极性。

2.关于作者分布 朱氏研究力量分布面广，从地域看，遍及全国各地。但各地的力量差距明显，不平衡度大。研究的主要力量集中在浙江、北京、广州，这有利于集中力量开展一些大项目的合作与攻关。另外其他地区文章多发表在各地学报期刊或各地主办的中医杂志上。北京中医药大学在研究朱氏肝"司疏泄"形成分析中有论文支持基金是国家重点基础研究发展（973）计划，数量较多的广州中医药大学博士论文中提及朱氏理论有10篇，但都是在学术思想或临证经验中提及，并无针对性深入研究。浙江是朱氏故乡，论文数量比较多，发展态势良好。但近两年论文发表量出现的滑坡现象应引起足够的重视，建议我省单独开展研究，成立课题组，找出原因，解决问题，以充分发挥浙江主力军的作用。

在统计地域分布时发现，期刊发行地与文章地域关系比较密切，如《实用中医内科杂志》是辽宁省卫生厅主管，辽宁省中医药学会主办的期刊，其收录的六篇文章作者均是辽宁本省人士；《新中医》杂志是广州中医药大学主办，其收录文章多是广州作者。证明杂志社的创办与文章发表量还是呈正相关的。

3.关于学科（项目）分布 从总体上看，我省对丹溪的研究已涉及大部分病证，如"痛风""学术流派""针灸""脾胃""方剂"等研究文章。但和全国相比研究范围差别较大。建议对这些研究进行梳理，结合我省实际，在科研攻关、力量组配和经费投入上予以配套。充分发挥医史文献研究学术思想和对临床应用的支撑作用。

（王蕾　胡滨）

略谈朱丹溪医学的研究与传承

朱丹溪的学术思想、医学理论、医疗技术成就，对国内外医学进步产生了较大影响，做出过重大贡献，难怪被人誉为"中国医学史上一位医理并通的医学巨匠"。更有人将朱丹溪与先秦时期的扁鹊，汉代的张仲景，三国时期的华佗，魏晋时期的皇甫谧、葛洪，唐代的孙思邈，宋代的钱乙，明代的李时珍，清代的叶天士并称为"华夏十大名医"。

正由于他是我国古代最著名的医学家之一，因而他的临床经验和理论、著作，包括他的养生理论在当时即引起人们的重视，并历元、明、清以至于近现代，研究者继往开来、经久不衰，不仅师从学医的弟子众多，而且通过师徒授受，学派流传，其学说风行全国，乃至世界，成为近现代中医学界的一道重要景观。

（一）背景

自宋以来，随着生产力水平的提高和经济的发展，我国的科学技术也获得了较大的进步，并且在政治上发展了文官统治，世人崇尚学问、尊重知识、重视文士之风盛行，从宋至金元，许多素质较好、文化较高的文人进入医学队伍，大大提高了医药队伍的文化水平，为医学的发展创造了良好的社会条件。

朱丹溪是文人中的一员，但参加了两次科举考试，都没能考中。致仕不顺，加之母亲患病，促使他的思想来了个大转变，觉得要使德泽远播四方，只有学医济人，才是最好的选择。于是，他毅然决然放弃仕途，专心从事医学事业。

朱丹溪虽然半路出家，年届不惑方才学医，然而学医却能胜人一筹，其原因是多方面的：

1. 自幼好学，聪慧敏捷　朱丹溪幼年丧父，历尽磨难，而他"自幼好学，日记千言""文章辞赋，一挥即成""自幼读书务求理解精义……"，学者称之为"太史公"，被明太祖称作"开国文臣之首"的宋濂则云其"为声律之赋；刻烛而成，长老咸器之。"

2. 出身儒家，家教严格　朱氏为名门望族，世代儒家。他的曾伯祖朱杓，精通医学，著有《本草千金方》《卫生普济方》，其从祖朱叔麒，仕而兼通医学，晚年以医为事，医术精深且医德高尚。元贞元年（1295），其父因病去世，三子皆幼，此时家道中落，全靠母亲戚氏独自承担家庭重负，"艰辛憔悴""苦不堪言"。但戚氏教子有方，对儿子"有恩且严"。一次，少儿"戏取人一鸡卵"，母亲十分生气，"笞而责还之"。朱丹溪从小生活在这样的家庭中，耳濡目染，加上严格的教育，逐渐养成了"夜寐即平旦之为，暗室即康衢之见"的良好品行。

3. 以理精医，虽医亦理　在祖国医学发展史上，哲学思潮大规模地渗入医学领域，曾经有两次：一是春秋战国时期朴素的唯物论和辩证法——阴阳五行学说，为祖国医学奠定了理论基础；二是宋明理学，给予宋元以后的祖国医学理论以很大的影响，使其有了新的发展。在朱丹溪生活的元代，宋元理学一直作为官方哲学处于统治地位，它对当时的政治、经济、文化以及医学等方面都起着一定的影响作用。丹溪虽已进入而立之年，但在强烈求知欲驱使下，仍前往东阳拜许谦为师，学习理学，并成为他的得意门生。这为后来形成融理学与医学于一体的学说打下了坚实的思想基础。理学主张清心寡欲，节制声色嗜好，且"致知在格物"为理学家所提倡，这些思想都贯穿在他的《格致余论》中。这也对日后丹溪学术思想的形成，对医学畅开宏论，起了一定的作用，朱丹溪将理学结合到医学中来，开风气之先，之后医界风靡云从。

4. 尊重师长，弃文从医　正当朱丹溪参加乡试失败之际，恩师许谦得重病，屡治不验，终日卧床不起。此时，母亲又患"脾疼"，众工束手。丹溪自幼丧父，与母亲相依为命，看到母亲终日被疾病折磨，异常痛心，由是萌发了为母亲治病的决心。再加之"因追念先子之内伤，伤考之鼻衄，幼弟之腿痛，室人之积痰，一皆殁于药之误也，心胆摧裂，痛不可追"。为此，他刻苦钻研《素问》等医书，"缺其所可疑，通其所可通"，克服了学问上种种困难，经过5年的勤奋苦读，不耻下问，既治好了母亲疾病，又为日后的医学打下了扎实的基础。

5. 师传熏陶，博采众长 朱丹溪自40多岁立志从医后，便束装出游，以访名师。历经吴中（苏州）、宛陵（宣城）、南徐（镇江）、建业（南京）等重镇大都，均未遇精通医理之人，待返武林（杭州），方知此处有一名医罗知悌，遂登门拜访，然罗知悌性情执拗，求见甚难，"十往返不能通，先生志益坚，日拱立于其门，大风雨不易"，且"蒙叱骂者五七次，越趄三阅月"。当罗得知求见者乃是在江南一带已小有名气的朱丹溪时，才"修容见之"，并收为弟子。罗知悌为南宋理宗亲信，宫廷宦官，他得刘完素之再传，旁通张从正、李杲二家之学，且"能辞章、善挥翰。贫病无告，予之药，无不愈者，仍赡以调理之资（《杭州府志人物》)"。此时，朱丹溪虚心求教，皇帝御医则将自己所有的经验都传授给他。不仅如此，从学一年半回归故里后，又继续研究刘完素、张从正、李杲、王好古等人的学说，参考《易经》太极之理，贯穿《内经》精辟之论，弃其短而用其长，融诸家于一炉，形成了自己独特的学术主张和治病方法，终于使他成为名震江南的一代名医。

（二）丹溪学研究

历史上，历两晋南北朝直至宋代，医学发展的总体特点是在医疗实践方面积累了丰富的经验，其标志是大批方书的出现。这些名方，迭经反复试验，确认疗效，并以官方医疗机构的标准处方集形式颁布，因此具有极大的权威性和一定的实践基础，宋代《太平惠民和剂局方》即是具例。这种由博返约的实用化趋向，受到了当时医学界以及民众的广泛欢迎，终至风行南北。"官府守之以为法，医门传之以为业，病家恃之以立命，世人习之以成俗"。名方的普及，对医界起到了一定的积极作用。

但是，随之而来的是，由于墨守成规、照搬成法，导致医学基础理论却没有相应地取得显著进展，由于理论研究跟不上，这种实践还只是一种散乱无系统的经验积累；由于对疾病和治疗的规律缺乏深入的理性认识，方书泛滥，方多药众，反使临床无所适从，治疗成为检验方剂疗效的手段。理论跟不上实践发展的要求，已成为当时突出的矛盾。

随着在医疗实践中进一步探讨摸索，促使刘、张、李、朱四大家，在丰富的实践经验基础上进行总结提高，从中寻求疾病发生发展的新规律，探索防病治病的新途径新方法，并提到理性高度去认识，从而产生新的理论，使原有的基本理论更丰富、更深入，更提高一步以指导日益发展的实践，四大家代表了医学理论迅速发展的方向，河间火热论，子和攻邪说，东垣脾胃论，丹溪集诸医之大成，创相火、阳有余阴不足之论，治病重气血痰郁，对疾病病因病机的认识和治疗规律的寻求，都有了长足的进步，对基本理论的探索和研究，也取得了丰富的成果，成为中医史上奇峰突起的时期。

由此可见，丹溪学派最重要的历史贡献，就是彻底摧毁了《局方》独擅医界的霸主地位，改变了医学界风气，为明清时代中医学繁荣开辟了道路。正如《四库全书总目提要》所说的："震亨《局方发挥》出而医学始一变也。"也难怪后人得出结论，"儒之门户分于宋，医之门户分于元"，足见朱丹溪滋阴学说在中医学上具有划时代意义。

丹溪学成归乡，诸医相率愿为弟子，开始形成丹溪学派，直至明代中后期，尊崇丹溪，推行其说者不绝于世，学派活动绵延 300 多年，在医学史上产生了久远的影响，开创了一个新的时代。

不仅如此，丹溪学派众多成员具有极高的文化素质，从事医学研究具有非常有利的条件。据不完全统计，丹溪著述及冠名"丹溪"著作即有44 种之多，其中大部分出于丹溪弟子之手，其他著作也有 40 多种。丹溪学派不仅著作多，而且学术价值高、影响大。丹溪及其传人著作入选《四库全书》就有《格致余论》《局方发挥》《金匮钩玄》《丹溪心法》《丹溪心法附余》及《医经溯洄集》《玉机微义》《医学正传》《明医杂著》《石山医案》等。由此可见丹溪学派学术著作的价值和意义。

不仅古代，近现代对朱丹溪医学理论的研究探讨也是方兴未艾、经久不衰，各种研究组织、会议，各种文艺形式，也时有所见。单是《朱丹溪医学全书》辑录的"朱丹溪医著研究论文题录"（1949-2004）就达 204 篇，诸如："医林儒林合而为一的朱丹溪""朱丹溪学术思想探讨""李东垣的'阴火'与朱丹溪的'相火'""丹溪学术思想对新安医家的影响""论朱震亨对中医妇科学的贡献"……

全国各地举行的不同形式的研讨会也是此起彼伏，仅是浙江省中医学会医史分会就先后三次召开了丹溪学说讨论会。首次会议于1982年10月5～9日在义乌举行，与会代表共有52人，收到论文42篇，会议研讨的主要议题是：丹溪生平、著作及弟子考证考略；丹溪学术思想以及在中外的影响；丹溪医药临床运用。第二次丹溪学术交流会，由浙江省中医学会医史分会与安徽省徽州地区中医学会联合主办，1983年6月8～11日在安徽省太平县召开，与会代表有25人，共收到论文21篇，会议主要研讨朱丹溪学术思想和证治方药的临床运用。浙江省第三次丹溪学术交流会暨第十三届医史年会于1992年10月20～22日在义乌召开，参加会议的有来自北京、上海、陕西、安徽及本省的50多位医史专家，会议收到论文20篇。代表们对朱丹溪的"阳常有余阴常不足""相火论"等进行了全面深入地讨论。有专家提出"七百多年来，国内外对丹溪学术的研究著作如林，成果卓著，建立'丹溪学'的时机已经成熟。"这一建议得到与会者的热烈响应。

此外，2002年10月17～19日，在义乌还召开了以"纪念朱丹溪，颂扬朱丹溪为丰富发展中医药理论体系所做的杰出贡献，把中医药学传播到全球，发展国际中医药学，为人类健康造福"为主题的国际丹溪中医药论坛首次会议。香港国际丹溪中医药研究会会长冷方南特为会议题词："金元时代，是中国医学领域开展学术争鸣极为活跃的时期，出现了盛况空前的各派学术争鸣的局面。朱丹溪是金元四大家中最为晚出的一家，是中国医学史上有杰出贡献的医学家。他精研岐黄，继承河间学说，吸取从正、东垣之长，融汇新知，求实创新，以临床实践为基础，著书立说，独树一帜，在理论和实践上获得了空前的突破。其门人众多，在中国医学史上影响深远，他的滋阴降火理论，结束了前此单一模式以热药补肾观点，并为后世温病学形成奠定了基石。他精通医述各科，阐明了气血痰郁等病机（称四伤学说），丰富发展了临床医学的内容，其学术思想远播日本。他倡导的四伤学说在日本演变为气血水学说，成为日本汉医病因学支柱。为了开展对丹溪学术思想的深入研究，广泛交流丹溪学术思想的新经验、新发展、新成果，特举办'国际丹溪中医药论坛首次会议'"。

除会议研讨，还有专题性专题研究，如浙江中医研究所施仁潮等的"朱丹溪论治痿痹的研究"。这一课题在以丹溪论治痿痹的内容为纲，汇通古今资料进行综合分析，总结其对痿证、痹证的论治经验和其论治方法，特别是其创立的名方在现代临床的应用，以及痿痹之间的比较，揭示其内涵实质，介绍特色经验，总结诊治规律，这一计划被列入浙江省中医药科研项目。在研究基础上，经过系统归类、认真整理，出版了《名医朱丹溪论治痿痹的经验》专著。

2004年，中医古籍出版社出版了刘时觉、林乾良、杨观虎的《丹溪学研究》，这是迄今为止研究朱丹溪最全面的一部著作，"对朱丹溪的生平事迹，特别是对其在医学理论研究、临证医疗经验总结、创新性贡献的分析研究，学说、学派的传承等，进行了比较全面而有系统的论述。"

除医学理论，他的养生理论对后人影响也十分深远。譬如红曲，自古以来就被中医认为是极珍贵的保健补品。对此，丹溪《本草衍义补遗》中就曾记载，"神曲：性温，入胃；麸皮曲性凉，入大肠，俱消食积。红曲，活血消食，健脾暖胃，治赤白痢，下水谷，陈久者良。"

据此，前些年出版的《中药大辞典》将红曲的主要功能归纳为："活血化瘀，健脾消食。治产后恶露不净，瘀滞腹痛，食积饱胀，赤白下痢及跌打损伤。"

正因为红曲有着特殊的功效，因而除中国外，日本、韩国、美国、比利时、法国、英国等国家都投入了大量人力、物力予以研究。研究结果表明，红曲保健品市场十分广阔，诚如2000年东方红曲国际学术研讨会上有论文所阐述的："在我国，需要降低胆固醇含量、降血压、降血脂的庞大人群仍在逐年增加，而更多的人不论老幼均需要预防此类危险因素。含胆固醇抑制剂的红曲产品正适应了让厨房替代药房的社会需求，食疗见效，而且无毒副作用，价格也比药品要低很多。""美国国家心、肺和血液协会的全国胆固醇教育统计报告指出，要使冠心病的发病率和死亡率降低2%，则盼望血清胆固醇降低1%。可见，红曲保健食品的市场容量很大。"从目前看来，北京大学研制的血脂康及成都的脂必妥等，由红曲霉发酵而制成的降血脂药物均已占有一定市场。尤其是"日本在这方面发展极为迅速。由于红曲具有多种功效，红曲保健食品在日本深受瞩目。每年作为保健食品原料的红曲达1000吨。仅原料销售额即达3亿日元，产品种类繁多，包括纯红曲及添加红曲抽提物的胶囊、红曲口服液等。此外，红曲还应用于制酒、醋、酱油、味噌、红豆腐乳、肉制品、食品添加剂及饲料。其中添加红曲的香肠及火腿年销售额达40亿日元，红曲清酒年产15000

打，年销售量 3000 打以上。日本的红曲制品不仅自己销量较大，而且将低价购进的红曲原料制成成品以几倍甚至几十倍的价格出口到亚洲以至北美，获得很大利润。"

在我国台湾，对红曲也十分推崇，笔者从台湾返回，曾写过一篇观感《红曲产品风靡台湾》，文中说：

当我们走进超市，就看到各种各样的保健品，如美商桂格麦片公司授权佳格食品有限公司生产的桂格红曲养生谷粉，其产品介绍称：经动物实验证实，每天吃 60 克红曲养生谷粉，一是有助于降低血中三酸甘油酯；二是有助于降低血中低密度脂蛋白胆固醇。

"中国人使用红曲与冬虫夏草作为食补保健的用途已有二千年历史，《本草纲目》上也载明它们对维护人体机能的诸多优点。"在台湾合家康股份有限公司生产的"百健宝典——复方红曲纳豆饮品"的产品介绍上如是说。正由于台湾无论是药品还是保健品，都把红曲与冬虫夏草相提并论，难怪红曲产品在台湾市场上俯拾皆是。据有关资料记载，红曲保健品之所以盛行台湾，一定程度上是受日本的影响，在 20 世纪，日本东京农工大学远藤教授，根据《本草纲目》上记载红曲具有"活血"功效的启示，从红曲菌培养液中分离出极优良的胆固醇合成抑制剂，目前，已有含高浓度胆固醇合成抑制剂（Monacolins）、降血压物质（GABA）的保健用红曲胶囊，在欧美、日本及中国台湾出售。根据大多数食用者反应，保健用红曲胶囊不但无西药常引起的副作用，而且比服用西药有更明显的疗效。

除保健品，台湾还生产出诸多用红曲酒糟制作的化妆品。这是因为早期在台湾从事发酵工业的内部工作妇女，因长期接触发酵后的酒糟，而使皮肤变得非常湿润细腻，进而发现酒糟中含有多种美容肌肤的珍贵成分。因而，在台湾民间流行用酒糟养颜的习惯。就是先行洗净，再取适量酒糟涂抹均匀，若觉得太浓可适当添水涂抹，15～20 分钟后用清水洗净。其美肤养颜作用十分明显。

根据现代科技监测，红曲酒糟的确具有抗氧化力，能让肌肤恢复明亮、白皙光泽，并含有钙、镁、钾、铁等多种成分。用之美容，"能让你常保气色红润，亦有加成养颜美容之效果，让你青春永驻"。

正由于红曲具有特殊的功效，因而被广泛使用于各种各样保健食品之中，如调味品，有红曲米醋、红曲味噌、红曲酱油、红糟豆腐乳。特别是红糟豆腐乳，据《红曲——21世纪奇妙的保健食品》一书介绍："原产于我国江南的红糟豆腐乳，曾被琉球王室权贵视为是病患及产妇之最佳补品。以红曲和米曲浸泡的红曲豆腐乳，仍是目前的琉球名产。由于其酵素的更多样化，故在风味上远胜于单用米曲者，具有特殊的清爽香甜风味。"

…………

红曲在台湾酒类行业更是得以尽情发挥，特别是各种档次的红曲葡萄酒，台湾民众认为具有健康养生滋补之功效，因而价格尽管不菲，却十分畅销。在花莲餐馆就餐时，我们特意购买一瓶予以品尝，大家普遍觉得口感优于一般葡萄酒。

近年来，西方一些发达国家也十分关注对红曲功效的研究。根据日本红曲研究报告显示，红曲具有降血脂、血糖、血压功效，并可强化肝脏功能和增进免疫力。美国加州大学洛杉矶分校医学中心，针对83位34～78岁高脂血症的美国人，以随机双盲对照控制法所进行的12周临床研究，结果发现在每人每天吃2.4克红曲粉的试验组中，第8周就发现降低LDL22%，总胆固醇降低17%，三酸甘油酯也下降了11%，而未进食红曲粉的对照组，则仍维护原数值。同时在研究中还发现，保健红曲粉比常用的降血脂药品优良，不会影响肝功能，也未发现有任何其他副作用。

红曲产品在朱丹溪故乡也得以很好研究与传承，丹溪酒业有限公司研制的降血压产品已经省科技厅验收通过，并申请了专利。

据冷方南、王齐南编著的《倡导养阴的朱丹溪》载："丹溪的养生理论，对日本也有极深影响。如日本流传的一首养生格言，提出老年人应做到'八少'和'八多'。①少肉多菜。人到中年，逐渐发胖，饮食清淡。少肉多菜可以避免发胖而带来的一系列疾病。②少食多嚼。易于消化，对后天之本脾胃有益。③少盐多醋。咸味多食伤肾，酸味补肝助消化。④少衣多容。少衣指不讲衣服华丽，在乎合于卫生；多容指姿态端庄，坐欲正、立欲直、卧欲曲身等。⑤少烦多眠。应胸怀宽广，以免气机郁结。多眠指善于休息。⑥少欲多施。少欲指勿忿怒、勿放情纵欲，应怡神养性；多施指助人为乐，可保精神愉快。⑦少糖多果。糖性黏腻，助湿生痰，痰生百病，少食（糖）为佳。水果最益于人，《内经》云：'毒药攻邪，五谷为养，五果为助'，唯肥人痰湿盛者脾阳素虚者，不宜多吃。⑧少车多步。意在锻炼身体，且要持之以恒，如散步、晨起跑步等，皆为健康长寿之妙法。这

'八多'和'八少'，与朱丹溪的养生理论茹淡、节欲等，颇为吻合。"

由此可见，朱丹溪的养生理论，不仅在国内，而且在国外，影响都是极其深远的。

（三）丹溪学传承

在《丹溪学研究》一书的序中称："在浙江……而其能以医名而致泽被后世，学播寰宇，具绝大之影响者，当首推丹溪。"

丹溪的学说影响了有明一代的中国医学，明清时代各个医学流派之源都可溯及丹溪。之所以有如此高的评价，之所以能出现这种盛况，除丹溪学说本身的学术价值外，还有一个重要原因是，其弟子名医辈出，形成强大的丹溪学派，广泛地探索、研究、发挥、介绍、传播丹溪学说。

丹溪学的传承，主要有四个层次：一是家族的传承。丹溪之后，其子朱玉汝、侄朱嗣汜俱以医闻名于世。孙子朱文永是官办医校的教授（医学训科），曾孙朱宗善亦以医著名，曾编成其所试用之验方附于丹溪所著《格致余论》之后；其二是嫡传弟子。如赵道震、赵良本、赵良仁、戴士垚、戴思恭、戴思温、戴思乐、张翼、楼英、王履、徐彦纯、刘叔渊、虞诚斋、楼厘、贾思诚、程常、王顺等；其三是再传弟子。如赵友亨、赵友同、李肃、夏建中、朱文楹、袁宝、王彦昭、楼宗起、王宾、王观、刘毓等；四是私淑弟子。在明一代三百年间，私淑丹溪之学者遍布全国各地，有的私淑丹溪之学，编纂修订丹溪著作而取得成就，影响深远，但往往是述而不作，自己的学术思想还不明晰，如程充、杨楚玉、卢和等。有的私淑丹溪之学，发扬光大丹溪学说并参以己见，形成自己的学术思想，从而取得成就，造成深远影响的，如虞抟、王纶、汪机等。有的私淑丹溪之学，并在实践中运用体验，有心得有经验，也能在著作中有所体现，如蒋用文、王世相、卢铣等。前两层次是传播丹溪之学的功臣，最后一层次则是丹溪学派的基础，人数众多而默默无闻，但正由于他们的努力，使丹溪学派具有实践和理论的生命力；而第三层次，经过他们的努力，使丹溪学说有所提高和发展，并对明清时代的其他医学流派产生较大影响。

如新安医学，真可谓源远流长，自宋而下，代不乏贤。"不为良相，即为良医"的儒家思想、山水奇幽、盛产中药材的客观条件，决定了新安医学的兴起，明清，新安医学进入鼎盛时期，名医辈出、典籍盈箱，专科秘术，杏林瞩目。新安医学成为中华医学宝库的重要组成部分。但它的形成，普遍受金元四大家的学术思想影响，并能融合诸家说，构成了"外感宗仲景，内伤法东垣，热病用河间，杂病师丹溪"的明代医学发展的主要态势，并以丹溪学说"贯通于诸君子，尤号集医道之大成也。"换言之，丹溪学说对新安医学的影响最大。

明清间，新安医家多崇尚丹溪。明成化间，休宁程充对丹溪学说进行过一次系统整理，重订《丹溪心法》，"其文理乖讹，意不相贯者，详求原论，以正其误；篇目错综，前后重叠者，芟去繁冗，以存其要；此有遗而彼有载者，采之以广其法；论既详而方未备者，增之以便检阅。一言去取，无敢妄有损益。"为后世研究丹溪学术思想，提供了可靠的资料。嘉靖间，休宁方广认为程充重订《丹溪心法》之附录，有与正法矛盾者，遂削去，别以诸家与丹溪相发明者，附于各门之末，名《丹溪心法附余》。祁门汪渭认为"病当滋补，治法则从丹溪。"其子汪机一生精研医理，以《丹溪心法》为本，对其学说多所继承、发挥。更难能可贵的是，他在继承丹溪学术思想的同时，又能发展丹溪的医学理论，纠正后人对丹溪的误解。难怪被誉为明代医学"四大家"之一，成为徽州新安医学流派的奠基人之一。

不仅在国内，而且在国际上，特别是日本，丹溪学说早在15世纪就已传入，16世纪有了相当快的发展，到17世纪则达到了高潮。在这一时期中，丹溪学术几乎遍及日本，指导日方汉方医学达300年之久，称为"后世派"，而且组建了"丹溪学社"，使丹溪学术在日本广为传播，并尊奉为医学的主流，直至现在，日本的汉方医学界对丹溪学说依然十分推崇。

丹溪学说在日本的影响，白寿彝主编的《中国通史》作了专门介绍："朱丹溪的学术思想和医疗技术对日本也有很大的影响，他们于15世纪成立'丹溪学社'，继承和发扬其学术成就。"

马雪芹编著的《一代医宗——朱震亨传》中也作了概括性介绍："大体说来，丹溪学说在日本的传播和影响，首先应肇始于月湖，发展于田代三喜，弘扬于曲直濑道三，在他们三人的共同努力下，当时朱震亨的学说几乎是遍及日本，引领日本医学潮流达数百年之久。"难怪中国将张仲景奉为医圣，而日本把朱丹溪尊为医圣。

（吴潮海）

弘扬中国朱丹溪文化 呼吁打造"丹溪文化小镇"

（一）背景

2015 年 5 月 18 日，《浙江省人民政府办公厅关于进一步推动我省文化产业加快发展的实施意见》（浙政办发〔2015〕49 号）正式印发，从《实施意见》中得知，浙江省将培育一批文化小镇，把打造文化小镇作为促进县域文化产业发展的重要载体和抓手，重点培育一批文化元素特征突出、产业基础较好、产业融合潜力较大的文化小镇，符合条件的可列入省重点培育特色小镇创建名单，享受相关政策。鼓励高校、科研院所与文化小镇结对帮扶，在发展规划、智力引进、项目推进等方面开展合作，并整合省级新闻媒体力量，加强对文化小镇的宣传推介。浙江特色小镇也正在成为"大众创业万众创新"的一类重要载体——通过特色小镇平台招引大项目落地，促进创新要素集聚，特色小镇正成为产、镇、人三者有机融合的众创空间，"加快规划建设一批特色小镇"被列入浙江省政府"2015 年重点工作"。近日浙江省新闻办召开新闻发布会，在会上第一批浙江省省级特色小镇创建名单公布，全省 10 个设区市的 37 个小镇列入了首批创建名单，计划三年投资 2400 亿元，特色小镇产业定位聚焦于信息经济、环保、健康、旅游等 7 大产业。比如江南水乡绍兴，目前正在规划建设东浦黄酒小镇和平水养生小镇，东浦黄酒小镇将新建黄酒历史文化博物馆、观光型黄酒手工作坊、建设特色风情民宿区以及黄酒风情体验小街等项目，建设工期为 2014-2017 年，总投资 55 亿元，新增建设用地 1850 亩；平水将新建兰若寺国际休闲度假中心、仙人谷养老养生中心、梅园峡谷漂流以及日铸岭游步道修复等项目，建成以生命健康为主导产业的养生特色小镇，建设工期为 2014-2017 年，总投资 90 亿元，新增建设用地 900 亩。

在这样的背景下，我们也大力呼吁在医学大家朱丹溪的故里义乌市赤岸镇打造一个极富传统文化特色的"丹溪文化小镇"。

（二）丹溪故里赤岸

义乌是一个最具特色的经济快速发展地域，义乌小商品影响全世界，但也不乏传统文化的历史积淀，义乌历史上有文学大家骆宾王、兵学大家宗泽、佛学大家傅大士、医学大家朱丹溪等四大家，也积累了深厚的文化沉淀，决定了今后义乌经济转型升级的发展方向之一。

朱丹溪医术高明，学术思想特色鲜明，诊治经验丰富，文化底蕴深厚，尤其是宋元理学对他医学影响甚大。朱丹溪的家庭在当地是书香门第，据《赤岸朱氏宗谱》和史书记载，朱丹溪祖籍山东曲阜，远祖朱云，朱云的后代朱汎到南方做官，举家迁徙南方定居于义乌县双林乡蜀山里蒲墟村。南北朝的时候，因村里朱家嫁女，彩礼映红溪水两岸，村人以此自豪，于是改"蒲墟"为"赤岸"，村前之溪也因名"丹溪"，朱彦修也因此被后人称为"丹溪先生""丹溪翁"，目前赤岸镇已然是义乌市一个有悠久文化历史的文明古镇。

赤岸镇镇域面积 149.98 平方公里，辖 66 个行政村，1 个居委会，总人口近 4 万，是全国环境优美乡镇、全国千强镇、浙江省生态镇、浙江省教育强镇、浙江省历史文化名镇、浙江省卫生镇、浙江省文明村镇、浙江省旅游强镇、浙江省体育强镇。赤岸镇历史悠久，名人辈出，人文景观和旅游资源极为丰富。现有国家文物保护单位 1 处（古月桥）；省级文物保护单位 5 处；义乌市级文物保护单位 12 处。那里山青水绿，环境优美，是都市人假日休闲旅游首选之地。更重要的是赤岸镇保留着大量朱丹溪的历史古迹，比如丹溪庙、纪念堂、纪念亭、丹溪文化园、丹溪酒业等人文景观，极具当地文化特色。

（三）丹溪文化故事

朱丹溪是公认的医学大家，也是名副其实的养生大家，他的滋阴摄养、茹淡、房中摄养等独特的养生思想自成一派，其运用"天人相应"的理论，论述"养老论""茹淡论""饮食色欲箴""房中补益论""养老论""慈幼论"等。

他在《养老论》记有医案一则：丹溪的母亲七十岁时，虽然素有痰饮内盛，但因自己比较重视调养，身体一直还较健康。但时常有大便燥结的症状，将牛奶、猪油和入糜粥中一起服食，多能暂时觉大便滑利易下，但终究还存在腻物积于体内太多的情况。所以，第二年夏天就突然发作胁疮，一连几天都不好。丹溪看到母亲生病非常痛苦，苦苦思索如何节养脾胃，后主要通过用参术等补养脾胃以生气血，并随天气变化而加减，后来其母就渐渐大便通畅，面色光泽，胁疮痊愈。

朱丹溪行医生涯流传下来的医话故事也是影响深远，深得民间流传效仿。有一次他行医乡间，偶遇一村妇产后虚弱，无奶水育儿，母子都奄奄一息。朱丹溪让其家人用红曲酒糟拌核桃、鸡蛋，烧煮后加红糖，喂食村妇数日后村妇即元气恢复，奶水大增，其子长大后成为骁勇善战的大将军。后来，义乌人便以此法煮成红曲酒糟核桃酒，用于滋补身体，因为是朱丹溪的发明，所以取名为"丹溪醉核桃"。这道丹溪醉核桃，虽然看似简单，但却大补，让虚弱的人不仅尝到了好味道，也尝到了人与人之间的关心。

红曲酒的配方最早是朱丹溪于1327年在《本草衍义补遗》中记载的，赤岸人每年立冬后家家户户都会取丹溪之水，用红曲、从谷物酿造米酒自饮成为一种习俗，这种米酒其实是义乌最有特色的红曲保健酒原始的雏形，历史上乾隆南巡的时候，赤岸长寿老人作为代表，带着赤岸的红曲酒迎驾皇帝，受赐黄马褂，红曲酒红艳的颜色，浓香的味道，深得乾隆皇帝的喜爱。这些浓浓的传统习俗从七百年前就流传至今，深得当地人心。

2003年10月8日浙江中医药研究院文献信息所的国家级名中医盛增秀研究员把出版的《丹溪医集》赠送给义乌市丹溪酒业，历时十二个春夏秋冬，丹溪的后裔终于将朱丹溪在《本草衍义补遗》中记载的秘方，通过筛选并获专利授权的丹溪1号、丹溪2号、丹溪3号红曲菌种在出梅季节后制作发酵红曲，加上经选种培育的红辣蓼草母种、青辣蓼草公种，用红皮或黑皮有机小麦在秋桂开花季节发酵酿造麦曲，并严格按照古法夜露日晒麦曲，直至香气扑鼻，于立冬时节选用优质精白糯米、红曲、麦曲、丹溪源头生态水纯手工酿造而成丹溪酒。

（四）丹溪文化小镇

紧张的生活工作节奏，环境的恶化和恶性肿瘤等疾病的高发，促成人们对环境与健康养生的高度关注，呼吁保护环境，保护原生态，改善环境，成为经济发展过程中转型升级的一枝独秀，普及青山绿水即是金山银山的理念，同时挖掘当地传统文化，保护地方传统特色也成为新理念、新常态。中医养生理念，绝非大滋大补，不是灵丹偏方，而是天人合一，形神共养，追求人与大自然的和谐相处。保护人体原有的自我修复能力，还以人体阴阳平衡的状态，才算中医养生的精髓。丹溪文化小镇也是保护赖以生存的环境，还以青山绿水的本原，其本质与中医养生文化理念一脉相承。

"丹溪文化小镇"应该在朱丹溪故里赤岸镇原有的氛围中加以提炼和宣传，宣传浙江中医药文化，也让更多的人了解中国丹溪文化，我们认为可以从几方面入手，加以保护和推广，从而实现"丹溪文化小镇"逐步完善。

1. 地方食疗文化　如前面所提到的丹溪醉核桃、丹溪红曲酒外，从小生长在义乌这块热土的人享受着世人享受不到的好产品，红曲黄酒、红曲高粱白酒、红曲豆腐乳、红曲酱、酒糟馒头、红粿、青明粿、八仙糕、红曲酒醋、红曲核桃酒糟、红糖、麻糖、南枣、蜜枣、豆腐皮、生姜红糖、月子红糖、月子酒、核桃仁、三化梨、花坞桃、梅李、铁皮石斛等等，都可以在丹溪养生小镇得到更好的传播和推广。

2. 中医中药文化　朱丹溪在治病中非常注意保护病人的元气，《古今医案按》载有丹溪治好友叶仪痢疾危证案，当时叶仪因病痢疾日久，他医治疗无效，正好朱丹溪来看望他，就让朱丹溪用药治疗，但病情反而加重了，大家一片哗然，叶仪不忍怪朱丹溪，只是偷偷与子女告别，大家都相传叶仪必死无疑，而丹溪不为所动，只到第二天才用小承气汤，治疗后日渐恢复，朱丹溪告诉大家，叶仪生病加上前医不当的攻下治疗，身体已经十分虚弱，如果在这种情况下再用攻击之法，就会使之元气大伤，小病酿成大病，大病成不治之症，所以必须先用药使他身体壮实，再以承气汤治疗，才能标本同治，真正治愈。这是丹溪"攻击宜详审，正气须保护"的治疗思想的充分体现。

义乌市中医医院有朱丹溪后裔传承着朱丹溪的中医药传统，使用丹溪医学理论和中医中药为家乡的父老乡亲缓解病痛，排忧解难。另有义乌三溪堂、朱丹溪春萱堂国医馆等深具丹溪医学特色的中医诊疗基地，传承着朱丹溪医学文化。

3. 保护传承文化 义乌市赤岸镇东朱村丹溪文化园是丹溪后裔朱之江老人为守护朱丹溪中医药文化脉络创建的，1979 年朱丹溪墓地进行了重建，1989 年朱丹溪陵园被列为浙江省重点文物保护单位，丹溪文化园正是在此基础上扩建而成，占地三百多亩，颇具江南园林风格，文化园内有爱仙亭、鹤望轩、松鹤苑、望塔、滋阴阁、麒麟坛、丹溪塑像、丹溪墓、丹溪庙、百草园等景观，被浙江省中医药学会作为"朱丹溪中医药文化传承实践基地"。现在的丹溪文化园加强了原有设施的保护和修改，环境优美，使朱之江老人的守护得以传承和发扬。

4. 理学儒学文化 朱丹溪在成名医之前，是正宗的理学继承人。理学，后人或称之为"新儒学"，是我国宋代兴起的一种哲学思潮。它用思辩的形式，研究关于理、气、性、命等一系列哲学问题，用以论证和解释宇宙间万事万物，因而得名。理学的代表人物有周敦颐、张载、程颢、程颐，以及理学集大成者朱熹，即有名的"宋五子"。理学标志着我国哲学史上一个重要的发展阶段，在宋、元、明整整七个世纪的漫长时间里，取得了思想界的正统地位。丹溪的理学老师许谦虽学识广博，名声远播，但却淡泊名利，多次谢绝地方官员的荐举，避开尘世的喧嚣，隐居于东阳县的八华山中授徒讲学，经过一段时间的学习，朱丹溪觉得自己心胸洞开，融会贯通，连身体都有所增长。这种积极做事、淡泊名利、仁心仁术为主导的哲学思想在指导人们在生活工作中树立正确的世界观、价值观，有很好的引领作用，有很好的情志养生作用。

5. 传统情义文化 朱丹溪虽是明代知名医学大家，但难能可贵的是，他对妻子用情至深，从一而终，甚至妻子病逝后也终生未再娶，留传一段千古佳话，他的妻子戚氏是朱丹溪姑姑朱寿的女儿，从小知书达理，温柔贤惠，深得朱氏家族的敬爱。她和朱丹溪感情深厚，生有二子四女，可惜戚氏也体弱多病，发作时气喘不止，胸部憋闷，严重时至于不能躺下，脸色铁青，眼球突出，痛苦之状，难于言表。朱丹溪把给母亲和老师的方法都用在妻子身上，但仍然没有结果，最后只好眼睁睁地看着妻子在痛苦中离去。妻子的去世，带给朱丹溪的除了无尽的悲痛之外，还有更多的悔恨和自责。他后悔自己学医的时间太短，自责自己医术太浅，无法把妻子从死神的手中抢救回来。为了进一步提高医术，不让更多的人像妻子那样在痛苦中失去生命，朱丹溪决定趁着母亲身体健康之时离开家乡，外出寻访名师，以高超的医术为更多的人解除病痛的折磨，从而真正走向了从医之路。朱丹溪的成名之路，可谓是对戚氏一生情义的体现，在当地也是留下一段佳话。

6. 民宿旅游文化 义乌丹溪故里赤岸有丹溪文化园、墓碑、丹溪庙、纪念堂、纪念亭、丹溪酒业有限公司等人文景观，有浓郁的文化底蕴，赤岸"丹溪"之滨狮子岩顶建有朱丹溪纪念亭，狮子岩麓建有朱丹溪纪念堂，赤岸镇区、义乌城区、金华市区分别有丹溪街、丹溪路之命名。丹溪在人民心目中，正如"云山苍苍，高风不磨，世远弥声，仰止者多。"站在朱丹溪纪念亭旁，可以看到绿树红墙的赤岸镇，安详宁静，洋溢着浓浓的生活气息，当地也有不少民宿，只要加强宣传推广，可以让更多的人体验到当地农村的青山绿水，民风淳朴。

另外赤岸国际登山游步道在旅游养生等方面也大有普及推广的价值。

浙江省中医药研究院文献信息所作为浙江省中医文化学重点学科建设单位，又是全国名老中医药专家传承工作室所在部门之一，有丰富的中医临床和养生保健经验，长期开展对朱丹溪医学的系列研究，编写过《丹溪医集》《名医朱丹溪论治痿痹的经验》《朱丹溪医书集成》等多部学术著作，多次举办"朱丹溪医学文化传承研讨会"，撰写研究论文达40多篇，并与义乌市中医医院丹溪医学研究所、义乌市丹溪酒业有限公司等研究朱丹溪的相关单位保持密切联系，互相支持，有着良好的合作基础，我们大力呼吁更多的机构联合创建"丹溪文化小镇"，将以特色养生产业为核心，合作创新，既造福当地百姓，也传播中医药文化，合作共赢，为贯彻省政府《实施意见》做出应有的贡献。

（江凌圳）

朱丹溪医事感悟

　　人类历史的长河滚滚而来，涌现了很多医学大家，这些医家的成功经历也许有种种不同，但相同的是在自己的医学道路上辛勤耕耘，默默奉献，本着一股求是精神，寻求真理，到老而不知疲倦。医学前辈留给我们珍贵的医学典籍之中，记载了他们医学实践的过程和心路历程，他们先从老师那里或者医书上获得了认识，继而在医疗实践中检验，又通过实践总结和修正了原来的认识，然后继续实践。当认识渐趋纯熟，对实践的指导往往卓有成效时，开始著书立说，将这些宝贵的经验传给社会和后人，中医的香火就是这样传承的，可以说每个医家的经验都是经过实践检验的，都是值得参考和学习的。但是由于历史、社会、地理、气候以及个人思想因素的局限性，每位医家的学说和观点不可避免地会有主观性，其辨证论治也总会有不准确之处，因此也会在某些问题上产生一些争论，众说纷纭，令人迷茫。而在这个时候，还有一些医家，能够把握住正确的方向，行医道路上更为客观，求真务实，更为契合辨证论治精神的，朱丹溪便是其中的佼佼者。

　　我们知道，中医人都比较勤奋、执着，讲求扎实的基本功，但是光有这些还远远不够，上天更加眷顾于有悟性，善于思考的人。往往一些后来改学中医的人更加具有这种慧眼，否则如何能用更少的时间得来更大的成就，朱丹溪就是这种类型。他四十岁之前还没有正式学医，自幼攻读儒学，36岁时拜许谦为师专攻理学，这在当时的社会条件下可以让他更为客观、更为宏观地看待问题。由于具备了坚实的理学基础，在后来的医学生涯中，才能成功地把理学和医学结合起来，写成不朽的论著《格致余论》一书。用哲学思想指导医学，将二者合而为一，这就是朱丹溪辨证论治的高明之处，在六百年前这是一大创举。

在各种医学学说激荡的金元时代，丹溪先生更注重四诊的准确性，掌握和收集疾病的第一手资料，只有基本资料越全面，越准确，辨证才能更客观，治疗才能更有效。《丹溪手镜》开卷首列"评脉第一"，《手镜》"脉第七"，专论脉象正常、异常的形象，以及每种脉象出现在不同部位时的临床意义。丹溪临证极为重视辨证，他在《手镜》中汇集临床常见症状60余条，不惜用了三分之一的篇幅，详尽的讨论了症状的鉴别。反观现在有的医生，大致看看舌苔舌质，把一下浮沉缓急，这样的诊断也许对开方也有一部分的指导作用，起码能分出阴阳虚实，但是有一点不得不承认，四诊的深度不够，遇到简单的疾病也许尚能应付，复杂的疾病则会贻误病机。正是因为丹溪先生深入、细致、全面地总结了四诊，不断积累出深厚的中医辨证基本功，所以才能得出客观、准确的判断。

在理学和医学思想的结合指导下，在严谨细致的辨证施治过程中，必然能撞击出火花。病因学说，从《内经》开始，到宋代陈无择《三因方》止，痰饮主要作为病，而未作为因。丹溪则将痰饮作为致病因素加以讨论，这是在病因学说上的一大完善。其对辨证论治体系的建树可见一斑，余不赘言。

读着丹溪先生的医著，惊叹这位大器晚成的医学奇才，睿智、笃实的学风，不由得心生景仰。朋友们，如果你还未满四十，或者你在四十岁之前没有找到努力的方向，那么现在来吧，沿着丹溪先生的足迹，本着求是精神，继续前行！

（庄爱民）

附录：朱丹溪有关红曲论述的产业化研究论文

一、影响红曲酒糟发酵物 γ—氨基丁酸含量的因子分析

（一）引言

γ-氨基丁酸（GABA）是一种天然非蛋白质氨基酸，普遍存在于自然界动植物中，50 年代末发现 GABA 具有降血压作用，而后对不同动物的 GABA 降血压有效剂量进行研究，发现 GABA 对不同类型的动物降血压达 20% 所需要的剂量各不相同。随着研究的不断深入，继而发现 GABA 还具有其他许多功能，如健脑、治疗癫痫、改善脂质代谢、防止皮肤老化、清除体臭、使精神安定、促进记忆、促进生长激素的分泌、肾功能活化、肝功能活化、抗疲劳、增加食品风味等。因此对 GABA 的研究成了当今生物和医药界的热点之一。目前已知含天然 GABA 的有茶叶、发芽米、发酵大豆、桑叶、甲鱼、红曲等，但其含量甚微，还不能达到其显著功能的效果。因此，利用生物技术生产高剂量的 GABA 制品或再加工成新物品，被认为是现代人最佳的保健食品与日常营养补充剂。

红曲产品在我国已有上千年的历史，尤以浙江省南部地区和福建省为主。浙江省主要在义乌一带，据义乌县志记载，金元四大医家之一朱丹溪先生在《本草衍义补遗》医书中记载了红曲的特性和功能：甘、温、无毒。消食活血，健脾暖胃，治赤白痢，下水谷，陈久者良。1979 年日本农工大学远藤章教授根据元朝医圣朱丹溪先生的中医理论对红曲的药用功效和中医理论进行研究，发现利用红曲菌发酵后的产品对人体具有降血压、降血糖、降胆固醇及防癌等功效，引起世界医学界的极大兴趣和关注。近年来，美国、日本、英国、韩国、泰国、比利时、法国、捷克和中国等国

家对红曲的研究方兴未艾。经现代科学研究表明，红曲制品除具有降血脂作用的洛伐他汀（Lovastatin）外，还具有降血压作用的 γ—氨基丁酸等。因此通过利用生物技术提高红曲及其制品的天然 γ—氨基丁酸含量已受到极大关注。

红曲主要用于生产红曲酒、红曲醋、红曲色素等。在生产红曲酒醋的过程中，有大量的制酒后的副产品酒糟，通常简单地作为饲料副产品，其附加值较低。因此能否通过特定的技术，提高其附加值是重要的研究与开发内容之一。本研究报道红曲二次发酵生产技术及其条件优化，增加红曲酒糟的天然 γ—氨基丁酸含量，提高其在医药应用上价值。

（二）材料与方法

1. 材料 红曲酒糟：本实验利用同一产地、同一批次的有机大米为原料在同一批生产红曲酒后的红曲酒糟为二次发酵的主要原料。

红曲霉菌：二次发酵试验所用的红曲霉菌株为本公司研究中心通过紫外线诱变筛选申请专利的红曲霉菌株"丹溪1号""丹溪2号""丹溪3号"。

米皮：采用同一批有机稻米加工所得的米皮用于本实验酒糟二次发酵的添加辅料。

2. 方法 发酵流程：本研究二次发酵工艺参照常规的发酵红曲制酒工艺。简要流程为：根据实验设计，取适量的红曲酒糟，加适量的红曲、米皮、水，搅拌混匀，装入红曲酒发酵坛子。置于控温培养箱中，恒温培养。按照实验设计培养一定时间后，取出发酵物，在72℃恒温条件下，烘干，用于 γ—氨基丁酸含量测定。

发酵因子分析：为了分析不同的发酵因子对红曲发酵物 γ—氨基丁酸含量的影响，优化红曲酒糟生产技术，本研究比较分析了不同的二次发酵培养温度（30℃，35℃，40℃，45℃，50℃，55℃）、发酵醪值（3.8，4.1，4.6，5.1，6.0）、二次发酵时间（46h，62h，72h，79h，86h，96h，120h）、离子激活剂（Ca^{++}，Mg^{++}，Mn^{++}，Zn^{++}）、料水比（75%，100%，128%，140%，150%）、红曲菌种（丹溪1号，丹溪2号，丹溪3号，）、原料配比（红曲/酒糟/米皮 0.08/1.0/0.5，0.09/1.2/0.6，0.10/1.5/0.7，0.10/2/0.8，0.11/2/1.0）

等因子对红曲酒糟 GABA 含量的影响。

γ– 氨基丁酸含量测定：γ– 氨基丁酸含量测定采用高效液相色谱测定法。以 AQC（6– 氨基喹啉基 –N– 羟基琥珀酰亚氨基甲酸酯）为柱前衍生试剂，Waters AccQ · Tag 氨基酸分析柱为色谱柱，梯度洗脱，紫外检测波长 248.0nm。

3. 试验统计分析　所有试验均重复 3 次以上，以平均数和标准误差表示，所有分析因子数据采用差异显著性检验。

（三）结果与分析

1. 温度的影响　在 10kg 酒糟，0.4kg 红曲，5kg 米皮，6kg 水混匀，调节 pH 5.1，装入发酵坛，分别在不同温度（30℃、35℃、40℃、45℃、50℃、55℃）下发酵 79 小时，然后发酵物烘干，测定比较其 γ—氨基丁酸含量。结果（图 1）表明，在相同的原料配比，pH5.1 条件下，35℃恒温发酵的 GABA 含量最高。

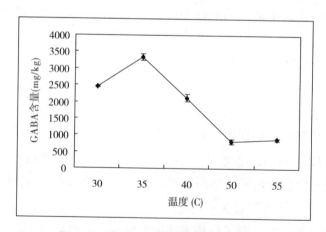

图1　发酵温度对GABA含量的影响

Figure 1　Effects of ferment temperature on the GABA content

2、pH 值的影响　以上面相同的原料比、料水比条件下、调节不同的 pH 值（3.8，4.1，4.6，5.1，6.0），在 35℃条件下培养 96 小时，然后发酵物烘干，测定比较其 γ—氨基丁酸含量。结果（图 2）表明，在 pH4.6 时

发酵产物 γ—氨基丁酸含量达最大值。

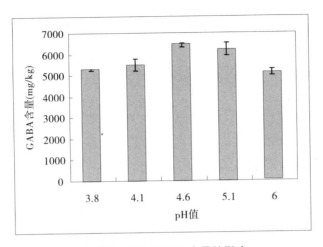

图2 发酵物pH值对GABA含量的影响

Figure 2 Effects of pH value on the GABA content

3、料水比的影响 为了了解料水比对发酵物 γ—氨基丁酸含量的影响，实验在同一固体配料（红曲：米皮：酒糟 =0.4：5：10）条件下、分别加不同量的水得到不同的料水比（75/100、100/100、128/100、140/100、150/100，w/w），pH 4.6、在35℃条件下发酵79h，然后发酵物烘干，测定比较其 γ—氨基丁酸含量。结果（表1）表明，在料水比为 128/100 时，GABA 含量最高。但其他的固体配料比、发酵温度、pH、发酵时间是否也有同样的结果，尚需进一步优化研究。

表1 不同料水比对GABA含量的影响

Table 1 Effects of moisture on the G GABA content

丹溪1号红曲、米皮、酒糟：水	75%	100%	128%	140%	150%
GABA含量mg/kg	1170 ± 75	3893 ± 132	6450 ± 140	3823 ± 136	2550 ± 98

4、原料配比的影响 二次发酵的主要原料是红曲酒糟、米皮和红曲。试验比较了不同的原料配比对发酵物的 γ—氨基丁酸含量的影响，结果（表2）表明，在分析的不同原料配比组合中，以 0.10/2/0.8（w/w/w）的配比所获得 GABA 的测定值最高（8885 mg/kg），而 0.11/2/1.0 配比的结果

也较为理想（8340mg/kg）。

表2 不同原料配比对GABA得率的影响

Table 2 Effects of material ratio on the GABA content

红曲/酒糟/米皮（w/w/w）	008/1.0/0.5	0.09/1.2/0.6	0.10/1.5/0.7	0.10/2/0.8	0.11/2/1.0
GABA含量mg/kg	5595 ± 233	5880 ± 268	6515 ± 318	8885 ± 190	8340 ± 113

5. 发酵时间的影响 从本项目的第一阶段试验中，发现红曲酒糟二次发酵的时间对 GABA 含量具有一定的影响。为了更好地确定最好的发酵时间，试验分析比较了不同发酵时间对发酵物 γ—氨基丁酸含量的影响，结果（图3）表明，随着发酵时间的增加，发酵物的 GABA 含量出现先升后降的现象。发酵 79 小时，发酵物的 GABA 含量达到最高，随后，随着发酵时间的继续延长，GABA 含量逐渐下降，但其幅度并不是太大。

为了更精确确定发酵时间对 GABA 的影响，实验又在 79 小时左右选取了 3 个发酵时间（72h、79h、86h）进行比较（图3）。结果表明，发酵控制在 72h ~ 79h 之间为最佳发酵时间，其红曲发酵物的 GABA 含量达最大值，并趋于相对稳定。

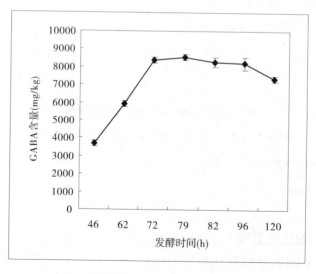

图3 不同发酵时间对GABA含量的影响

Figure 3 Effects of ferment times on the GABA content

6、菌株的影响 为了探讨红曲霉菌株对发酵物 γ—氨基丁酸含量的影响，实验对通过诱变选育的 3 个红曲霉菌株（丹溪 1、2、3 号）进行了比较。结果（表 3）表明，在相同的条件下，丹溪 1 号红曲作为二次发酵的添加菌种，所产生的 GABA 含量显著超过了其他两个菌株所制成的红曲。说明丹溪 1 号菌株制成的红曲较适合于高含量天然 γ—氨基丁酸红曲酒糟发酵生产。

表3 不同红曲霉菌株对发酵物GABA含量的影响

Table 3 Effects of Monascus ruber on the GABA content

试验用菌株	丹溪1号	丹溪2号	丹溪3号
GABA含量mg/kg	8695 ± 64	4915 ± 318	4460 ± 374

7、金属离子激活剂的影响 微生物分泌的不同酶的反应速度受到不同酶激活剂（某些金属离子等）的影响。试验选用 Ca^{++}、Mg^{++}、Mn^{++}、Zn^{++}（分别用 $0.12\%CaCl$、$MgSO_4$、$MnSO_4$、$ZnCl_2$）作为激活剂，比较了其对发酵物 GABA 含量的效应，试验结果（表 4）表明，Ca^{++} 的使用使发酵物 GABA 的含量从对照的 8500mg/kg 提高到 9385mg/kg。而其他的金属离子 Mg^{++}、Mn^{++}、Zn^{++} 的添加反而使 GABA 的含量下降。

表4 4种金属离子激活剂对GABA得率的影响

Table 4 Effects of 4 positive ions on the GABA content

激活剂的种类	Ca^{++}	Mg^{++}	Mn^{++}	Zn^{++}	对照
GABA含量mg/kg	9385 ± 516	7190 ± 212	7015 ± 21	7965 ± 64	8500 ± 339

最后，综合以上实验结果，试验选出了最佳高含量天然 γ—氨基丁酸红曲酒糟生产技术工艺：采用丹溪红曲 1 号菌株，添加米皮。原料配比为红曲 / 酒糟 / 米皮 =0.10/2/0.8，料水比 128/100，Ca^{++}（0.12% $CaCl_2$）作激活剂，pH4.6，35℃恒温发酵 72h～79h。该工艺可使红曲酒糟发酵物的 GABA 含量比原对照工艺提高 10 倍左右。

（四）讨论

本试验针对调控技术的诸多因素进行不断深入优化，获得 GABA 含量显著提高的红曲酒糟二次发酵生物调控技术体系（包括配方、温度、pH 值、料水比、原料配比、发酵时间、菌株、激活剂等生产工艺因子）。使之大量富集和增加 GABA。

GABA 是麸酸经谷氨酸脱羧酶（简称 GAD）脱羧形成的代谢产物。在有效的作用温度范围内，温度低，酶的催化作用小，酶解速度随着温度的升高而加快。但温度过高又使酶变性而失活。在一定的温度下，酶的催化作用很大，活力最强，酶促反应最快，这个温度就是这种酶在该条件下的最适温度。本实验结果表明在 pH4.6 的条件下，35℃恒温发酵的 GABA 含量最高。说明 GAD 在以红曲酒糟为主要基质的情况下 35℃时其酶活力最强或能合成最多的酶。

红曲酒糟中的麸酸是以它的酸酐（吡咯羧酸）的形式存在。在酸性条件下，它易水解成麸酸，而且这是一个可逆反应。另外，麸酸转化成 GABA 是通过 GAD 的催化而进行的，而 $[H^+]$ 对酶的影响很大，因此红曲酒糟的二次发酵过程中控制 pH 值就显得相当重要。本试验在 35℃恒温条件下 pH4.6 时，发酵产物 GABA 的含量达最大值，这可能是在这 pH 条件下，GAD 的酶活力最强。同时，实践中对发酵进行观察，可见 pH4.6 的试样发酵产生的二氧化碳最多，如不及时开耙搅拌，就会发生发酵醪溢出发酵容器的现象。

红曲酒糟二次发酵所用的重要原料是生产红曲酒的下脚料——红曲酒糟，加上适量的米皮、红曲和水。酒糟里含有吡咯羧酸——麸酸的酸酐，米皮里含有活性较强的 GAD，二者共同作用于红曲酒糟，使红曲酒糟经过二次发酵，提高 GABA 的含量。因此，三者之间的配比以及水分含量对 GABA 含量的影响较大。它决定了底物的浓度和酶的浓度，影响了发酵过程中菌的生长。在本实验条件下，红曲/酒糟/米皮以 0.10/2/0.8 的配比，含水量为 128% 时，能产生较高的 GABA 含量。一般来讲，当酶的浓度一定时，底物浓度决定酶反应的速度，随底物浓度的增加而增加，当底物浓度增加到一定值之后，反应的速度就不再增加。而当底物浓度充足时，如果其他条件不变，则酶反应速度在一定范围内是随着酶浓度的增加而加快，但到一定程度时则会处于稳定状态，而当底物中可作用物被酶解完之后，则酶的作用就停止。

在红曲酒糟二次发酵研究和产业化开发中，如何得到效益最大化是十分重要的课题。本研究结果表明，红曲酒糟二次发酵时间对 GABA 的得率具有一定的影响。在二次发酵过程中，GAD 将麸酸脱羧生成 GABA，GABA 的含量也随着发酵时间的延长而增加，但并不是无止境的。这可能是随着底物浓度的减少，在单位时间里 GABA 的生成量也会逐渐减少，最后停止。另外，氨基酸脱羧酶在一定的条件下也会催化相应的氨基酸脱羧而生成相应的胺，形成尸碱。因此，正确制定二次发酵工艺，确定发酵时间，既能节约能源，又能提高 GABA 得率。从本实验结果还可以看出，发酵时间控制在 72h—79h 之间为最佳发酵时间，在这段时间里 GABA 的含量可达最大值，并趋于相对稳定。

红曲霉菌株在生长过程中分泌较为齐全的酶系：有淀粉酶、蛋白酶、糖化酶、麦芽糖酶、脂肪酶、果酸酶、谷氨酸脱羧酶及其他脱羧酶等等。不同的酶其发酵底物和产物各不相同。在红曲酒糟二次发酵工艺中，红曲霉菌株的优劣是影响 GABA 含量的主要因子之一。本研究表明，紫外诱变先选育的丹溪 1 号红曲霉菌株制作的红曲在二次发酵中 GABA 含量最高，是高含量天然 γ—氨基丁酸红曲酒糟生产技术的适合菌株。另外，在二次发酵过程中，添加 Ca^{++} 对 GABA 含量也具有显著效应，可能是 Ca^{++} 影响了微生物的生长或者微生物分泌的不同酶的反应速度。

（陈豪锋　朱兰琴　薛临生　张乃文　王用富　陈铭　朱丹华）

二、提高功能红曲淀粉酶活力的研究

（一）引言

功能红曲是由特殊筛选的红曲菌菌株在一定的培养条件下发酵产生的产品，其多种生物活性成分显著高于由普通红曲菌株生产的普通红曲产品。但功能红曲的淀粉酶活力低和桔霉素含量高是急需解决的焦点问题。因为酿酒过程中使用的酒曲的淀粉酶活力直接影响出酒率，生产企业从成本考虑，多采用淀粉酶活性较高的普通红曲，几乎不采用功能红曲，这直接导致普通红曲酒的生物活性成分含量甚微，保健功效不显著。因此，要解决这一矛盾，必须对生产菌株进行改良，提高功能红曲淀粉酶活力。

此外，在大多数红曲产品中都发现了不同含量的桔霉素，这种真菌毒素可以引起小鼠大脑中多巴胺的减少，肾上腺素、去甲肾上腺素和543色氨的增加，这些神经递质在脑中浓度的增加，可能与该毒素对中枢神经系统的抑制作用有关。研究还发现，桔霉素损害肝的代谢，体内试验与血清蛋白结合，桔霉素有致癌性和诱发突变作用。因此，筛选不产或低产桔霉素菌株，或控制发酵工艺参数抑制桔霉素的产生对红曲生产以及食品安全意义重大。

本研究针对功能红曲用于酿酒生产中面临的淀粉酶活力低和桔霉素含量高的问题，开展红曲培养基质、培养温度、pH、初始水分含量等工艺的改进和控制，以提高功能红曲淀粉酶活力和红曲酒中的生物活性成分的含量，同时降低桔霉素的含量。

（二）材料与方法

1. **供试菌株** 本试验所用的功能红曲菌株为本公司的专利菌株"丹溪1号"、"丹溪2号""丹溪3号"及"丹溪1-1号"。

2. **原料** 东北有机米、大豆胚芽、功能红曲菌株、红曲醋。

3. **红曲培养的工艺流程** 有机大米浸泡4小时，取出用水冲洗后沥干，大豆胚芽浸泡20分钟后用水冲洗沥干。然后，将沥干后的大豆胚芽和有机大米混合蒸饭，蒸熟后摊凉至30℃±1℃，接种拌曲均匀后闷棚，温度升到45度后摊开、翻曲以利于降温，当曲的湿度下降后适当吃水，再摊开培养，根据需要，吃水2-3次，直到米粒完全红透后烘干。整个工艺流程列于图1。

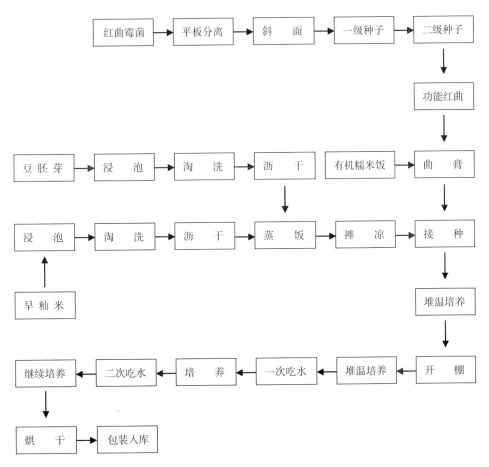

图1 红曲培养的工艺流程

4.检测分析

（1）淀粉酶活力测定采用中华人民共和国行业标准QB/T2306–97标准中的分光光度计法。

（2）桔霉素含量测定采用高效液相色谱仪测量。

（3）洛伐他汀含量测定采用高效液相色谱仪测量。

（4）pH的测定采用pH仪。

5.统计分析 所有试验均重复3次以上，以平均数和标准误差表示，所有分析因子数据采用差异显著性检验。

（三）结果与分析

1.培养因素对功能红曲淀粉酶活力的影响

（1）培养基质 红曲的淀粉酶活力和培养基质的不同有很大的关系，培养基质只用大米时，生产的红曲淀粉酶活力只有365u/g，在大米基础上添加适量大豆胚芽可以提高红曲淀粉酶活力，当大米和大豆胚芽的比例达到100/15，淀粉酶的活力最高，为489u/g，但大豆胚芽比例再提高，淀粉酶的活力开始逐渐下降（图2）。

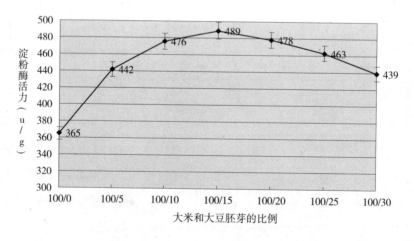

图2　培养基质对红曲淀粉酶活力的影响

（2）培养基初始pH 红曲的淀粉酶活力和培养基的初始pH有关，当初始pH为4.4时，红曲的淀粉酶活力最高，为528u/g（图3）。

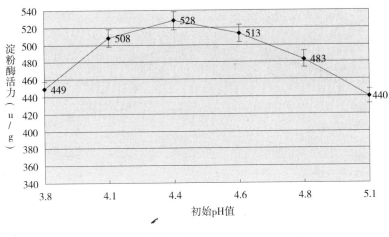

图3 培养初始pH对红曲淀粉酶活力的影响

（3）培养温度 采用变温培养的方法，初始开棚后第一天温度控制在30±1℃，而后在不同温度下培养5–7天，结果表明培养温度对红曲淀粉酶活力影响显著（图4）。培养温度28℃时，红曲的淀粉酶活力最高，为608u/g。

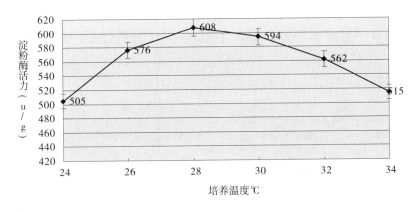

图4 培养温度对红曲淀粉 酶活力的影响

（4）培养基初始水分 红曲淀粉酶活力和培养红曲时的初始水分有

关，试验结果（图5）表明，当初始水分为47%时，红曲的淀粉酶活力最高，为695u/g。

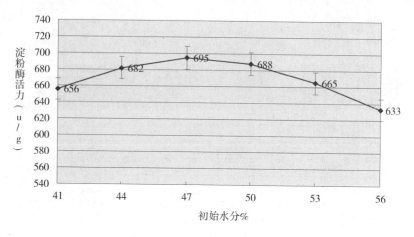

图5　培养初始水分对红曲淀粉酶活力的影响

综合以上各种参数试验结果，最后采用大米／大豆胚芽培养基比为100/15，初始pH4.4，后期培养温度为28℃±1℃，初始水分为47%的条件培养，得到的红曲淀粉酶活力为695u/g。

2. 红曲酶菌株对红曲桔霉素含量的影响　试验结果（表1）表明，不同红曲酶菌种生产的红曲，其桔霉素含量具有显著差异。在所用的4个菌株中，丹溪1号及其辐射育成的丹溪1-1号生产的红曲桔霉素含量较低（分别为3.7和2.1ppm），比丹溪2号（14ppm）和丹溪3号（23ppm）降低7-11倍。

表1　菌株对红曲桔霉素含量的影响

菌株	丹溪1-1号	丹溪1号	丹溪2号	丹溪3号
桔霉素含量（ppm）	2.1±0.2	3.7±0.4	14±1.2	23±2.5

3.发酵工艺因素对功能红曲产洛伐他汀含量的影响

（1）发酵时间和温度　试验结果（表2）表明，在发酵前期三天温度控制在28±1℃，后期温度控制在25±1℃的情况下，前5-7天为红曲菌的菌体生长期，第8天开始积累次级代谢产物，洛伐他汀（Lovastatin）的含量逐步增长，到第15天，洛伐他汀含量达到最高，为1100mg/100g，随后洛伐他汀含量有所下降。

表2　低温条件下的不同发酵时间对含量的影响

发酵时间（d）	14	15	16
洛伐他汀含量（mg/100g）	903 ± 25	1100 ± 30	937 ± 22

当前期温度控制在32±1℃，后期温度控制在30±1℃的情况下，当发酵周期为8天时，洛伐他汀的含量达到最高，为8760ppm（表3）。

表3　高温条件下的不同发酵时间对洛伐他汀含量的影响

发酵时间（d）	7	8	9
洛伐他汀含量（mg/100g）	790 ± 19	876.0 ± 40	770 ± 31

从实验结果可以看出，当发酵温度提高后，洛伐他汀的最高含量提前来到，并且洛伐他汀的含量随着温度的提升而下降。说明温度能影响红曲菌的生化代谢途径，培养温度控制在较低条件下，发酵周期相应延长有利产洛伐他汀产生和积累。

（2）培养基质　培养基质对红曲中的洛伐他汀含量影响较大，当大米/大豆胚芽为100/20时，红曲中的洛伐他汀含量最高，为1176±15mg/100g。

表4　不同培养基质对洛伐他汀含量的影响

大米/大豆胚芽	100/0	100/20	100/30	100/40	90/60	50/100	0/100
洛伐他汀含量（mg/100g）	493 ± 15	1176 ± 8	1024 ± 12	980 ± 17	768 ± 24	694 ± 15	440 ± 12

（3）初始含水量　培养基初始含水量在40%~50%时，红曲中的洛伐他汀含量最高。水分过多或者过少都程度不同地影响红曲霉菌的生长和代

谢产物的形成（图 6）。

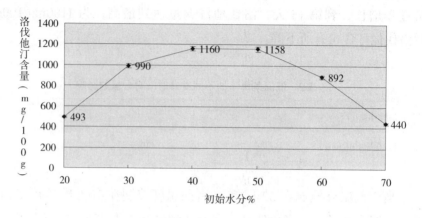

图6　初始含水量对洛伐他汀含量的影响

综合考虑以上各种因素，最后确定如下红曲培养条件（基质大米 / 大豆胚芽比例为 80/20，培养初始 pH4.4，温度为 30℃ ±1℃培养 3d，再变温 27℃ ±1℃培养 13d，培养的初始水分为 47%），采用丹溪 1–1 号和丹溪 1 号菌株进行对比，对生产红曲的淀粉酶活力、洛伐他汀、桔霉素含量进行了测定（表 5），并对其红曲的制酒出酒率等进行了比较（表 6）。结果表明新菌种丹溪 1–1 号的出酒率比丹溪 1 号的出酒率提高了 5.7 个百分点，该工艺条件较好，符合生产要求和提高红曲质量。

表5　红曲的淀粉酶活力、洛伐他汀、桔霉素含量进行了测定

	淀粉酶活力（u/g）	洛伐他汀（mg/100g）	桔霉素（ppm）
丹溪1–1号	685	1176	2.1
丹溪1号	99.6	846	3.7

表6　丹溪1号和丹溪1–1号菌种红曲的出酒率

菌种	丹溪1号	丹溪1–1号
生产用糯米	155吨	203吨
成品酒	283.2吨	382.5吨
出酒率	182.7%	188.4%

（四）结论

本研究分析培养基质、温度、pH、初始水分含量等因子对红曲淀粉酶活力、红曲酒中的生物活性成分含量的影响，综合考虑酿酒所需的淀粉酶活力、红曲酒中的生物活性成分含量和食品安全性，探索出较为理想的功能红曲酿酒工艺条件：在功能红曲的基质中加入 20% 大豆胚芽，酿酒功能红曲产淀粉酶能力较强，达到 685u/g，同时洛伐他汀等生物活性物质含量及其活性也较高，达到 1176mg/100g；发酵过程的工艺控制对淀粉酶活力、红曲酒中的生物活性成分含量的影响也较大：控制前期温度 30 度左右，后期 27±1℃；水分 40%～50% 之间；初始 pH4.4 左右的条件下红曲的淀粉酶活力较高，其洛伐他汀的含量也较为理想，并有利于提高功能红曲酿酒的出酒率、酒中的生物活性成分和功能红曲酒的质量。用丹溪 1-1 号菌株生产的功能红曲酒中桔霉素含量只有 0.0988ppm，安全可靠。

（陈豪锋　朱兰琴　薛临生　朱向荣　王用富　张乃文　朱丹华）

三、利用 ^{60}Co γ - 射线选育优良红曲霉菌株 的研究

（一）引言

红曲是药、食两用的传统中药材，在我国已有上千年的历史，据吴世春主编的义乌县志记载，金元四大医家之一的朱丹溪先生在《本草衍义补遗》中记载了红曲的特性及功能：甘、温、无毒。消食活血，健脾暖胃，治赤白痢、下水谷、陈久者良。1979 年日本农工大学远藤章教授发现利用红曲发酵后的产品含有降血压成分 γ - 氨基丁酸、降低人体血清胆固醇的物质 Monacolin K 和其他许多功能成分，从而引起世界医学界的极大兴趣和关注。随着研究的深入，法国的 Blanc 报道了红曲中存在一种真菌毒素桔霉素（citrinin），并阐述了其可能的代谢途径，这一发现使红曲的使用存在安全问题引起了世人的重视，同时也因此而成为生物界对如何降低红曲桔霉素含量或不含桔霉素研究的一个热点。

红曲霉菌除了用于生产食用色素外，还能产生较强的淀粉酶，但功能红曲的淀粉酶活力相对要低得多，降脂红曲霉最高淀粉酶活力为 38.4u/g，而色素红曲霉的葡萄糖淀粉酶活力可达 303.8u/g。因此，功能红曲制酒的淀粉利用率相对较低，而一般红曲酿酒虽然得率相对较高，但缺少必要的生理功能因子。鉴于此，本研究针对功能红曲酿酒和制品开发及其食品安全问题，开展不同剂量 ^{60}Co γ - 射线辐诱变育种，筛选高淀粉酶活力、高Monacolin K 含量、低桔霉素含量的优良红曲霉菌株。

（二）材料与方法

1、菌种 实验所用的出发株是本公司已获国家专利的丹溪 1 号菌株，该菌株具有较强的产 Monacolin K 的能力。

2、方法

（1）同一批次斜面培养的丹溪 1 号红曲霉菌用不同剂量的 ^{60}Coγ–射线（分别以 1 万、2.5 万、5 万、7.5 万、10 万、12.5 万 Rad）进行辐照，辐照后将斜面菌体洗刷到 10ml 无菌水中，再以 10^{-1}、10^{-2}、10^{-3}、10^{-4}、10^{-5} 五个稀释度的菌液 0.5ml 涂于红曲浸出液的平板上，每个稀释液涂 4 个平板，30±1℃培养 4–5d，将各个平板上长出的单个菌落再转接到红曲浸出液的斜面上培养 5–7d，置入冰箱内 4℃冷藏以作后用。

（2）以公司自产红曲米 200g，加水 500ml，60℃恒温水浴保温糖化 6–8h，煮沸过滤，自然 PH（5.1）制备红曲浸出液，然后加 2% 琼脂制成斜面及平板培养基。

（3）将筛选出的斜面菌体用无菌水制成悬浮液，按 8% 接种量接入 500ml 盛有 100ml 种子液培养基（甘油 5%，酵母膏 2%，蛋白胨 1.5%，KH_2PO_4 0.15%，$NaNO_3$ 0.1%，$MgSO_4$·$7H_2O$ 0.1%，豆胚芽粉 4%）的三角瓶内，30℃±1℃恒温，180 转 /min，培养 36h。

（4）种子液培养好后接入含已灭菌过的 80g 大米和 20g 豆胚芽的固体培养基（葡萄糖 5%，酵母膏 1.2%，蛋白胨 1%，KH_2PO_4 0.15%、$NaNO_3$ 0.1%、$MgSO_4$·$7H_2O$ 0.1%）的 500ml 三角瓶内，接种量 10%，30℃±1℃培养 3d，然后 27℃±1℃培养 13d。

（5）样品的测定 发酵物 42℃±1℃烘 20h ～ 24h，烘干粉碎后用于 Monacolin K、桔霉素、淀粉酶活力、异黄酮苷元检测。

Monacolin K 含量的测定：采用高效液相色谱仪，准确称取 1g 粉碎过的试样于 50ml 试管中，加入 10mlpH3 的 H_3PO_4 溶液超声提取 10min 后，再加入 10ml 三氯甲烷置于旋锅混匀器中 3min，静置后去掉上层水相，将三氯甲烷层以 3000rpm/min，离心 3min，准确吸取上清液 1ml 至 5ml 的试管中，将试管置于 50℃±1℃水浴中，使用真空泵减压干燥，挥去全部溶剂，向试管中加入流动相并定溶至 5ml，混合均匀，经 0.45um 滤膜过滤后取滤液 10ul 注入高效液相色谱仪测定，与标准溶液的峰高或峰面积比较定量。

淀粉酶活力的测定：采用 722S 型分光光度计，准确称取 5.0g（干重）固体培养之红曲，用研钵研碎加 90ml H_2O 及 10ml 醋酸－醋酸钠（pH4.6）缓冲液于试管内，30℃水浴浸泡 1h，每隔 15min 搅拌一次，过滤，滤液即为粗酶液。吸取现配制的 2% 淀粉溶液 2ml，加入 1ml PH6 的缓冲液，40℃水浴锅内保温 5min，再加入 1ml 粗酶液于 40℃水浴锅中保温 30min，取出加入 10ml 0.5mol/L 醋酸摇匀，吸取此液 1ml，加入 10ml 稀碘液中，混匀，在 660nm 下测吸光度，在标准曲线中查出相应的淀粉浓度，被酶分解掉的淀粉毫克数为淀粉酶活力。

桔霉素的测定：采用高效液相色谱仪，准确称取粉碎的红曲米 0.5-3g（根据红曲米桔霉素含量高低而定）于 50ml 烧杯中，加入 20ml 复合萃取剂（甲苯／乙酸乙酯／甲酸 =7/3/1 v/v），记录下连烧杯在内的重量，超声波处理 10min（强度 40%，5s，5s）自然澄清后称重，如重量低于原重量，需用复合萃取剂补充后，将上清液移入 50ml 具塞试管中，残渣中另加入 15ml 复合萃取剂，第二次称重并用超声波处理 10min，自然澄清后称生，用复合萃取剂补足到超声波处理前的重量，上清液移入 50ml 具塞试管，残渣用 15ml 复合萃取剂再重复提取一次，合并三次提取上清液，充分混合均匀后取 30ml 离心（3000rpm，20min），上清液真空浓缩至干后溶于 30ml 甲醇中，微滤后取 20μL 进行 HPLC 分析，流速 1.0ml/min，柱温 28℃，分析时首先用洗脱液平衡分析柱，基线稳定后将不同浓度的桔霉素标准液（0.05\0.10\0.25\1.0\5.0\10.0mg/L）进行 HPLC 分析。测定峰面积，以峰面积为纵坐标，桔霉素含量为横坐标，制标准曲线。在桔霉素标准峰面积的直线范围内分别注入提取液 20μL，将样液与标准的峰面积相比较，计算试样中桔霉素的含量，桔霉素的保留时间为 18.2min 左右。

3、试验统计分析 所有试验均重复 3 次以上，以平均数和标准误差表示，所有分析因子数据采用差异显著性检验。

（三）结果与分析

出发菌株丹溪 1 号通过不同剂量的 ^{60}Co γ－射线的辐照后，进行分离、筛选，各种剂量处理各筛选1个株系，然后在相同条件下培养制取红曲，与出发株进行对照，测定各自的Monacolin K，桔霉素含量和淀粉酶活力，结果列于表1。

表1　不同剂量⁶⁰Coγ射线辐照后的实验结果

⁶⁰Coγ射线剂量（rad）	1万	2.5万	5万	7.5万	10万	12.5万	对照株丹溪1号
淀粉酶活力（u/g）	160.4±17	188.5±20	328±31	348±26	57.4±29	14.2±4.5	99.6±19
桔霉素含量（mg/kg）	12.8±1.1	10.4±1.4	2.4±0.6	3.2±0.9	1.8±0.6	0.4±0.7	3.7±0.7
Monacolin K含量（mg/kg）	5000±6	5760±11	6970±18	8470±13	4270±9.5	397±10	4890±19

试验表明，淀粉酶活力和Monacolin K在⁶⁰Coγ射线辐照后低剂量（1万～7.5万rad）处理筛选使其含量增加，10万～12.5万rad处理筛选比对照减低；而桔霉素含量低剂量（1万～2.5万rad）使含量增加，5万～12.5万rad比对照降低。Monacolin K的含量也是中低剂量呈上升趋势显示是正突变，而高剂量辐照后，淀粉酶活力及Monacolin K含量均呈现负突变，这和文献记载相吻合。一般来说低剂量照射可能有促进微生物生长的作用或引起微生物发生诱变，用高剂量10万以上照射时，对微生物有致死作用，表中数据说明剂量10万以上，无论是哪个指标，均大幅度降低，虽然桔霉素含量甚低，较为理想，但淀粉酶活力及Monacolin K含量极不理想，因此根据初筛剔除10万、12.5万、1万和2.5万辐照的菌株，选用5万、7.5万两株辐照后的菌株作为出发株再行利用4万、6万、8万rad剂量进行辐照，并在相同条件下制取红曲与二次出发株对照，测定各自的Monacolin K、桔霉素含量和淀粉酶活力的高低，结果列于表2。

表2　第二次辐照后的实验数据

出发株 数据 项目 复照剂量	初照5万rad			初照7.5万rad		
	淀粉酶活力（u/g）	MonacolinK（mg/kg）	桔霉素（mg/kg）	淀粉酶活力（u/g）	MonacolinK（mg/kg）	桔霉素（mg/kg）
4万rad	352±21	7920±13	4.4±0.6	454±20	9570±18	3.2±0.3
6万rad	442±11	8090±15	2.2±0.8	474±14	10290±16	2.1±0.7
8万rad	584±11	9890±7.5	2.4±0.3	685±17	11760±8	2.0±0.3
对照株	328±18	7140±15	3.0±1	385±21	8520±9	2.8±0.5

表 2 中的数据表明，通过二次辐照丹溪 1 号菌株筛选的诱变种其淀粉酶活力有所增加，最高的较出发株提高到 6.87 倍，最低也提高了 3.9 倍，Monacolin K 含量最高到 2.4 倍，最低也提高到 1.5 倍，桔霉素含量也由原来出发株的 3.7ppm 下降到 2.1ppm。

我公司生产红曲酒所用红曲比例为 100kg 糯米用红曲 8kg，产红曲酒 200kg。根据计算，该菌株生产的红曲酒中桔霉素含量仅为 0.08ppm（三批含量分别为 0.0516ppm、0.0988ppm、0.0963ppm），低于日本的要求（1ppm），完全符合红曲酒安全性要求。

从实验数据中可知，出发株丹溪 1 号经 7.5 万 rad 辐照后再经 8 万 rad 辐照，所筛选的菌株其淀粉酶活力、Monacolin K 含量及桔霉素含量、异黄酮苷元、出酒率均达到了较为理想的效果，并通过试验证明稳定性较好，将该诱变菌株暂时命为丹溪 1-1 号（表 3）。

表3 诱变菌株命丹溪1-1号各项指标测定

项目	菌种	丹溪1号	丹溪1-1号	备注
桔霉素（ppm）	红曲	3.7 ± 0.1	2.10 ± 0.08	
	红曲酒	0.173 ± 0.21	0.0988 ± 0.14	< 1 ppm
MonacolinK（ppm）	红曲	4890 ± 24	11760 ± 19	提高2.4倍
	红曲酒	16.2 ± 2.0	39.6 ± 2.4	提高2.44倍
异黄酮苷元（ppm）	红曲	/	98.5 ± 0.1	
	红曲酒	/	4.16 ± 0.14	
淀粉酶活力（u/g）		99.6 ± 14	685 ± 13	提高6.87倍
出酒率（%）		182.7 ± 2.4	188.4 ± 2.6	提高5.7%

为了证明诱变菌株的稳定性程度，我们通过对诱变菌株丹溪 1-1 号进行了六个世代的跟踪，并做了平行试验，证明筛选出的丹溪 1-1 号经斜面、三角瓶、扩大培养到红曲用于做酒的出品率，其稳定程度相当稳定，红曲的各项指标也是如此。各项指标如表 4 所示。

表4 诱变菌株丹溪1-1号稳定性试验数据

项目	代数 数据	第一代	第二代	第三代	第四代	第五代	第六代
桔霉素（ppm）	红曲	2.10±0.08	2.03±0.10	2.00±0.09	2.01±0.11	1.98±0.14	2.02±0.10
	红曲酒	0.0988±0.14	0.0793±0.14	0.0804±0.16	0.0704±0.04	0.0964±0.08	0.0942±0.08
MonacolinK（ppm）	红曲	11760±24	10499±11.3	11804±24.0	11754±15.0	10695±16.7	11594±10.1
	红曲酒	39.60±2.40	35.94±1.45	38.91±0.89	39.04±2.40	38.40±1.80	38.70±11.40
异黄酮甘元（ppm）	红曲	98.50±0.10	98.2±0.50	96.97±1.20	98.32±2.10	97.47±0.50	92.40±1.20
	红曲酒	4.16±0.14	4.04±0.12	3.99±0.16	4.08±0.20	3.95±0.31	3.89±0.44
淀粉酶活力（u/g）		685±13	675±14	694±11	680±11	370±15	681±16
出酒率（%）		188.4±2.6	185.4±2.8	189.2±10.2	189±4.0	184.7±5.2	189.4±2.4

（四）结论与讨论

本试验结果表明，利用 $^{60}Co\gamma$ – 射线进行处理丹溪 1 号菌株得到的丹溪 1-1 号，可以进一步提高红曲霉淀粉酶活力，最终突变株的淀粉酶活力可提高到 6.87 倍，出酒率可提高 5.7%，而 Monacolin K 可提高 2.4 倍，桔霉素可降低到 2.10ppm，这样从各个指标来看，均达到可喜的效果，而其稳定性也很好。

试验数据表明，$^{60}Co\gamma$ – 射线的剂量大小和正突变并没有相关性。

相关资料表明，桔霉素的生成与菌种、培养基和培养条件有关，而不同培养基对红曲霉固态发酵产 Monacolin K 有明显影响，我们将继续研究丹溪 1-1 号在不同培养基、不同培养条件的发酵性能进行探讨，探索低产或不产桔霉素，高产 Monacolin K，高淀粉酶活性的红曲霉丹溪 1-1 号的机理。

（陈豪锋　薛临生　朱兰琴　朱向荣　张乃文　陈铭　朱丹华）